中醫典藏真本叢刊

# 諸病源候論（影印本）

〔隋〕巢元方　等撰
張永泰　整理

全國百佳圖書出版單位
中國中醫藥出版社
北　京

**圖書在版編目（CIP）數據**

諸病源候論 /（隋）巢元方 等撰；張永泰整理 .
-- 影印本 . 北京：中國中醫藥出版社，2024. 7.
（中醫典藏真本叢刊）
ISBN 978-7-5132-8872-9

Ⅰ . R228

中國國家版本館 CIP 數据核字第 2024L330Q8 號

**中國中醫藥出版社出版**
北京經濟技術開發區科創十三街 31 號院二區 8 號樓
郵政編碼　100176
傳真　010－64405721
天津裕同印刷有限公司印刷
各地新華書店經銷

開本 787×1092　1/16　印張 14.75　字數 569 千字
2024 年 7 月第 1 版　2024 年 7 月第 1 次印刷
書號　ISBN 978－7－5132－8872－9

定價　58.00 元
網址　www.cptcm.com

**服 務 熱 線　010－64405510**
**購 書 熱 線　010－89535836**
**維 權 打 假　010－64405753**

**微信服務號　zgzyycbs**
**微商城網址　https://kdt.im/LIdUGr**
**官 方 微 博　http://e.weibo.com/cptcm**
**天猫旗艦店網址　https://zgzyycbs.tmall.com**

如有印裝品質問題請與本社出版部聯繫（010－64405510）

# 内容提要

《諸病源候論》，又名《巢氏諸病源候總論》《巢氏病源》，隋太醫博士巢元方等奉勅編撰。全書共五十卷，六十七門，一千七百三十九候，是史上最早、内容最系統最全面的病因病理證候學專著，成書于隋大業六年（六一〇）。全書收羅廣博，門類賅備，以綱統目，内容涉及内、外、婦、兒、五官各科病證。卷一～二七論内科諸病；卷二八～三〇論五官科諸病；卷三一～三六論外傷科諸病；卷三七～四四論婦産科諸病；卷四五～五〇論小兒科疾病。本書徵引的典籍，保存了大量已佚隋以前古醫書，所附養生方導引法，多出自道家秘籍，幸得本書保存，文獻價值十分珍貴。本書宋代以來將其與《素問》《難經》等並稱爲「七經」，不僅作爲醫生考試主課，還直接用其指導臨床醫療，有極其重要的科學史料價值和臨床實用價值。

本書首創疾病分類法，後代大型著作《太平聖惠方》《普濟方》等，均以本書内容作爲綱領。本書首次提出防病理論，發展了六淫致病學説，提出「乖戾之氣」等傳染病病因學説。在實證研究、微觀病因學等研究思維与研究方法方面取得了突破性成就，如對癩、疥、癬、腸道寄生蟲等疾病，明確指出有蟲寄生，成爲寄生蟲病學、病原微生物學的先驅。特别是首次闡釋了過敏性疾病、感染性疾病、遺傳性疾病、地域性疾病的病因病機，在中國醫學史上做出了重要貢獻。在證候分類方面，採用病因分類、病理分類、臟腑分類、病程分類，以及兼變症分類等，不僅綱目清晰，科學合理，也是至今收錄病候最廣、敘證最多的著作。本書的臨床價值不僅對臨床症狀描述得簡明精当，在證候分類、疾病分科等方面，爲唐以後中醫十三科的分類奠定了基礎。

本次影印，是以元刻本即《重刊巢氏諸病源候總論》爲底本進行整理出版。本書是學習研究《諸病源候論》必備的珍贵的最佳版本。

# 出版者的話

中醫典籍是中華民族文化寶庫中之瑰寶，其源遠流長，傳千載而不衰，統百世而未墜，在中醫學術發展的歷史長河裏，發揮了不可替代的關鍵作用。爲保護中醫文化遺産，傳承中醫學術，弘揚中華民族醫藥文化，促進中醫藥事業繁榮與發展，我們特推出《中醫典藏真本叢刊》以饗讀者。

本叢刊收選的原則：一是版本最精、品相最佳的珍本、善本；二是具有代表性和重要性的中醫經典之作；三是具有學術研究和文獻收藏價值的珍貴典籍。在所選版本中不乏珍稀的宋版和元版典籍。我們以「繼絶存真，傳本揚學」爲宗旨，使這些經典的珍稀之作，從圖書館深藏的版本室裏擺上學者的書案，便於研讀，爲學界所用，爲大衆所共享，既可免去使用善本時去圖書館奔波查閲之苦，也可免去使用現代校點本時發生的以訛傳訛之害。正如清嘉慶時著名版本學家、校勘學家顧千里感歎所言：「宋元本距今遠者八百餘年，近者不足五百年，而天壤間乃已萬不一存。」故而呼籲：「舉斷不可少之書而墨之，勿失其真，是縮今日爲宋元也，是緩千百年爲今日也。」因此，本書既有珍稀的版本學價值，又是難得的經典範本，是學習和研究中醫經典必備的重要讀本。

中國中醫藥出版社
二〇二四年五月

# 巢氏諸病源候總論序

翰林學士兼侍讀學士玉清昭應宮判官中散大夫尚書左司郎中知制誥史館修撰
判館事上護軍常山郡開國侯食邑二千一百户賜紫金魚袋臣宋　綬　奉
敕撰

臣聞人之生也陶六氣之和而過則爲沴醫之作也
求百病之本而善則能全若乃分三部九候之殊別
五聲五色之變揆盈虚於表裏審躁靜於性韻達其
消息謹其攻療兹所以輔含靈之命裨有邦之治也
國家丕冒萬宇交脩庶職執技服於官守寛疾存乎
政典
皇上秉靈圖而迪成憲奉母儀而隆至化明燭幽隱
惠綏動植憫斯民之疢苦矜嘉醫之拯濟且念幅員
之遼邈閭巷之窮阨肄業之士罕盡精良傳方之家
頗承疑舛四種之書或闕七年之習未周以彼粗工
肆其億度夭害生理可不哀哉是形憯怛或懷重慎
以爲昔之上手效應參神前五日而逆知經三折而
取信得非究源之微妙用意之詳密乎蓋診候之教
肇自軒祖中古巳降論著彌繁思索其精博利于衆
廼下
明詔疇咨舊聞上稽聖經旁摭奇道發延閣之秘藴
敕中尚而讎對諸病源候論者隋大業中太醫巢元
方等奉詔所作也會粹羣說沉研精理形脈之證罔
不該集明居處愛欲風濕之所感示針鑱蹻引湯熨
之所宜誠術藝之楷模而診察之津涉監署課試固
常用此乃命與難經素問圖鍼方版傳布海内洪惟
祖宗之訓務惟存育之惠補農經之闕漏班禁方於
遐邇逮今搜采益窮元本方論之要殫矣師藥之功
備矣將使後學優而柔之視色毫而靡愆應心手而
胥驗大哉味百草而救枉者古皇之盛德憂一夫之
失所者二帝之用心弭兹札瘥躋之仁壽
上聖愛人之旨不其篤歟翰林醫官副使趙拱等參
校既終繕録以獻爰俾近著爲之題辭顧惟空疎莫
探秘賾徒以述善誘之深意用勸方來揚勤卹之至
仁式昭
大庇云爾謹序

# 重刊巢氏諸病源候總論綱目

重刊巢氏諸病源候總論綱目

# 重刊巢氏諸病源候總論目録

## ○卷之一



## ○卷之二



## ○卷之三

○卷之四







○卷之五





○卷之六

○卷之七



○卷之八



○卷之九

○卷之十

○卷之十一



○卷之十二







○卷之十三

◎卷之二十三







◎卷之二十四



◎卷之二十五





◎卷之二十六

巢目　十九



巢目　廿

巢目　廿一





巢目　廿二

巢目　廿三



巢目　廿四

○卷之三十四







○卷之三十五

巢目　廿七



巢目　廿八

◇卷之三十七

婦人雜病諸候一（一五一）凡三十二論







◇卷之三十八

婦人雜病諸候二（一五六）凡十九論



◇卷之三十九

婦人雜病諸候三（一六〇）凡四十論

巢目　卅乙



巢目　卅二

○卷之四十三



○婦人難産病諸候（一七五）凡七論



○婦人産後病諸候上（一七六）凡三十論



○卷之四十四

卷之四十五



巢目　卅五



卷之四十六



巢目　卅六



卷之四十七

巢目　卅七



◎卷之四十八

小兒雜病諸候四（一九五）凡四十六論



巢目　卅八



◎卷之四十九

小兒雜病諸候五（一九九）凡五十論

卷之五十

小兒雜病諸候六〔二〇二〕凡五十一論







重刊巢氏諸病源候總論目錄終

重刊巢氏諸病源候總論卷之一

隋大業六年太醫博士臣巢　元方　等奉
勑撰

# 風病諸候上　凡二十九論

## 中風候

中風者風氣中於人也風是四時之氣分布八方主長養萬物從其鄉來者人中少死病不從鄉來者人中多死病其爲病者藏於皮膚之間內不得通外不得泄其入經脉行於五臟者各隨臟腑而生病焉心中風但得偃臥不得傾側汗出若脣赤汗流者可治急灸心俞百壯若脣或青或黑或白或黃此是心壞爲水面目亭亭時悚動者皆不可復治五六日而死

肝中風但踞坐不得低頭若繞兩目連額色微有青脣青面黃者可治急灸肝俞百壯若大青黑面一黃一白者是肝已傷不可復治數日而死

脾中風踞而腹滿身通黃吐鹹汁出者可治急灸脾俞百壯若手足青者不可復治

腎中風踞而腰痛視脅左右未有黃色如餅粢大者可治急灸腎俞百壯若齒黃赤鬢髮直頭面土色者不可復治

肺中風偃臥而胸滿短氣冒悶汗出視目下鼻上下兩邊下行至口色白可治急灸肺俞百壯若色黃爲肺已傷化爲血不可復治其人當妄掇空指地或自拈衣尋縫如此數日而死診其脉虛弱者亦風也緩大者亦風也浮虛者亦風也滑散者亦風也

## 風癔候

風邪之氣若先中於陰病發於五臟者其狀奄忽不知人喉裏噫噫然有聲舌強不能言發汗身軟者可治眼下及鼻人中左右上白者可治一黑一赤吐沫者不可治汗不出體直者七日死

## 風口噤候

諸陽經筋皆在於頭三陽之筋並絡入頷頰夾於口諸陽爲風寒所客則筋急故口噤不開也診其脉遲者生

## 風舌強不得語候

脾脉絡胃夾咽連舌本散舌下心之別脉係舌本今心脾二臟受風邪故舌強不得語也

## 風失音不語候

喉嚨者氣之所以上下也會厭者音聲之戶舌者聲之機脣者聲之扇風寒客於會厭之間故卒然無音皆由風邪所傷故謂風失音不語

養生方云醉臥當風使人發瘖

## 賊風候

賊風者謂冬至之日有疾風從南方來名曰虛風此風至能傷害於人故言賊風也其傷人也但痛不可得按抑不可得轉動痛處體卒無熱傷風冷則骨解深痛按之乃應骨痛也但覺身內索索冷欲得熱物熨痛處即小寬時有汗久不去重遇冷氣相搏乃結成瘰癧及偏枯遇風熱氣相搏乃變附骨疽也

## 風痙候

風痙者口噤不開背強而直如發癇之狀甚者耳中策策痛卒然身體痙直者死也由風邪傷於太陽經復遇寒濕則發痙也診其脉策策如弦直上下者風痙脉也

風角弓反張候

風邪傷人令腰背反折不能俛仰似角弓者由邪入諸陽經故也

風口喎候

風邪入於足陽明手太陽之經遇寒則筋急引頰故使口喎僻言語不正而目不能平視診其脉浮而遲者可治

養生方云夜臥當耳勿得有孔風入耳中喜令口喎

柔風候

血氣俱虛風邪並入在於陽則皮膚緩在於陰則腹裏急柔風之狀四肢不能收裏急不能仰

風痱候

風痱之狀身體無痛四肢不收神智不亂一臂不隨者風痱也時能言者可治不能言者不可治



風腲退候

風腲退者四肢不收身體疼痛肌肉虛滿骨節懈怠腰脚緩弱不自覺知是也由皮肉虛弱不勝四時之虛風故令風邪侵於分肉之間流於血脉之內使之然也經久不瘥即變成水病

風偏枯候

風偏枯者由血氣偏虛則腠理開受於風濕風濕客於半身在分腠之間使血氣凝澀不能潤養久不瘥真氣去邪氣獨留則成偏枯其狀半身不隨肌肉偏枯小而痛言不變智不亂是也邪初在分腠之間宜溫臥取汗益其不足損其有餘乃可復也診其胃脉沈大心脉小牢急皆為偏枯男子則發左女子則發右若不瘖舌轉者可治三十日起其年未滿二十者三歲死又左手尺中神門以後脉足太陽經虛者則病惡風偏枯此由愁思所致憂慮所為其湯熨針石別有正方補養宣導今附於後

養生方導引法云正倚壁不息行氣從頭至足止愈疽疝大風偏枯諸風痺

又云仰兩足指五息止引腰背痺偏枯令人耳聞聲常行眼耳諸根無有罣礙

又云以背正倚展兩足及指瞑心從頭上引氣想以達足之十趾及足掌心可三七引候掌心似受氣止蓋謂上引泥丸下達湧泉是也

又云正住倚壁不息行氣從口趣令氣至頭始止治疽痺大風偏枯

又云一足踏地足不動一足向側相轉身欹勢并手盡急迴左右迭二七去脊風冷偏枯不通潤



風四肢拘攣不得屈伸候

此由體虛腠理開風邪在於筋故也春遇痺為筋痺則筋屈邪客關機則使筋攣邪客於足太陽之絡令人肩背拘急也足厥陰肝之經也肝通主諸筋王在春其經絡虛遇風邪則傷於筋使四肢拘攣不得屈伸診其脉急細如弦者筋急足攣也若筋屈不已又遇於邪則移變入肝其病狀夜臥驚小便數其湯熨針石別有正方補養宣導今附於後

養生方導引法云手前後遞互拓極勢三七手掌向下頭低面心氣向下至涌泉倉門却努一時取勢散氣放縱身氣平頭動髆前後欹側柔轉二七去髆井冷血筋急漸漸如消

又云兩手抱左膝生腰鼻內氣七息展右足除難屈伸拜起脛中痛萎

又云兩手抱右膝著膺除下重難屈伸

又云踞坐伸右腳兩手抱左膝頭生腰以鼻內氣自極七息展左足著外除難屈伸拜起脛中疼痹

又云立身上下正直一手上拓仰手如似推物勢一手向下如捺物極勢上下來去換易四七去髆內風兩髆井內冷血兩掖筋脈攣急

又云踞伸左腳兩手抱右膝生腰以鼻內氣自極七息展右足著外除難屈伸拜起脛中疼

### 風身體手足不隨候

手足不隨者由體虛腠理開風氣傷於脾胃之經絡也足太陰為脾之經脾與胃合足陽明為胃之經胃為水穀之海也脾候身之肌肉主胃消行水穀之氣以養身體四肢脾氣弱即肌肉虛受風邪所侵故不能為胃通行水穀之氣致四肢肌肉無所稟受而風邪在經絡搏於陽經氣行則遲關以縱



故今身體手足不隨也診脾脈緩者為風痿四肢不用又心脈腎脈俱至則難以言九竅不通四肢不舉腎脈來多即死也其湯熨針石別有正方補養宣導今附於後

養生方導引法云極力右掖振兩臂不息九通愈臂痛勞倦風氣不隨振兩臂者更互踶蹹猶言厥九通中間偃伏皆為之名蝦蟇行氣不已愈臂痛勞倦風氣不隨久行不覺痛痒作種種形狀

又云偃臥合兩膝布兩足生腰口內氣振腹七息除壯熱疼痛兩脛不隨

又云治四肢疼悶及不隨腹內積氣牀席必須平穩正身仰臥緩解衣帶枕高三寸握固者以兩手各自以四指把手拇指舒臂令去身各五寸兩腳豎指相去五寸安心定意調和氣息莫思餘事專意念氣徐徐漱醴泉者以舌舐略唇口牙齒然後咽唾徐徐以口吐氣鼻引氣入喉須微微緩作不可卒急強作待好調和引氣勿令自聞出入之聲每引氣心心念送之從腳趾頭使氣出引氣五息六息一出之為一息一息數至十息漸漸增益得至百息二百息病即除愈不用食生菜及魚肥肉大飽食後喜怒憂恚悉不得輒行氣惟須向曉清靜時行氣大佳能愈萬病

### 風濕痹身體手足不隨候

風寒濕三氣合而為痹其三氣時來亦有偏多偏少而風濕之氣偏多者名風濕痹也人腠理虛者則由風濕氣傷之搏於血氣血氣不行則不宣真邪相擊在於肌肉之間故其肌膚盡痛然諸陽之經宣行陽氣通於身體風濕之氣客在肌膚初始為痹若傷諸陽之經陽氣行則遲緩而機關弛縱筋脈不收攝故風濕痹而復身體手足不隨也



### 風痹手足不隨候

風寒濕三氣合而為痹風多者為風痹風痹之狀肌膚盡痛諸陽之經盡起於手足而循行於身體風寒之客肌膚初始為痹後傷陽經隨其虛處而停滯與血氣相搏血氣行則遲緩使機關弛縱故風痹而復手足不隨也其湯熨針石別有正方補養宣導今附於後

養生方導引法云左右拱手兩臂不息九通治臂足痛勞倦風痹不隨

### 風半身不隨候

半身不隨者脾胃氣弱血氣偏虛為風邪所乘故也脾胃為水穀之海水穀之精化為血氣潤養身體脾胃既弱水穀之精潤養不周致血氣偏虛而為風邪所侵故半身不隨也診其寸口沉細名曰陽內之陰病苦悲傷不樂惡聞人聲少氣

腑汗出臂偏不舉又寸口偏絶者則偏不隨其兩手盡絶者不可治也

偏風候

偏風者風邪偏客於身一邊也人體有偏虚者風邪乘虚而傷之故爲偏風也其狀或不知痛癢或緩縱或痹痛是也其湯熨針石別有正方補養宣導今附於後

養生方導引法云一手長舒仰掌合掌一手捉頦挽之向外一時極勢二七左右亦然手不動兩向側勢急挽之二七去頭骨急强頭風腦旋喉痹髆内冷注偏風

又云一足踏地一手向後長舒努之一手捉湧泉急挽足努手挽一時極勢左右易俱二七治上下偏風陰氣不和

風嚲曳候

嚲曳者肢體弛緩不收攝也人以胃氣養於肌肉經脉也胃若衰損其氣不實經脉虚則筋肉懈惰故風邪搏於筋而使嚲曳也



風不仁候

風不仁者由榮氣虚衛氣實風寒入於肌肉使血氣行不宣流其狀搔之皮膚如隔衣是也診其寸口脉緩則皮膚不仁不仁脉虚數者生牢急疾者死其湯熨針石別有正方補養宣導今附於後

養生方導引法云赤松子曰偃卧展兩脛兩手足外踵指相向以鼻内氣自極七息除死肌不仁足寒

又云展兩足上除不仁脛寒之疾也

風濕痹候

風濕痹病之狀或皮膚頑厚或肌肉酸痛風寒濕三氣雜至合而成痹其風濕氣多而寒氣少者爲風濕痹也由血氣虚則受風濕而成此病久不瘥入於經絡搏於陽經亦變令身體手足不隨其湯熨針石別有正方補養宣導今附於後

養生方導引法云任臂不息十二通愈足濕痹不任行腰脊痹痛又正卧疊兩手著背下伸兩脚不息十二通愈足濕痹不任行腰脊痛痹有偏患者患左壓右足患右壓左足久行手亦如足用行滿十方止

又云以手摩腹從足至頭正卧踡臂導引以手持引足住任臂閉氣不息十二通以治痹濕不可任腰脊痛

風濕候

風濕者是風氣與濕氣共傷於人也風者八方之虚風濕者水濕之蒸氣也若地下濕復少霜雪其山水氣蒸兼值暖退人腠理開便受風濕其狀令人懈惰精神昏憒若經久亦令人四肢緩縱不隨入藏則瘖瘂口舌不收或脚痹弱變成脚氣其湯熨針石別有正方補養宣導今附於後

養生方真誥云櫛頭理髮欲得多過通流血脉散風濕數易櫛更番用之



風痹候

痹者風寒濕三氣雜至合而成痹其狀肌肉頑厚或疼痛由人體虚腠理開故受風邪也病在陽曰風在陰曰痹陰陽俱病曰風痹其以春遇痹者爲筋痹則筋屈筋痹不已又遇邪者則移入肝其狀夜卧則驚飲多小便數夏遇痹者爲脉痹則血凝不流令人萎黄脉痹不已又遇邪者則移入心其狀心下鼓氣暴上逆喘不通嗌乾喜噫仲夏遇痹爲肌痹肌痹不已後遇邪者則移入脾其狀四肢懈惰發欬嘔汁秋遇痹者爲皮痹則皮膚無所知皮痹不已又遇邪則移入於肺其狀氣奔痛冬遇痹者爲骨痹則骨重不可舉不隨而痛骨痹

不已又遇邪則移入於腎其狀喜脹診其脉大而澀者為痺
脉來急者為痺其湯熨針石別有正方補養宣導今附於後
養生方云一曰以右踵拘左足拇趾除風痺二曰以左踵拘
右足拇趾除厥痺三曰兩手更引足趺置膝上除體痺
又云因汗入水即成骨痺
又云偃臥合兩膝頭翻兩足生腰口內氣脹腹自極七息
除痺痛熱痛兩脛不隨
又云踞坐生腰以兩手引兩踵以鼻內氣自極七息布兩膝
頭除痺嘔引兩手
又云忍尿不便膝冷成痺
又云偃臥端展兩手足臂以鼻內氣自極七息搖足三十而
止除胷足寒周身痺厥逆
又云正倚壁不息行氣從頭至足止愈大風偏枯諸痺
又云左右手夾據地以仰引腰五息止去痿痺利九竅
又云仰兩足指引五息止腰背痺枯令人耳聞聲久行眼耳
諸根無有罣礙
又云踞伸右腳兩手抱左膝頭生腰以鼻內氣自極七息除
難屈伸拜起脛中痛疼痺
又云左右拱兩臂不息九通治臂足痛勞倦風痺不隨
又云凡人常覺脊強而悶仰面努髆井向上頭左右兩向
挼之左右三七一住待血行氣動定然始更用初緩後急不
得先急後緩若無病人常欲得旦起午時日沒三辰如用辰
別二七除寒熱病脊腰頸項痛風痺兩膝頸頭以鼻內氣自
極七息除腰痺背痛口內生瘡牙齒風頭眩盡除
又云大汗勿偏脫衣喜偏風半身不隨
養生經要集云大汗急傅粉著汗濕衣令人得瘡及小便不



利

## 血痺候

血痺者由體虛邪入於陰經故也血為陰邪入於血而痺故
為血痺也其狀形體如被微風所吹此由憂樂之人骨弱肌
膚盛因疲勞汗出臥不時動搖膚腠閉為風邪所侵也診其
脉自微澀在寸口而關上小緊血痺也宜可針引陽氣令脉
和緊去則愈

## 風驚邪候

風驚邪者由體虛風邪傷於心之經也心為手少陰之經心
氣虛則風邪乘虛傷其經入舍於心故為風驚邪也其狀乍
驚乍喜恍惚失常是也

## 風驚悸候

風驚悸者由體虛心氣不足心之府為風邪所乘或恐懼憂
迫令心氣虛亦受於風邪風邪搏於心則驚不自安驚不已
則悸動不定其狀目精不轉而不能呼診其脉動而弱者驚
悸也動則為驚弱則為悸

## 風驚恐候

風驚恐者由體虛受風入乘臟腑其狀如人將捕之心虛則
驚肝虛則恐足厥陰為肝之經與膽合足少陽為膽之經主
決斷眾事心肝虛而受風邪膽氣又弱而為風所乘恐如人
捕之

## 風驚候

風驚者由體虛心氣不足為風邪所乘也心藏神而主血脉
心氣不足則虛虛則血亂血亂則氣并於血氣血相并又被
風邪所乘故驚不安定名為風驚診其脉至如數使人暴驚
三四日自已

養生方云精藏於玉房交接太數則失精失精者令人悵悵心常驚悸

重刊巢氏諸病源候總論卷之一



重刊巢氏諸病源候總論卷之二

## 風病諸候下　凡三十論

### 歷節風候

歷節風之狀短氣白汗出歷節疼痛不可忍屈伸不得是也由飲酒腠理開汗出當風所致也亦有血氣虛受風邪而得之者風歷關節與血氣相搏交攻故疼痛血氣虛則汗也風冷搏於筋則不可屈伸爲歷節風也

### 風身體疼痛候

風身體疼痛者風濕搏於陽氣故也陽氣虛者腠理易開而爲風濕所折使陽氣不得發泄而與風濕相搏於分肉之間相擊故疼痛也診其脉浮而緊者則身體疼痛

### 風入腹拘急切痛候

風入腹拘急切痛者是體虛受風冷風冷客於三焦經於臟腑寒熱交爭故心腹拘急切痛

### 風經五臟恍惚候

五臟處於內而氣行於外臟氣實者邪不能傷虛則外氣不足風邪乘之然五臟心爲神肝爲魂肺爲魄脾爲意腎爲志若風氣經之是邪干於正故令恍惚

### 刺風候

刺風者由體虛膚腠開爲風所侵也其狀風邪走徧於身而皮膚淫躍邪氣與正氣交爭風邪擊搏如錐刀所刺故名刺風也

養生方云觸寒來寒未解食熱物亦成

### 蠱風候

蠱風者由體虛受風其風在於皮膚淫淫躍躍若畫若刺

身盡痛侵傷氣血其動作狀如蠱毒故名蠱風也

風冷候

風冷者由臟腑虛血氣不足受風冷之氣血氣得溫則宣流冷則凝澀然風之傷人有冷有熱若挾冷者冷折於氣血使人面青心悶嘔逆吐沫四肢痛冷故謂之風冷其湯熨針石別有正方補養宣導今附於後

養生方導引法云一足蹹地足不動一足向側如丁字樣轉身欹勢并手盡急回左右迭互二七去脊風冷偏枯不通潤

又云蹲坐身正頭平叉手安頦下頭不動兩肘向上振搖上下來去七七亦持手三七放縱身心去乳房風冷腫悶魚寸不調日日損

又云坐兩足長舒自縱身內氣向下使心內柔和適散然始屈一足安膝下長舒一足仰足趾向上使急仰眠頭不至席兩手急努向前頭向上努挽一時各各取勢來去二七迭互亦然去腳疼腰髀冷血冷風日日漸損



又云長舒足肚腹著席安徐看氣向下知有去處然始著兩手掌拓席努使臂直散脊背氣向下漸漸盡勢來去二七除臟腑內宿冷脉急腰髀風冷

又云欲以氣出汗拳手屈膝側臥閉氣自極欲息氣定復閉氣如此汗出乃止復轉臥以下居上復閉氣如前汗大出乃止此主治身中有風寒欲治股脛手臂痛法屈一脛一臂伸所病者正偃臥以鼻引氣令腹滿以意推之想氣行至上溫熱即愈

又云肚腹著席長舒一足向後急努足指一手舒向前盡勢將一手向背上挽足倒極勢頭仰蹙背使急先用手足斜長舒者兩向自相挽急始屈手足共頭一時取勢常記動手足先後交替上下來去二七左右亦然去背項腰膝髀井風冷疼悶脊裏傴強

又云坐正兩手向後捉腕反向拓席盡勢使腹眩眩上下七左右換手亦然損腹肚冷風宿氣積胃口冷食飲進退吐逆不下

又云凡學將息人先須正坐並膝頭足初坐先足趾相對足跟外扒坐上少欲安穩須兩足跟向內相對坐上足指外扒覺悶痛漸漸舉身似款便坐足上待共內坐相似不痛始雙豎足跟向上坐上足趾並反向外每坐常去膀胱內氣膝冷兩足冷疼上氣腰痛盡自消適

又云長舒一足一腳屈兩手挽膝三里努膝向前身卻挽一時取勢氣內散消如似骨解迭互換足各別三七漸漸去髀脊冷風冷血筋急

又云兩手向後倒挽兩足極勢頭仰足指向外努之緩急來去七始手向前直舒足自搖膝不動手足各二七去脊腰悶風冷



又云身平正舒兩手向後極勢屈肘向後空搽四七轉腰垂手向下手掌四面轉之去臂內筋急

又云兩手長舒合掌向下手高舉與髆齊極勢使髆悶痛然始上下搖之二七手下至髀還上下緩急輕手前後散振七去髆內風冷疼日消散雙手前拓努手合掌向下

又云手掌倒拓兩髆井前極勢上下傍兩掖急努振搖來去三七竟手不移處努兩肘上急勢上下振搖二七欲得拳兩手七因相將三七去項髆筋脉急努一手屈拳向左一手肘頭向內挽之上下一時盡勢屈手散放舒指三方轉手皆極勢四七調肘髆骨筋急強兩手拓向上極勢上下來去三三一手不動時兩肘向上極勢七不動手肘臂側身極勢左右三七

頸三七去頸骨冷氣風急前一十二件有此法能使氣入行之須在疾中可量

風熱候

風熱病者風熱之氣先從皮毛入於肺也肺爲五臟上蓋候身之皮毛若膚腠虛則風熱之氣先傷皮毛乃入肺也其狀使人惡風寒戰目欲脫涕唾出候之三日內及五日內不精明者是也七八日微有青黃膿涕如彈丸大從口鼻內出爲善也若不出則傷肺變欬嗽唾膿血也

風氣候

風氣者由氣虛受風故也肺主氣氣之所行循經絡榮臟腑而氣虛則受風風之傷氣有冷有熱冷則厥逆熱則煩惋其因風所爲故名風氣其湯熨針石別有正方補養宣導今附於後

養生方導引法云一手前拓使急一手發乳房向後急挽之不得努用力氣心開下散迭互相換手三七始將兩手攀膝頭急捉身向後極勢三七去脱悶疼風府雲門

風冷失聲候

風冷失聲者由風冷之氣客於會厭傷於懸癰之所爲也聲氣通發事因關戶會厭是音聲之戶懸癰是音聲之關風冷客於關戶之間所以失聲也

中冷聲嘶候

中冷聲嘶者風冷傷於肺之所爲也肺主氣五臟同受氣於肺而五臟有五聲皆與氣相通之氣爲陽若溫暖則陽氣和宣其聲通暢風冷爲陰陰邪搏於陽氣使氣道不調流所以聲嘶也

頭面風候

頭面風者是體虛諸陽經脈爲風所乘也諸陽經脈上走於頭面運動勞役陽氣發泄腠理開而受風謂之首風病狀頭面多汗惡風病甚則頭痛又新沐中風則爲首風又新沐頭未乾不可以臥使頭重身熱反得風則煩悶診其脈寸口陰陽表裏互相乘如風在首久不瘥則風入腦變爲頭眩

養生方云飽食仰臥久成氣病頭風

又云飽食沐髮作頭風

又云夏不用露面臥露下墮面上令面皮厚喜成癬一云作面風其湯熨針石別有正方補養宣導今附於後

養生方導引法云一手拓頤向上極勢一手向後長舒急努四方顯手掌一時俱極勢四七左右換手皆然拓頤手兩向共頭欹側轉身二七去臂髆頭風眠睡又云解髮東向坐握固不息一通舉手左右導引手掩兩耳治頭風令髮不白以手復捋頭五通脉也

又云人常須日已沒食訖食訖即更不須飲酒終天不乾嘔諸熱食膩物不飲冷醋漿喜失聲失咽熱食枕手臥久成頭風目澀

又云端坐生腰左右傾頭閉目以鼻內氣除頭風自極七息

又云頭痛以鼻內徐吐出氣三十過休

又云抱兩膝自棄於地不息八通治胸中上至頭諸病耳目鼻喉痛

又云欲治頭痛閉氣令鼻極偃臥乃息汗出乃止

又云又兩手頭後極勢振搖二七手掌翻覆安之二七頭欲得向後仰之一時一勢欲得欹斜四角急挽之三七去頭掖髆肘風

## 風頭眩候

風頭眩者由血氣虛風邪入腦而引目系故也五臟六腑之精氣皆上注於目血氣與脈并於上系上屬於腦後出於項中逢身之虛則為風邪所傷入腦則腦轉而目系急目系急故成眩也診其脈洪大而長者風眩又得陽經浮者暫起目眩也風眩久不瘥則變為癲其湯熨針石別有正方補養宣導今附於後

養生方導引法云以兩手抱右膝著膺除風眩

又云以兩手承轆轤倒懸令腳反在其上元愈頭眩風癲坐地舒兩腳以繩靽之大繩靽訖拖轆轤上來下去以兩手挽繩使腳上頭下使離地自極十二通愈頭眩風癲久行身臥空中而不墮落

又云一手長舒合掌仰一手捉頦挽之向外一時極勢二七左右亦然手不動兩向側極勢急挽之二七去頸骨急強頭風腦旋喉痺髆內冷注偏風

又云凡人常覺脊背倔強不問時節縮咽髆內仰面努髆井向上頭左右兩向挼之左右三七一住待血行氣動住然始更用初緩後急不得先急後緩若無病人常欲得日起午時日沒三辰辰別二七除寒熱病脊腰頸項痛風痺口內生瘡牙齒風頸頭眩眾病盡除

又云坐地交叉兩腳以兩手從曲腳中入低頭叉項上治久寒不然能自溫耳不聞聲

又云腳著項上不息十二通愈大寒不覺暖熱久頑冷患耳聾目眩久行即成法法身五六不能變也

又云低頭不息六通治耳聾目癲眩咽喉不利



又云大前側牢不息六通愈耳聾目眩隨左右聾伏並兩膝耳著地牢強意多用力至大極愈耳聾目眩病久行不已耳聞十方亦能倒頭則不眩也八件有此術亦在病疾難為

## 風癲候

風癲者由血氣虛邪入於陰經故也人有血氣少則心虛而精神離散魂魄妄行因為風邪所傷故邪入於陰則為癲疾又人在胎其母卒大驚精氣并居令子發癲其發則仆地吐涎沫無所覺是也原其癲病皆由風邪故也

養生方云夫人見十步直墻勿順墻而臥風利吹人必發癲癇及體重人臥春夏向東秋冬向西此是常法其湯熨針石別有正方補養宣導今附於後

養生方導引法云還向反望不息七通治欬逆胸中病寒熱癲疾喉不利咽乾咽塞

又云以兩手承轆轤倒懸令腳反在上元愈頭眩風癲坐地舒兩腳以繩靽之以大繩靽訖拖轆轤上來下去以兩手挽繩使腳上頭下不使離地自極十二通愈頭眩風癲久行身臥空中而不墜落

## 五癲病候

五癲者一曰陽癲發如死人遺尿食頃乃解二曰陰癲初生小時臍瘡未愈數洗浴因此得之三曰風癲發時眼目相引牽縱反強羊鳴食頃方解由熱作汗出當風因房室過度醉飲令心意逼迫短氣脈悸得之四曰濕癲眉頭痛身重坐熱沐頭濕結腦沸未止得之五曰馬癲發作時時反目口噤手足相引身體皆然診其脈心脈微澀并脾脈緊而疾者為癲脈也急甚為骨癲疾脈洪大而長者癲疾脈浮大附陰者癲疾脈來牢者癲疾三部脈緊急者可治發則仆地吐沫無知

若癲悸起如狂及遺糞者難治脉虛則可治實則死脉緊弦
實牢者生脉沈細小者死脉搏大滑久久自已其脉沈小急
疾不治小牢急亦不可治

風狂病候

狂病者由風邪入并於陽所為也風邪入血使人陰陽二氣
虛實不調若一實一虛則令血氣相并氣并於陽則為狂發
或欲走或自高賢稱神聖是也又肝藏䰟悲哀動中則傷䰟
䰟傷則狂忘不精明不敢正當人而攣筋兩脅骨不舉毛瘁色
夭死於秋皆由血氣虛受風邪致令陰陽氣相并所致故名
風狂

風邪候

風邪者謂風氣傷於人也人以身內血氣為正外風氣為邪
若其居處失宜飲食不節致腑臟內損血氣外虛則為風邪



所傷故病有五邪一曰中風二曰傷暑三曰飲食勞倦四曰
中寒五曰中濕其為病不同風邪者發則不自覺知狂惑妄
言悲喜無度是也其湯熨針石別有正方補養宣導今附於
後

養生方導引法云脾主土土暖如人肉始得發汗去風冷邪
氣若腹內有氣脹先須暖足摩臍上下并氣海不限偏數多
為佳如得左迴右轉三七和氣如用要用身內　百一十三
法迴轉三百六十骨節動脉搖筋氣血布澤二十四氣和潤
臟腑均調和氣在用頭動轉搖振手氣向上心氣則下分明
知去知來莫問平手欲腰轉身摩氣屈蹙迴動盡心氣放散
送至涌泉一一不失氣之行度用之導益不解用者疑如癡
亂

鬼邪候

凡邪氣鬼物所為病也其狀不同或言語錯謬或啼哭驚走
或癲狂惛亂或喜怒悲笑或大怖懼如人來逐或歌謠詠嘯
或不肯語持針置髮中入病者門取坍虵臨岸水以三尺新
白布覆之橫刀膝上呼病者前矜莊觀視病者語言顏色應
對不精明乃以含水噀之勿令病者起復低頭視滿三噀後
熟拭之若病困劣惛冥無令強起就視之惛冥遂不知人不
肯語以指彈其額近髮際曰欲愈乎猶不肯語便彈之二七
曰愈愈即就鬼受以情實若脉來遲伏或如雞啄或去此邪
物也若脉來弱緜緜遲伏或緜緜不知度數而顏色不變此
邪病也脉來乍大乍小乍短乍長為禍脉兩手脉浮之細微
緜緜不可知俱有陰脉亦細緜緜此為陰蹻陽蹻之脉也此
家曾有病痱風死苦恍惚亡人為禍也脉來洪大弱者社祟
脉來沈沈澀澀四肢重土祟脉來如飄風從陰趍陽風邪也



一來調一來速鬼邪也脉有表無裏邪之　上得鬼病也何
謂表裏寸尺為表關為裏兩頭有脉關中絕不至也尺脉上
不至關為陰絕寸脉下不至關為陽絕陰絕而陽微死不治
也其湯熨針石別有正方補養宣導今附於後

養生方云上清真人訣曰夜行常琢齒殺鬼邪

又云仙經治百病之道叩齒二七過輒咽氣二七過如三百
通乃止為之二十日邪氣悉去六十日小病愈百日大病除
三蟲伏尸皆去面體光澤又無生經曰治百病邪鬼蠱毒當
正偃臥閉目閉氣內視丹田以鼻徐徐內氣令腹極滿徐徐
以口吐之勿令有聲令入多出少以微為故存視五臟各如
其形色又存胃中令鮮明潔白如素為之倦極汗出乃止以
粉粉身摩捋形體汗不出而倦者亦可止明日復為之
又當存作大雷電隆隆鬼鬼走入腹中為之不止病自除矣

封君達常乘青牛魯女生常乘駮牛孟子綽常乘駮馬尹公度常乘青騾時人莫知其名字爲誰故曰欲得不死當問青牛道士欲得此色駮牛爲上青牛次之駮馬又次之一己者順生之氣也故云青牛者乃栢木之精駮牛者古之神示之先駮馬者乃神龍之祖也云道士乘此以行于路百物之惡精疫氣之癘鬼長攝之焉

### 鬼魅候

凡人有爲鬼物所魅則好悲而心自動或心亂如醉狂言驚怖向壁悲啼夢寤喜魘或與鬼神交通病苦乍寒乍熱心腹滿短氣不能飲食此魅之所持也

### 惡風鬚眉墮落候

大風病鬚眉墮落者皆從風濕冷得之或因汗出入水得之或冷水入肌體得之或飲酒臥濕地得之或當風衝坐臥樹



下及濕草上得之或體痒搔之漸漸生瘡經年不瘥即成風疾八方之風皆能爲邪邪客於經絡久而不去與血氣相干則使榮衛不和淫邪散溢故面色敗皮膚傷鼻柱壞鬚眉落

西北方乾爲老公名曰金風一曰黑風二曰旋風三曰憫風其狀似疾此風奄奄忽忽不覺得時以經七年眉睫墮落

東方震爲長男名曰青風一曰終風二曰衝風三曰行龍風其狀似疾此風手脚生瘡來去有時朝發夕發以經五年眉睫墮落

東北方艮爲小男名曰石風一曰春風二曰遊風三曰亂風其狀似疾此風體肉頑班白如癩以經十年眉睫墮落

北方坎爲中男名曰水風一曰䬃風二曰尨悖尨風三曰數風其狀似疾春秋生瘡淫淫習習類如蟲行走作無常以經十年眉睫墮落

西南方坤爲老母名曰冗風一曰吟風二曰臚風三曰腦風其狀似疾不覺痛痒體不生瘡頭似白癩以經十年眉睫墮落

東南方巽爲長女名曰角風一曰因風二曰歷節風三曰膀胱風其狀似疾以此風有蟲三色頭赤腹白尾黑以經三年眉睫墮落蟲出可治

南方離爲中女名曰赤風一曰水風二曰搖風三曰奸風其狀似疾此風身體游游奕奕心不肯定肉色變異以經十年眉睫墮落

西方兌爲少女名曰淫風一曰缺風二曰明風三曰青風其狀似疾此風已經百日體內蒸熱眉髮墮落

### 惡風候

凡風病有四百四種總而言之不出五種即是五風所攝一



曰黃風二曰青風三曰赤風四曰白風五曰黑風凡人身中有八萬尸蟲共成人身若無八萬尸蟲人身不成不立復有諸惡橫病諸風生害於人身所謂五種風生五種蟲能害於人黑風生黑蟲黃風生黃蟲青風生青蟲赤風生赤蟲白風生白蟲此五種風皆是惡風能壞人身名曰疾風入五臟即與臟食人蟲生其蟲無量在人身中乃入骨髓來去無礙若食人肝眉睫墮落食人肺鼻柱崩倒食人脾語聲變散食人腎耳鳴啾啾或如雷聲食人心心不受觸而死脉來徐去疾上虛下實此爲惡風

### 風瘙隱軫生瘡候

人皮膚虛爲風邪所折則起隱軫寒多則色赤風多則色白甚者痒痛搔之則成瘡

### 風瘙身體隱軫候

邪氣客於皮膚復逢風寒相折則起風瘙隱軫若赤軫者由
涼濕折於肌中之極熱熱結成赤軫也得天熱則劇取冷則
滅也白軫者由風氣折於肌中熱熱與風相搏所為白軫得
天陰雨冷則劇出風中亦劇得晴暖則滅著衣身暖亦瘥也
脉浮而洪浮即為風洪則為氣強風氣相搏隱軫身體為痒
養生方云汗出不可露臥及浴使人身振寒熱風軫

風瘙痒候

此由遊風在於皮膚逢寒則身體疼痛遇熱則瘙痒

風身體如蟲行候

夫人虛風邪中於榮衛溢於皮膚之間與虛熱并故游奕徧
體狀若蟲行也

風痒候

邪氣客於肌則令肌肉虛真氣散去又被寒搏皮膚外發



腠理閉毫毛淫邪與衛氣相搏陽勝則熱陰勝則寒寒則表
虛虛則邪氣往來故肉痒也凡痺之類逢熱則痒逢寒則痛

風瘖癗候

夫人陽氣外虛則多汗汗出當風風氣搏於肌肉與熱氣并
則生瘖癗狀如麻豆甚者漸大搔之成瘡

諸癩候

凡癩病皆是惡風及犯觸忌害得之初覺皮膚不仁或淫淫
苦痒如蟲行或眼前見物如垂絲或隱軫輒赤黑此皆為疾
始起便急治之斷米穀肴鮭專食胡麻松术輩最善也夫病
之生多從風起當時微發不將為害初入皮膚裏不能自覺
或流通四肢潛於經脉或在五臟乍寒乍熱縱橫脾腎蔽諸
毛腠理壅塞難通因茲氣血精髓乖離久而不治令人頑痺
或汗不流泄手足痠疼鍼灸不痛或在面目習習奕奕或於
胷頸狀如蟲行身體徧痒搔之生瘡或身面腫痛徹骨髓或
頑如錢大狀如蚝毒或如梳或如手錐刺不痛或青赤黃黑
猶如腐木之形或痛無常處流移非一或如酸棗或如懸鈴
或似繩縛拘急難以俛仰手足不能搖動眼目流腫內外生
瘡小便赤黃尿有餘瀝面無顏色恍惚多忘其間變狀多端
毒蟲若食人肝者眉睫墮落食人肺鼻柱崩倒或鼻生息肉
孔氣不通若食人脾語聲變散若食人腎耳鳴啾啾或如雷
鼓之音若食人筋脉肢節墮落若食人皮肉頑痺不覺痛痒
或如針錐所刺名曰刺風若蟲乘風走於皮肉猶若外有蟲
行復有食人皮肉徹外從頭面即起為皰肉如桃核小棗從
頭面起者名曰順風病從兩脚起者名曰逆風令人多瘡猶
如癬疥或如魚鱗或痒或痛黃水流出初起之時或如榆莢
或如錢孔或青或白或黑或黃變異無定或起或滅此等皆



病之兆狀又云風起之由皆是冷熱交通流於五臟徹入骨
中虛風因濕和合蟲生便即作患論其所犯多因用力過度
飲食相違行房太過毛孔既開冷熱風入五臟積於寒熱寒
熱之風交過通徹流行諸脉急者即患緩者稍遠所食穢雜
肉蟲生日久冷熱至甚暴蟲遂多食人五臟骨髓及於皮肉
筋節久久皆壞名曰癩風若其欲治先與雷丸等散服
之出蟲見其蟲形青赤黃黑諸色之蟲與藥治者無有
不瘥然癩名不一木癩者初得先當落眉睫面目痒如復生
瘡三年成大患急治之愈不治患成火癩者如火燒瘡或斷
人支節七年落眉睫急治可愈八年成疾難治金癩者是天
所為也負功德崇初得眉落三年食鼻柱崩倒叵治良醫能
愈土癩者身體塊磊如雞子彈丸許此病宜急治之六年便
成大患十五年不可治水癩者先得水病因即留停

毛落人眉鬚不急治之經年病成蟋蟀癩者蟲如蟋蟀在
身體內白節頭骨欲血出二十年后治之蟋蟀癩者蟲如蟋蟀與體又
白難治熏藥可愈多年后治雨癩者斑駮或白或赤眉鬚墮
落亦可治多年難治麻癩者狀似癬瘙身體狂痒十年成大
患可急治之愈風從體入或手足刺瘡風冷痺癡不治二十
年後便成大患宜急治之蛔癩者得之身體沉重狀似風癲
積久成大患速治之愈酒癩者酒醉臥黍穰上因汗體虛風
從外入落人眉鬚令人惶懼小治大愈

養生禁忌云醉酒露臥不幸生癩

又云魚無鰓不可食食之令人五月發癩

烏癩候

凡癩病皆是惡風及犯觸忌害所得初覺皮毛變異或淫淫
苦痒如蟲行或眼前見物如垂絲言語無定心常驚恐皮肉
中或如桃李子隱軫赤黑手足頑痺針刺不痛脚下不得蹹
地凡食之時開口而鳴語亦如是身體瘡痛兩肘如繩縛此
名黑癩

白癩候

凡癩病語聲嘶破目視不明四肢頑痺支節火燃心裏懊熱
手脚俱緩背膂至急肉如遭劈身體手足隱軫起往往正白
在肉裏鼻有息肉目生白珠當瞳子視無所見此名白癩

重刊巢氏諸病源候總論卷之三

十四

重刊巢氏諸病源候總論卷之三

# 虛勞病諸候上　凡三十九論

## 虛勞候

大虛勞者五勞六極七傷是也五勞者一曰志勞二曰思勞
三曰心勞四曰憂勞五曰瘦勞又肺勞者短氣而面腫鼻不
聞香臭肝勞者面目乾黑口苦精神不守恐畏不能獨臥目
視不明心勞者忽忽喜忘大便苦難或時鴨溏口內生瘡脾
勞者舌本苦直不得咽唾腎勞者背難以俛仰小便不利色
赤黃而有餘瀝莖內痛陰濕囊生瘡小腹滿急六極者一曰
氣極令人內虛五藏不足邪氣多正氣少不欲言二曰血極
令人無顏色眉髮墮落忽忽喜忘三曰筋極令人數轉筋十
指爪甲皆痛苦倦不能久立四曰骨極令人痠削齒苦痛手
足煩疼不可以立不欲行動五曰肌極令人羸瘦無潤澤飲
食不生肌膚六曰精極令人少氣噏噏然內虛五藏氣不足
髮毛落悲傷喜忘七傷者一曰陰寒二曰陰萎三曰裏急四
曰精連連五曰精少陰下濕六曰精清七曰小便苦數臨事
不卒又一曰大飽傷脾脾傷善噫欲臥面黃二曰大怒氣逆
傷肝肝傷少血目闇三曰強力舉重久坐濕地傷腎腎傷少
精腰背痛厥逆下冷四曰形寒寒飲傷肺肺傷少氣欬嗽鼻
鳴五曰憂愁思慮傷心心傷苦驚喜忘善怒六曰風雨寒暑
傷形形傷髮膚枯夭七曰大恐懼不節傷志志傷恍惚不樂
男子平人脉大爲勞極虛亦爲勞男子勞之爲病其脉浮大
手足煩春夏劇秋冬差陰寒精自出痠廝寸口脉浮而遲浮
即爲虛遲即爲勞虛則衛氣不足浮則榮氣竭脉直上者逆
逆虛也脉澁無陽是腎氣少寸關澁無血氣逆冷是大虛脉

虛勞

浮微緩皆爲虛緩而大者勞也脉微濡相搏爲五勞微弱相搏虛損爲七傷其湯熨針石别有正方補養宣導今附於後

養生方導引法云唯欲嘿氣養神閉氣使極吐氣使微又不得多言語大呼喚令神勞損亦云不可泣淚及多唾洟此皆爲損液漏津使喉澁大渴

又云雞鳴時叩齒三十六通訖舐脣漱口舌聊上齒表咽之三過殺蟲補虛勞令人強壯

又云兩手拓兩頰手不動摟肚肘使急腰內亦然住定放兩肋頭向外肘臂氣散盡勢大悶始起來去七通去肘臂勞

又云兩手抱兩乳急努前後振摇極勢二七手不動摇兩肘頭上下來去三七去兩肘內勞損散心向下衆血脉徧身流布無有壅滯

又云兩足跟相對坐上兩足指向外扒兩膝頭拄席兩向外



扒使急始長舒兩手兩向取勢一一皆急三七去五勞腰脊膝疼傷冷脾痺

又云跪一足坐上兩手髀內捲足努踹向下身外扒一時取勢向心來去二七左右亦然去五勞足臂疼悶膝冷陰冷

又云坐抱兩膝下去三里二寸急抱向身極勢足兩向身起欲似胡牀住勢還坐上下來去二七去腰足臂內虛勞膀胱冷

又云外轉兩脚平蹹而坐意努動膝節令骨中鼓挽向外十度非轉也

又云兩足相蹹向陰端急蹙將兩手捧膝頭兩向極勢捺之二七竟身側兩向取勢二七前後努腰七去心勞痔病膝冷調和未損盡時須言語不瞋喜偏跏兩手抱膝頭努膝向外身手膝各兩極勢挽之三七左右亦然頭須左右仰扒去背急臂勞

又云兩足相蹹令足掌合也蹙足極勢兩手長舒掌相向腦項之後兼至髆相挽向頭髆手向席來去七仰手七合手七始兩手角上極勢腰正足不動去五勞七傷臍下冷暖不和數用之常和調適

又云一足蹹地一足屈膝兩手抱犢鼻下急挽向身極勢左右換易四七去五勞三里氣不下

又云蛇行氣曲臥以正身復起踞閉目隨氣所在不息少食裁通腸服氣爲食以舐爲漿春出冬藏不財不養以治五勞七傷

又云蝦蟇行氣正動摇兩臂不息十二通以治五勞七傷水腫之病也

又云外轉兩足十徧引去心腹諸勞內轉兩足各十徧引去心五息止去身一切諸勞疾疼



虛勞羸瘦候

夫血氣者所以榮養其身也虛勞之人精髓萎竭血氣虛弱不能充盛肌膚此故羸瘦也其湯熨針石别有正方補養宣導今附於後

養生方云朝朝服玉泉使人丁壯有顏色去蟲而牢齒也玉泉口中唾也朝未起早漱口吞之輒琢齒二七過如此者三乃止名曰練精

又云咽之三過乃止補養虛勞令人強壯

虛勞不能食候

脾候身之肌肉胃爲水穀之海虛勞則藏府不和脾胃氣弱故不能食也

虛勞胃氣虛弱不能消穀候

胃爲府主盛水穀脾爲藏主消水穀若脾胃溫和則能消化

令虛勞血氣衰少脾胃冷弱故不消穀也

虛勞三焦不調候

三焦者謂上中下也若上焦有熱則胸膈否滿口苦咽乾有寒則吞酢而吐沫中焦有熱則身重目黃有寒則善脹而食不消下焦有熱則大便難有寒則小腹痛而小便數三焦之氣主焦熟水穀分別清濁若不調平則生諸病

虛勞寒冷候

虛勞之人血氣虛竭陰陽不守藏府俱衰故內生寒冷也其湯熨針石別有正方補養宣導今附於後

養生方導引法云坐地交叉兩脚以兩手從曲脚中入低頭叉手項上治久寒不能自溫耳不聞聲

虛勞痰飲候

勞傷之人脾胃虛弱不能剋消水漿故為痰也痰者涎液結聚在於胸膈飲者水漿停積在膀胱也



虛勞四支逆冷候

經脉所行皆起於手足虛勞則血氣衰損不能溫其四大故四支逆冷也

虛勞手足煩疼候

虛勞血氣衰弱陰陽不利邪氣乘之冷熱交爭故以煩疼也

虛勞積聚候

積聚者府藏之病也積者藏病也陰氣所生也聚者府病也陽氣所成也虛勞之人陰陽傷損血氣凝澁不能宣通經絡故積聚於內也

虛勞癥瘕候

癥瘕病者皆由久寒積冷飲食不消所致也結聚牢強按之不轉動為癥推之浮移為瘕虛勞之人脾胃氣弱不能剋消水穀復為寒冷所乘故結成此病也

虛勞上氣候

肺主於氣氣為陽氣有餘則喘滿逆上虛勞之病或陰陽俱傷或血氣偏損今是陰不足陽有餘故上氣也

虛勞客熱候

虛勞之人血氣微弱陰陽俱虛小勞則生熱熱因勞而生故以名客熱也

虛勞少氣候

虛勞傷於肺故少氣肺主氣氣為陽此為陽氣不足故也其湯熨針石別有正方補養宣導今附於後

養生方導引法云人能終日不唾恒含棗核而嚥之受氣生津此大要也

虛勞熱候



虛勞而熱者是陰氣不足陽氣有餘故內外生於熱非邪氣從外來乘也

虛勞無子候

丈夫無子者其精清如水冷如冰鐵皆為無子之候又泄精精不射出但聚於陰頭亦無子無此之候皆有子交會當用陽時陽時從夜半至禺中是也以此時有子皆聰明長壽勿用陰時陰時從午至亥有子皆頑暗而短命切宜審詳之凡婦人月候來時候一日至三日子門開若交會則有子過四日則閉便無子也男子脉得微弱而澁為無子精氣清冷也

虛勞裏急候

虛勞則腎氣不足傷於衝脉衝脉為陰脉之海起於關元關元穴在臍下隨腹直上至咽喉勞傷內損故腹裏拘急也上部之脉微細而卧引裏急裏急心鬲上有熱者口乾渴寸口

脉陽絃下急陰絃裏急急絃爲胃氣虛食難已飽飽則急痛不得息寸微關實尺絃緊者少腹腰背下苦拘急痛外如不喜寒身憒憒也其湯熨針石別有正方補養宣導今附於後

養生方云正偃臥以口徐徐內氣以鼻出之除裏急飽食後小嚥氣數十令溫寒者乾嘔腹痛從口內氣七十所大填腹後小嚥氣數十兩手相摩令極熱以摩腹令氣下

虛勞傷筋骨候

肝主筋而藏血腎主骨而生髓虛勞損血耗髓故傷筋骨也

虛勞筋攣候

肝藏血而候筋虛勞損血不能榮養於筋致使筋氣極虛又爲寒邪所侵故筋攣也

虛勞驚悸候

心藏神而主血脉虛勞損傷血脉致令心氣不足因爲邪氣所乘則使驚而悸動不定



虛勞風痿痺不隨候

夫風寒濕三氣合爲痺病在於陰其人苦筋骨痿枯身體疼痛此爲痿痺之病皆愁思所致憂慮所爲診其脉尺中虛小者是脛寒痿痺也

虛勞目暗候

肝候於目而藏血血則榮養於目府藏勞傷血氣俱虛五藏氣不足不能榮於目故令目暗也

虛勞耳聾候

腎候於耳勞傷則腎氣虛風邪入於腎經則令人耳聾而鳴若勞傷有停水浸漬於腎則耳聾而氣滿

虛勞不得眠候

夫邪氣之客於人也或令人目不得眠何也曰五穀入於胃也其糟粕津液宗氣分爲三隧故宗氣積於胸中出於喉嚨以貫心脉而行呼吸焉榮氣者泌其津液注之於脉也化爲血以榮四末內注五藏六府以應刻數焉衛氣者出其悍氣之慓疾而先行於四末分肉皮膚之間而不休者晝行於陽夜行於陰其入於陰常從足少陰之分肉間行於五藏六府今邪氣客於藏府則衛氣獨營其外行於陽不得入於陰行於陽則陽氣盛陽氣盛則陽蹻滿不得入於陰陰氣虛故目不得眠

大病後不得眠候

大病之後藏府尚虛榮衛未和故生於冷熱陰氣虛衛氣獨行於陽不入於陰故不得眠若心煩不得眠者心熱也若但虛煩而不得眠者膽冷也

病後虛腫候



夫病後經絡既虛受於風濕膚腠閉塞榮衛不利氣不宣泄故致虛腫虛腫不已津液溢或變爲微水也

虛勞脉結候

脉動而暫止因不能還而復動是脉結也虛勞血氣衰少脉雖乘氣而動血氣虛則不能連屬故脉爲之結也

虛勞汗候

諸陽主表在於膚腠之間若陽氣偏虛則津液發泄故爲汗汗多則損於心心液爲汗故也診其脉寸口弱者陽氣虛爲多汗脉也

虛勞盜汗候

盜汗者因眠睡而身體流汗也此由陽虛所致久不已令人羸瘠枯瘦心氣不足亡津液故也診其脉男子平人脉虛弱細微皆爲盜汗脉也

諸大病後虛不足候

大病者中風傷寒熱勞溫瘧之類是也此病之後血氣減耗藏府未和故使虛乏不足虛乏不足則經絡受邪隨其所犯變成諸病

大病後虛汗候

大病之後復為風邪所乘則陽氣發泄故令虛汗汗多亡陽則津液竭令人枯瘦也

風虛汗出候

夫人腠肉不牢而無分理理粗而皮不緻者腠理疎也此則易生於風風入於陽陽虛則汗出也若少氣口乾而渴近衣則身熱如火臨食則流汗如雨骨節懈惰不欲自營此為漏風由醉酒當風所致也

虛勞心腹否滿候



虛勞損傷血氣皆虛復為寒邪所乘藏府之氣不宣發於外停積在裏故令心腹否滿也

虛勞心腹痛候

虛勞者藏氣不足復為風邪所乘邪正相干冷熱擊搏故心腹俱痛

虛勞嘔逆候

勞傷之人五藏不安六府不調胃為水穀之海今既虛弱為寒冷所侵不勝於水穀故氣逆而嘔也

虛勞欬嗽候

虛勞而欬嗽者藏府氣衰邪傷於肺故也久不已令人胷背微痛或驚悸煩滿或喘息上氣或咳逆唾血此皆藏腑之欬也然肺主於氣氣之所行通榮藏府故欬嗽俱入肺也

虛勞體痛候

勞傷之人陰陽俱虛經絡脈澁血氣不利若遇風邪與正氣相搏逢寒則身體痛值熱則皮膚痒診其脉緊濡相搏主體節痛其湯熨針石別有正方補養宣導今附於後

養生方導引法云雙手舒指向上手掌從面向南四方迴之屈肘上下盡勢四七始放手向下垂之向後雙振輕散氣二七上下動兩髆二七去身內臂脇疼悶漸用之則永除

又云大踑坐以兩手捉足五指自極低頭不息九通治頸脊腰腳痛勞疾

又云偃臥展兩足指右向直兩手身旁鼻內氣七息除骨痛

又云端坐生腰舉右手仰其掌却左臂覆右手以鼻內氣自極七息息間稍頓左手除兩臂背痛

又云胡跪身向下頭去地五寸始舉頭面向上將兩手一時抽出先左手向身前長舒一手向後身用長舒前後極勢二七左右亦然去臂骨脊筋陰陽不和疼悶疴痛



又云坐一足上一足橫鋪安膝下押之一手捺上膝向下急一手反向取勢長舒頭仰向前共兩手一時取勢捺搖二七左右迭互亦然去髀胷項掖脉血遲澁攣痛悶疼雙足互跪安穩始抽一足向前極勢頭面過前兩足指上下來去三七左右換足亦然去臂腰背髀膝內疼悶不和五藏六府氣津調適一足屈如向前使膀胱著膝上一足舒向後盡勢足指急努兩手向後形狀欲似飛仙虛空頭昂一時取勢二七足左右換易一寸去偏身不和

又云長舒兩足足指努向上兩手長舒手掌相向手指直舒仰頭努脊一時極勢滿三通動足相去一尺手不移處手掌向下七通須臾動足二尺手向下拓席極勢三通去偏身內筋節勞虛骨髓疼悶長舒兩手向身用上兩手足足指急努

心不用力心氣并在足下手足一時勞縱極勢二七去臨臂腰疼解谿蹙氣日日漸損

### 虛勞寒熱候

勞傷則血氣虛使陰陽不和互有勝弱故也陽勝則熱陰勝則寒陰陽相乘故發寒熱

### 虛勞口乾燥候

此由勞損血氣陰陽斷隔冷熱不通上焦生熱令口乾燥也其湯熨針石別有正方補養宣導今附於後

養生方導引法云東向坐仰頭不息五通以舌撩口中漱滿二七咽愈口乾若引腎水發醴泉來至咽喉醴泉甘美能除口苦恬香潔食甘味和正久行不已味如甘露無有飢渴

又云東向坐仰頭不息五通以舌撩口漱滿二七咽治口苦乾燥

重刊巢氏諸病源候總論卷之三

# 重刊巢氏諸病源候總論卷之四

## 虛勞病諸候下　凡三十六論

### 虛勞骨蒸候

夫蒸病有五一曰骨蒸其根在腎旦起體涼日晚即熱煩躁寢不能安食無味小便赤黃忽忽煩亂細喘無力腰疼兩足逆冷手心常熱蒸盛過傷內則變為疳食人五藏二曰脉蒸其根在心日增煩悶擲手出足翕翕思水口唾白沫睡即浪言或驚恐不定脉數若蒸盛之時或變為疳臍下悶或暴利不止三曰皮蒸其根在肺必大喘鼻乾口中無水舌上白小便赤如血蒸盛之時胷滿或自稱得注熱兩脇下脹大嗽徹背連胛疼眠寐不安或蒸毒傷藏口內唾血四曰肉蒸其根在脾體熱如火煩躁無汗心腹鼓脹食即欲嘔小便如血大便秘澀蒸盛之時身腫目赤寢臥不安五曰內蒸亦名血蒸所以名內蒸者必外寒而內熱把手附骨而內熱甚其根在五藏六府其人必因患後得之骨肉自消飲食無味或皮燥而無光蒸盛之時四支漸細足趺腫起又有二十三蒸一胞蒸小便黃赤二玉房蒸男則遺瀝漏精女則月候不調三腦蒸頭眩悶熱四髓蒸髓沸熱五骨蒸齒黑六筋蒸甲焦七血蒸髮焦八脉蒸脉不調九肝蒸眼黑十心蒸脣焦十一脾蒸舌乾十二肺蒸鼻乾十三腎蒸兩耳焦十四膀胱蒸右耳偏焦十五膽蒸眼白失色十六胃蒸舌下痛十七小腸蒸下脣焦十八大腸蒸鼻右孔乾痛十九三焦蒸亦雜病乍寒乍熱二十肉蒸二十一膚蒸二十二皮蒸二十三氣蒸遍身熱凡諸蒸患多因熱病患愈後食牛羊肉及肥膩或酒或房觸犯而成此疾久蒸不除多變成疳必須先防下部不得輕妄治

也

虛勞舌腫候

心候舌養於血勞傷血虛爲熱氣所乘又脾之大絡出於舌下若心脾有熱故令舌腫

虛勞手足皮剝候

此由五藏之氣虛少故也血行通榮五藏五藏之氣潤養肌膚虛勞內傷血氣衰弱不能外榮於皮故皮剝也

虛勞浮腫候

腎主水脾主土若脾虛則不能尅制於水腎虛則水氣流溢散於皮膚故令身體浮腫若氣血俱澀則多變爲水病也

虛勞煩悶候

此由陰陽俱虛陰氣偏少陽氣暴勝則熱乘於心故煩悶也

虛勞凝唾候



虛勞則津液減少腎氣不足故也腎液爲唾上焦生熱熱衝咽喉故唾凝結也

虛勞嘔逆唾血候

夫虛勞多傷於腎腎主唾肝藏血胃爲水穀之海胃氣逆則嘔腎肝損傷故因嘔逆唾血也

虛勞嘔血候

此內傷損於藏也肝藏血肺主氣勞傷於血氣氣逆則嘔肝傷則血隨嘔出也損輕則唾血傷重則吐血

虛勞鼻衄候

肺主氣而開竅於鼻肝藏血血之與氣相隨而行俱榮於藏府今勞傷之人血虛氣逆故衄衄者鼻出血也

虛勞吐下血候

勞傷於藏府內崩之病也血與氣相隨而行外養肌肉內榮



藏府藏府傷損血則妄行若胃內氣逆則吐血也流於腸胃腸虛則下血也若腸虛而氣復逆者則吐血下血表虛者則汗血皆由傷損極虛所致也

虛勞吐利候

夫大腸虛則泄利胃氣逆則嘔吐虛勞又腸虛胃逆者故吐利

虛勞兼痢候

藏府虛損傷於風冷故也胃爲水穀之海胃冷腸虛則痢也

虛勞秘澀候

此由腸胃間有風熱故也凡腸胃虛傷風冷則泄利若實有風熱則秘澀也

虛勞小便利候

此由下焦虛冷故也腎主水與膀胱爲表裏膀胱主藏津液腎氣衰弱不能制於津液胞內虛冷水下不禁故利也



虛勞小便難候

膀胱津液之府腎主水二經共爲表裏水行於小腸入於胞而爲溲便今胞內有客熱熱則水液澀故小便難

虛勞小便餘瀝候

腎主水勞傷之人腎氣虛弱不能藏水胞內虛冷故小便後水液不止而有餘瀝尺脈緩細者小便餘瀝也

虛勞小便白濁候

勞傷於腎腎氣虛冷故也腎主水而開竅在陰陰爲溲便之道胞冷腎損故小便白而濁也

虛勞少精候

腎主骨髓而藏於精虛勞腎氣虛弱故精液少也診其脈左手尺中陰絕者無腎脈也若足兩脛裏急主精氣竭少爲勞

傷所致也

虛勞尿精候

腎氣衰弱故也腎藏精其氣通於陰勞傷腎虛不能藏於精故因小便而精液出也

虛勞溢精見聞精出候

腎氣虛弱故精溢也見聞感觸則動腎氣腎藏精今虛弱不能制於精故因見聞而精溢出也

虛勞失精候

腎氣虛損不能藏精故精漏失其病小腹弦急陰頭寒目眶痛髮落令其脉數而散者失精脉也凡脉芤動微緊男子失精也

虛勞夢泄精候

腎虛爲邪所乘邪客於陰則夢交接腎藏精今腎虛不能制



精因夢感動而泄也

虛勞喜夢候

夫虛勞之人血氣衰損藏府虛弱易傷於邪邪從外集內未有定舍反淫於藏不得定處與榮衛俱行而與魂魄飛揚使人臥不得安喜夢氣淫於府則有餘於外不足於內氣淫於藏則有餘於內不足於外若陰氣盛則夢涉大水而恐懼陽氣盛則夢大火燔焫陰陽俱盛則夢相殺上盛則夢飛下盛則夢墮甚飽則夢行甚飢則夢臥肝氣盛則夢怒肺氣盛則夢恐懼哭泣飛揚心氣盛則夢喜笑恐畏脾氣盛則夢歌樂體重身不舉腎氣盛則夢腰脊兩解不屬凡此十二盛者至而瀉之立已厥氣客於心則夢見丘山煙火客於肺則夢飛揚見金鐵之器奇物客於肝則夢見山林樹木客於脾則夢見丘陵大澤壞屋風雨客於腎則夢見臨淵沒於水中客於膀胱則夢遊行客於胃則夢飲食客於大腸則夢田野客於小腸則夢遊聚邑街衢客於膽則夢鬬訟自刳客於陰則夢接內客於項則夢斬首客於脛則夢行走而不能前又居深地中客於股則夢禮節拜起客於胞則夢溲便凡此十五不足者而補之立已寤其滋夢以設法治則病無所逃矣

虛勞尿血候

勞傷而生客熱血滲於胞故也血得溫而妄行故因熱流散滲於胞而尿血也

虛勞精血出候

此勞傷腎氣故也腎藏精精者血之所成也虛勞則生七傷六極氣血俱損腎家偏虛不能藏精故精血俱出也

虛勞膝冷候

腎弱髓虛爲風冷所搏故也腎居下焦主腰脚其氣榮潤骨



髓今腎虛受風寒故令膝冷也久不已則脚酸疼屈弱其湯熨針石別有正方補養宣導今附於後

養生方導引法云兩手反向拓席一足跪坐上一足屈如仰面看氣道衆處散適極勢振之四七左右亦然始兩足向前雙蹹極勢二七去胷腹病膝冷臍悶

又云互跪調和心氣向下至足意想氣索索然流布得所始漸漸平手舒手傍肋如似手掌內氣出氣不上心覺急悶即起背至地來去二七微減去膝頭冷膀胱宿病腰內脊強臍下冷悶

又云舒兩足坐散氣向涌泉可三通氣徹倒始收右足屈捲將兩手急捉脚涌泉挽足蹹手挽一時取勢手足用力送氣向下三七不失氣數尋去腎內冷氣膝冷脚疼

又云跪一足坐上兩手髀內捲足努蹹向下身外扒一時取

勢向心來去二七左右亦然去痔五勞足臂疼悶膝冷陰冷

又云臥展兩脛足十指相柱伸兩手身旁鼻內氣七息除兩脛冷腿骨中痛

又云偃臥展兩脛兩手外踵者相向亦鼻內氣自極七息除兩膝寒脛骨疼轉筋

又云兩足指向下柱席兩涌泉相拓坐兩足跟頭兩膝頭外扒手身前向下盡勢七通去勞損陰疼膝冷脾瘦腎乾

又云兩手抱兩膝極勢來去搖之七七仰頭向後去膝冷

又云偃臥展兩脛兩足指左向直兩手身旁鼻內氣七息除死肌及脛寒

又云立兩手搦腰遍使身正放縱氣下使得所前後振搖七七足並頭兩向振搖二七頭上下搖之七縮咽舉兩髆仰柔脊冷氣散令藏府氣向涌泉通徹

又云互跪兩手向後掌合地出氣向下始漸漸向下覺腰脊大悶還上來去二七身正左右散氣轉腰三七去臍下冷悶膝頭冷解谿內病



## 虛勞陰冷候

陰陽俱虛弱故也腎主精髓開竅於陰今陰虛陽弱血氣不能相榮故使陰冷也久不已則陰萎弱

## 虛勞髀樞痛候

勞傷血氣膚腠虛踈而受風冷故也腎主腰脚腎虛弱則為風邪所乘風冷客於髀樞之間故痛也

## 虛勞偏枯候

夫勞損之人體虛易傷風邪風邪乘虛客於半身留在肌膚未即發作因飲水水未消散即勞於腎風水相搏乘虛偏發風邪留止血氣不行故半身手足枯細為偏枯也

## 虛勞陰萎候

腎開竅於陰若勞傷於腎腎虛不能榮於陰器故萎弱也診其脉瞥瞥如羹上肥陽氣微連連如蜘蛛絲陰氣衰微而風邪入於腎經故陰不起或引小腹痛也

養生方云水銀不得近陰令玉莖消縮

## 虛勞陰痛候

腎氣虛損為風邪所侵氣流入於腎經與陰氣相擊真邪交爭故令陰痛但冷者唯痛挾熱則腫其湯熨針石別有正方補養宣導今附於後

養生方導引法云兩足指向下柱席兩涌泉相拓坐兩足跟頭兩膝頭外扒手身前向下盡勢七通去勞損陰疼膝冷

## 虛勞陰腫候

此由風熱客於腎經腎經流於陰器腎虛不能宣散故致腫也



## 虛勞陰疝腫縮候

疝者氣痛也衆筋會於陰器邪客於厥陰少陰之經與冷氣相搏則陰痛腫而攣縮

## 虛勞陰下痒濕候

大虛勞損腎氣不足故陰冷汗液自泄風邪乘之則搔痒其湯熨針石別有正方補養宣導今附於後

養生方導引法云臥令兩手布膝頭取踵置尻下以口內氣腹脹自極以鼻出氣七息除陰下濕少腹裏痛膝冷不隨

## 虛勞陰瘡候

腎榮於陰器氣虛不能制津液則汗濕虛則為風邪所乘邪客腠理而正氣不泄邪正相干在於皮膚故痒搔之則生瘡

## 風虛勞候

風虛者百病之長勞傷之人血氣虛弱其膚腠虛踈

侵或遊易皮膚或沉滯藏府隨其所感而衆病生焉其湯熨
針石別有正方補養宣導今附於後
養生方導引法云屈一足指向地努之使急一手倒挽足解
溪向心極勢腰足解溪頭如似骨解氣散一手向後拓席一
時盡勢三七左右換手亦然去手足腰髀風熱急悶
又云仰頭却背一時極勢手向下至膝頭直腰面身正還上
去三七始正身縱手向下左右動腰二七上下挽背脊七漸
去背脊臂髆腰冷不和頭向下努手長舒向背上高舉手向
上共頭漸漸五寸一時極勢手還收向心前向背後去來和
諧氣共力調不欲氣強於力不欲力強於氣二七去胸背前
後筋脉不和氣血不調
又云伸左脛屈右膝內壓之五息止引肺去風虛令人目明
依經爲之引肺中氣去風虛病令人目明夜中見色與晝無
異

重刊巢氏諸病源候總論卷之四

重刊巢氏諸病源候總論卷之五

# 腰背病諸候　凡十論

## 腰痛候

腎主腰腳腎經虛損風冷乘之故腰痛也又邪客於足少陰
之絡令人腰痛引少腹不可以仰息診其尺脉沉主腰背痛
寸口脉弱腰背痛尺寸俱浮直下此爲督脉腰強痛
凡腰痛病有五一曰少陰少陰腎也十月萬物陽氣傷是以
腰痛二曰風痹風寒著腰是以痛三曰腎虛役用傷腎是以
痛四曰臂腰墜墮傷腰是以痛五曰寢臥濕地是以痛其湯
熨針石別有正方補養宣導今附於後
養生方云飯了勿即臥久成氣病令腰疼痛又曰大便勿強
努令人腰疼目澀
又云笑多即腎轉腰痛
又云人汗次勿企牀懸腳久成血痹兩足重及腰痛
養生方導引法云一手向上極勢手掌四方轉迴一手向下
努之合手掌努指側身欹形轉身向似看手掌向上心氣向
下散適知氣下緣上始極勢左右上下四七亦然去髆井肋
腰脊疼悶
又云平跪長伸兩手拓席向前待腰脊須轉遍身骨解氣散
長引腰極勢然始却跪便急如似脊內冷氣出許令臂搏痛
痛欲似悶痛還坐來去二七去五藏不和背痛悶
又云凡人常須覺脊強不問時節縮咽轉內似迴搏內似面
努搏井向上也頭左右兩向挼之左右三七一住待血行氣
動定然始更用初緩後急若無病人常欲得旦起午時日沒
三辰如用辰別二七除寒熱脊腰頸痛

又云舒两足足指努上两手長舒手掌相向手指直舒仰頭努脊一時極勢滿三通動足相向一尺手不移處手掌向外七通更動足二尺手向下拓席極勢三通去遍身內筋脉虛勞骨髓疼悶長舒两足身角上两手捉两足指急搦心不用力心氣並在足下手足一時努縱極勢三七去踹臂腰疼解谿足氣日日漸損

又云凡学將息人先須正坐膝頭足初坐先足指指相對足跟外扒坐上少欲安穩須两足跟向内相對坐上足指捉覺悶痛漸漸舉身似欵便两足上待共坐相似不痛始双竪足跟而上足指並反而向外每坐常学去膀胱内冷面冷風膝冷足疼上氣腰疼盡自消適也

腰痛不得俛仰候

腎主腰脚而三陰三陽十二經八脉有貫腎絡於腰脊者勞損於腎動傷經絡又爲風冷所侵血氣擊搏故腰痛也陽病者不能俛陰病者不能仰陰陽俱受邪氣者故令腰痛而不能俛仰

又云伸两脚两手著足五指上愈腰折不能低著唾血久疼愈

(又云)長伸两脚以两手捉五指七通愈折腰不能低仰也

風濕腰痛候

勞傷腎氣經絡既虛或因卧濕當風而風濕乘虛搏於腎腎經與血氣相擊而腰痛故云風濕腰痛

卒腰痛候

夫勞傷之人腎氣虛損而腎主腰脚其經貫腎絡脊風邪乘虛卒入腎經故卒然而患腰痛

久腰痛候

夫腰痛皆由傷腎氣所爲腎虛受於風邪風邪停積於腎經與血氣相擊久而不散故久腰痛

腎著腰痛候

腎主腰脚腎經虛則受風冷内有積水風水相搏浸積於腎腎氣内著不能宣通故令腰痛其病狀身重腰冷腹重如帶五千錢如坐於水形狀如水不渴小便自利飲食如故久久變爲水病腎濕故也

䐈腰候

䐈腰者謂卒然傷損於腰而致痛也此由損血搏於背脊所爲久不已令人氣息乏少面無顏色損腎故也

腰脚疼痛候

腎氣不足受風邪之所爲也勞傷則腎虛虛則受於風冷風冷與真氣交争故腰脚疼痛

背僂候

肝主筋而藏血血爲陰氣爲陽陽氣精則養神柔則養筋陰陽和同則血氣調適共相榮養也邪不能傷若虛則受風風寒搏於脊膂之筋冷則攣急故令背僂

脇痛候

邪氣客於足少陽之絡令人脇痛欬汗出陰氣擊於肝寒氣客於脉中則血泣脉急引脇與小腹診其脉絃而急脇下如刀刺狀如飛尸至困不死左手脉大右手脉小病右脇下痛寸口脉雙絃則脇下拘急其人濇濇而寒其湯熨針石別有正方補養宣導今附於後

養生方導引法云卒左脇痛念肝爲青龍左目中魂神將五營兵千乘萬騎從甲寅直符吏入左脇下取病去

又云右脇痛念肺爲白帝右目中魄神將五營兵千乘萬騎

甲申直符吏入右脇下取病去脇側臥伸臂直腳以鼻內氣以口出之除脇皮膚痛七息止

又云端坐生腰右顧視月口內氣咽之三十除左脇痛開目

又云舉手交項上相握自極治脇下痛坐地交兩手著不周遍握當挽久行實身如金剛令息調長如風雲如雷

## ○消渴病諸候　凡八論

### 消渴候

夫消渴者渴不止小便多是也由少服五石諸丸散積經年歲石勢結於腎中使人下焦虛熱及至年衰血氣減少不復能制於石石勢獨盛則腎為之燥故引水而不小便也其病變多發癰疽此坐熱氣留於經絡不引血氣壅澀故成癰膿診其脉數大者生細小浮者死又沈小者生實牢大者死有病口甘者名為何何以得之此五氣之溢也名曰脾癉夫五味入於口藏於胃脾為之行其精氣溢在脾令人口甘此肥美之所發此人必數食甘美而多肥令人內熱甘者令人滿故其氣上溢為消渴厥陰之病消渴重心中疼飢而不欲食甚則欲吐蚘

養生法云人睡臥勿張口久成消渴及失血色赤松子云臥閉目不息十二通治飲食不消其湯熨針石別有正方補養宣導今附於後

法云解衣惔臥伸腰瞋少腹五息止引腎去消渴利陰陽解衣者使無罣礙惔臥者無外想使氣易行伸腰使腎無逼蹙瞋者大努使氣滿小腹者即攝腹牽氣使上息即為之引腎者引水來咽喉潤上部去消渴枯槁病利陰陽者饒氣力此中數虛要與時節而為避初食後大飢時此二時不得導引傷人亦避惡日時節不和時亦避導引能行一百二十步多者千步然後食之法不使大冷大熱五味調和陳穢宿食蟲蝎餘殘不得食少眇著口中數嚼少湍洇食已亦勿眠此名穀藥并與氣和即真良藥

### 渴病候

五藏六府皆有津液若藏府因虛實而生熱者熱氣在內則津液竭少故渴也夫渴數飲其人必眩背寒而嘔者因利虛故也診其脉心脉滑甚為善渴其久病變成發癰疽或成水疾

### 大渴後虛乏候

夫人渴病者皆由藏府不和經絡虛竭所為故病雖瘥血氣未復仍虛乏也

### 渴利候

渴利者隨飲小便故也由少時服乳石石熱盛時房室過度致令腎氣虛耗下焦生熱熱則腎燥燥則渴腎虛又不得傳制水液故隨飲小便以其病變多發癰疽以其內熱小便利故也小便利則津液竭津液竭則經絡澀經絡澀則榮衛不行榮衛不行則由熱氣留滯故成癰疽膿

### 渴利損後候

夫渴利病後榮衛虛損藏府之氣未和故須各宜暢也

### 渴利後發瘡候

渴利之病隨飲小便也此謂服石藥之人房室過度腎氣虛耗故也下焦生熱熱則腎燥腎燥則渴然腎虛又不能制水故小便利其渴利雖瘥熱猶未盡發於皮膚皮膚先有風濕濕熱相搏所以生瘡

### 內消候

內消病者不渴而小便多是也由少服五石石熱結於腎內也熱之所作所以服石之人小便利者石性歸腎腎得石則石石則消水漿故利利多不得潤養五藏藏衰則生諸病由腎盛之時不惜其氣恣意快情致使虛耗石熱孤盛則作消利故不渴而小便

強中候

強中病者莖長興盛不痿精液自出是由少服五石五石熱住於腎中下焦虛少壯之時血氣尚豐能制於五石及至年衰血氣減少腎虛不復能制精液若精液竭則諸病生矣

重刊巢氏諸病源候總論卷之五

重刊巢氏諸病源候總論卷之六

# 解散病諸候——凡二十六論

## 寒食散發候

夫散脉或洪實或斷絕不足欲似死脉或細數或弦駃坐所犯非一故也脉無常投醫不能識熱多則弦駃有澼則洪實急痛則斷絕凡寒食藥率如是無苦非死候也勤從節度不從節度則死矣欲服散宜診脉候審正其候爾乃畢愈脉沈數者難發難發當數下之脉浮大者易發也人有服散兩三劑不發者此人脉沈難發發不令人覺藥勢行已藥但於內發不出形於外欲候知其得力人進食多是一候氣下顏色和悅是二候頭面身癢瘙是三候策策惡風是四候厭厭欲寐是五候也諸有此證候者皆藥內發五藏不形出於外但如方法服散勿疑但數下之則內虛自當發也諸方互有不同皇甫唯欲將冷廩丘公欲得煖將之意其多有情致也世人未能得其深趣故鮮能用之然其方法猶多不盡但論服藥之始將息之度不言發動之後治解之宜多有闕略江左有道弘道人深識法體凡所救療妙驗若神製解散對治方云鍾乳對术又對栝蔞其治主肺上通頭胸术動鍾乳胸塞短氣鍾乳動术頭痛目疼又鍾乳雖不對海蛤海蛤動則目痛短氣有時术動鍾乳直頭痛胸塞然鍾乳與术所可為患不過此也雖所患不同其治亦一矣發動之始要其有始由覺體中有異與上患相應便速服葱白豉湯又云硫黃對防風又對細辛其治主脾腎通腰腳防風動硫黃煩疼腰痛或瞋忿無常或下利不禁防風細辛能動硫黃硫黃不能動彼始覺發便服杜仲湯白石英對附子其治主胃通至脾腎附

散病

子動白石英煩滿腹脹白石英動附子則嘔逆不得食或口噤不開或言語難手脚疼痛覺發服生麥門冬湯紫石英對人參其治主心肝通至腎脚人參動紫石英心急而痛或驚悸不得眠臥或恍惚忘誤失性狂發或黯黯欲眠或憒憒喜瞋或瘥或劇乍寒乍熱或耳聾目暗又防風雖不對紫石而能動紫石紫石由防風而動人參人參動亦心痛煩熱頭項強始覺便宜服麻黃湯赤石脂對桔梗其治主心通至胷背桔梗動赤石心痛口噤手足逆冷心中煩悶赤石動桔梗頭痛目赤身體壯熱始覺發即温酒飲之隨能數杯酒勢行即解亦可服大麥麨良復若不解復服术對鍾乳术發則頭痛目赤或舉身壯熱解與鍾乳同附子對白石英亦對赤石脂附子發則嘔逆手脚疼體強骨節痛或項強面目滿腫飲酒食麨自愈若不愈與白石英同解人參對紫石英人參發則



煩熱頭項強解與紫石英同桔梗對赤石脂又對茯苓又對牡蠣桔梗發則頭痛目赤身體壯熱解與赤石同乾薑無所偏對

有說者云藥性草木則速發而易歇土石則遲發而難歇也夫服藥草石俱下於喉其勢厲盛衰皆有先後其始得效皆是草木先盛耳土石方引日月也草木少時便歇石勢猶自未成其疾者不解消息便謂頓休續後更服或謂病痼藥徵倍更增石或更雜服衆石非一也石之為性其精華之氣則合五行乃益五藏其滓穢便同灰土也夫病家氣血虛少不能宣通雜石之性卒相和合更相塵瘀便成牢積其病身不知是石不和精華不發不能致熱消疾便謂是冷盛牢劇服之無已不知石之為體體冷性熱其精華氣性不發其冷如冰而疾者其石入腹即熱既不即熱服之彌多是以患冷積

之人不敢寒食而大服石石數彌多其冷癖尤劇皆石性不發而積也亦有雜餌諸石丸酒單服異石初不息唯以大散為數而已有此諸害其諸甚多小品方云道弘道人製解散對治方說草石相對之和有的能發動為諮世人逐易不逆思尋古今方說至於動散臨急便就服之既不救疾便成委禍大散由來是難將之藥夫以大散難將而未經服者乃前有慎耳既心期得益苟就服之已服之人便應研習救解之宜異日動之便得自救也夫身有五石之藥而門內無解救之人輕信對治新方逐易服之從非棄是不當枉命誤藥邪檢神農本草經說草石性味無對治之和無指的發動之說按其對治之和亦依本草之說耳且大散方說主患注藥物不說其所主治亦不說對和指的發動之性也覽皇甫士安撰解散說及將服消息節度亦無對和的發之說也復有廪



丘家將温法以救變敗之色亦無對和的動之說若以藥性相對為神者栝蔞惡乾薑此是對之大害者道弘說對治而不辨此道弘之方焉可從乎今不從也當從皇甫節度自更改栝蔞便為良矣患熱則不服其藥惟患冷者服之耳自可以除栝蔞若虛勞脚弱者以石斛十分代栝蔞若風冷上氣欬者當以紫菀十分代栝蔞二法極良若雜患常疾者止除栝蔞而已慎勿加餘物皇甫云然寒食藥者世莫知焉或言華佗或曰仲景考之於實佗之精微方類單省而仲景經有侯氏黑散紫石英方皆數種相出入節度略同然則寒食草石二方出自仲景非佗也且佗之為治或刳斷腸胃滌洗五臟不絕任方也仲景雖精不及於佗至於審方物之候論草石之宜亦妙絕衆醫及寒食之療者御之至難將之甚若近世尚書何晏耽聲好色始服此藥心加開朗體力轉強京師

俞然傳以相授歷歲之困皆不終朝而愈衆人喜於近利未覩後患晏死之後服者彌繁于時不輟余亦豫焉或暴發不常夭害年命是以族弟長互舌縮入喉東海王良夫癰瘡陷背隴西辛長緒脊肉爛潰蜀郡趙公烈中表六喪悉寒食散之所為也遠者數十歲近者五六歲余雖視息猶溺人之笑耳而世人之患病者由不能以斯為戒失節之人多來問余乃喟然歎曰今之醫官精方不及華佗審治莫如仲景而競服至難之藥以招甚苦之患其夭死者焉可勝計哉咸寧四年平陽太守劉泰亦沈斯病使使問余救解之宜先時有姜子者以藥困絕余實生之是以聞焉然身自荷毒雖才士不能書辨者不能說也苟思所不逮暴至不旋踵敢以教人乎辭不獲已乃退而惟之求諸本草考以素問尋故事之所更參氣物之相使并列四方之本注釋其下集而與之匪曰我



能也蓋三折臂者為醫非生而知之試驗亦其次也服寒食散二兩為劑分作三貼清旦溫醇酒服一貼移日一丈復服一貼移日二丈復服一貼如此三貼盡須臾以寒水洗手足藥氣兩行者當小痺便因脫衣以冷水極浴藥勢益行周體涼了心意開朗所患即瘥雖羸困著床皆不終日而愈人有強弱有耐藥若人羸弱者可先小食乃服若人強者不須食也有至三劑藥不行者病人有宿癖者不可便服也當先服消石大丸下去乃可服之服藥之後宜煩勞若羸著床不能行者扶起行之常當寒衣寒飲寒食寒臥極寒益善若藥未散者不可浴浴之則矜寒使藥噤不發令人戰掉當更溫酒飲食起跳踴舂磨出力令溫乃浴解則止勿過多也又當數冷食無晝夜也一日可六七食若失食飢亦令人寒但食則溫矣若老小不耐藥者可減二兩強者過二兩少小氣盛及

産婦臥不起頭不去巾帽厚衣對火者服散之後便去衣巾將冷如法勿疑也虛人亦治又與此藥相宜實人勿服也藥雖良令人氣力兼倍然甚難將息適大要在能善消息節度專心候察不可失意當絕人事唯病著牀虛所不能言厭病者精意能盡藥意者乃可服耳小病不能自勞者必廢失節度慎勿服也若大傷寒者下後乃服之便極飲冷水若產婦中風寒身體強痛不得動搖者便溫服一劑因以寒水浴即瘥以浴後身有痺處者便以寒水洗使周遍初得小冷當數食飲酒於意後憒憒不了快者當復冷水浴甚者水略不去體也若藥偏在一處偏痛偏冷偏熱痺及眩煩腹滿者便以水逐洗於水下即了了矣如此晝夜洗藥力盡乃止凡服此藥不令人吐下也病皆愈若膈上大滿欲吐者便餔食即安矣服藥之後大便當變於常故小青黑色是藥染耳勿怪之



也若亦溫溫欲吐當遂吐之不令極也明日當更服若浴晚者藥勢必不行則不堪冷浴不可強也當如法更服之凡洗太早則藥禁寒太晚則吐亂不可失過也寒則出力洗吐則速冷食若不飢為寒者食自溫常當將冷不可熱炙之也若溫衣溫食溫臥則吐逆顛覆矣但冷飲食冷浴則瘥矣凡服藥者服食皆冷唯酒冷熱自從或一日而解或二十餘日解常飲酒令體中醺醺不絕當飲醇酒勿飲薄白酒也體內重令人變亂若不發者要當先下乃服之也寒食藥得節度者一月轉解或二十日解堪溫不堪寒即以解之候也其失節度者頭痛欲裂坐服藥食溫作癖急宜下之或兩目欲脫坐犯熱在肝速下之將冷自止或腰痛欲折坐衣厚體溫以冷洗浴冷石熨也或眩冒欲蹶坐衣裳犯熱宜斷頭以冷洗之或腰疼欲折坐久坐下溫宜常令牀上冷水洗也或腹脹欲決

甚者斷衣帶坐寢處久下熱又得溫失食失洗不起行但冷食冷洗當風立或心痛如刺坐當食而不食當洗而不洗寒熱相結氣不通結在心中口不得自當傍口但與熱酒任本性多少其令酒氣兩得行氣自通得噫因以冷水澆淹手巾著所苦處溫復易之自解解便速冷食能多益善於諸痛之內心痛最急救之若亂湯火乃可濟耳或有氣斷絕不知人時蹶口不得開病者不自知當須傍人救之要以熱酒為性命之本不得下者當斲齒以酒灌咽中咽中穴逆酒入腹還出者但與勿止也出復內之如此或半日酒下氣蘇酒不下者便殺人也或下利如寒中坐行止食飲飲犯熱所致人多疑冷病人又滯癖皆犯熱所爲憤勿疑也速脫衣冷食飲冷洗也或百節痠疼坐臥太厚又入溫被中衣溫不脫衣故也臥下當極薄單布不著緜也當薄且垢故勿著新衣多著故

病原六 六

也雖冬寒常當被頭受風以冷石熨衣帶不得繫也若犯此痠悶者但入冷水浴勿忍病而畏浴也或矜戰患寒如傷寒或發熱如瘧坐食忍飢洗冷不行便坐食臭故也急冷洗起行或惡食如臭物坐溫衣作癖也當急下之若不下萬救終不瘥也或咽中痛鼻塞清涕出坐溫衣近火故也但脫衣冷水洗當風以冷石熨咽頟五六徧自瘥或胸脅氣逆乾嘔坐飢而不食藥氣熏鬲故也但冷食冷飲冷洗即瘥或食下便出不得安坐有癖但下之或淋不得小便久坐溫及騎馬鞍熱入膀胱也冷食以冷水洗小腹以冷石熨一日即止或大行難腹中牢固如蛇盤坐犯溫久積腹中乾糞不去故也消酥若膏使寒服一二升浸潤則下不下更服即瘥或寒慄頭掉不自支任坐食少藥氣行於肌膚五藏失守百脈搖動與氣爭競故也努力強飲熱酒以和其脈強冷食冷飲以守其

藏強起行以調其關節酒行食充關機以調則洗了矣云了者是瑟然病除神明了然之狀也或關節強直不可屈伸坐久停息不息煩勞藥氣停止絡結不散越沈滯於血中故也任力自溫便冷洗即瘥云任力自溫者令行動出力從勞則發溫也非厚衣近火之溫也或小便稠數坐熱食及噉諸含熱物餅黍之屬故也以冷水洗少腹服梔子湯即瘥或失氣不可禁坐犯溫不時洗故也冷洗自寒即止或遺糞不自覺坐久坐下溫熱氣上入胃少腹不禁故也冷洗即瘥或目痛如刺坐熱熱氣衝肝上奔兩眼故也勤冷食清旦溫小便洗不過三即瘥或耳鳴如風聲汁出坐自勞出力過矣房室不節氣迸奔耳故也勤好飲食稍稍行步數食節情即止或口傷舌強爛燥不得食少穀氣不足藥在胃脘中故也急作梔子豉湯或手足偏痛諸節解身體發癰瘡鞹結坐寢處久不

病原六 七

自移從暴熱偏併聚在一處或鞹結核痛甚者發如癰覺便以冷水洗冷石熨微者食頃散也劇者數日水不絕乃差洗之無限要瘥爲期若大不瘥即取磨刀石火燒令熱赤以石投苦酒中石入苦酒皆破裂因擣以汁和塗癰上三即瘥取糞中大蠐螬擣令熟以塗癰上亦不過三再即瘥尤良或飲酒不解食不復下乍寒乍熱不洗便熱洗復寒甚者數十日輕者數日晝夜不得寐愁憂恚怒自驚跳悸恐怳惚忘誤者坐犯溫積久寢處失節食熱作癖內實使熱與藥并行寒熱交爭雖以法救之終不可解也吾嘗如此對食垂涕援刀欲自刺未及得施賴家親見迫奪故事不行退而自佳乃強食冷飲水遂止禍不成若絲髮矣凡有寒食散藥者雖素聰明發皆頑囂告拾難喻也以此死者不可勝計急飲三黃湯下之當吾之困也舉家知親皆以見分剸賴亡兄士元披方得

三黃湯方，令使吾服，大下即瘥，自此常以救急也。或脫衣便
寒，著衣便熱，坐脫著之間無適，故小寒自可著，小溫便脫，即
洗之，即慧矣。慎勿忍，使病發也。洗可得了然瘥，忍之則病成
矣。或齒腫脣爛，齒牙搖痛，頰車噤，坐犯熱不時救故也。當風
張口，使冷氣入咽，漱寒水即瘥。或周體患腫，不能自轉徙，坐
久停息，久不飲酒，藥氣沉在皮膚之內，血脉不通故也。飲酒
冷洗，自勞行即瘥。極不能行，使人扶，或車行之。事宜違意，勿
聽從之，使支節柔調乃止，勿令過差，過則使極，更爲失度，熱
者復洗也。或患冷食不可下，坐久冷食，食口中不知味故也。
可作白酒麋，益著酥，熱食一兩頓，悶者冷飲還冷食。或陰囊
臭爛，坐席厚下熱故也，坐冷水中即瘥。或腳趾間生瘡，坐著
履溫故也，脫履著屐，以冷水洗足即愈。或兩腋下爛作瘡，坐
臂脇相親也，以物懸手離脇，冷熨之即瘥。或嚌緤不能自[illegible]



久坐熱悶故也。急起洗浴，飲冷自精了。或有癖也，當候所宜
下之。或夜不得眠，坐食少，熱在內故也。當服梔子湯，數進冷
食。或咳逆，咽中傷，清血出，坐臥溫故也，或食溫故也。飲冷水，
冷熨咽外也。或得傷寒，或得溫瘧，坐犯熱所爲也。凡常服寒
食散，雖以久解而更病者，要先以寒食救之，終不中冷也。若
得傷寒及溫瘧者，卒可以常藥治之，無咎也，但不當飲熱藥
耳。傷寒藥皆除熱，瘧藥皆除癖，不與寒食相妨，故可服也。或
藥發輒并臥，不以語人，坐熱氣盛，食少，穀不充，邪干正性故
也。飲熱酒，冷食，自勞便佳。或寒熱累月，張口大呼，眼視高，精
候不與人相當，日用水百餘石澆，不解者，坐不能自勞，又飲
冷酒，復食溫食。譬如暍人，心下更寒，以冷救之愈劇者，氣結
成冰，得熱熨飲，則冰銷氣通，暍人乃解。令藥熱聚心，乃更寒
戰，亦如暍人之類也。速與熱酒，寒解氣通，酒兩行於四肢，周

體柔溫，然後以冷水三斗洗之，儘然了了矣。河東裴秀彥服
藥失度，而處三公之尊，人不敢強所欲，已錯之後，其不能自
知，左右人不解救之法，但飲冷水，以水洗之，用水數百
石，寒遂甚，命絕於水中，良可痛也。夫以十石焦炭，二百石水
沃之，則炭滅矣。藥熱雖甚，未如十石之火也，沃之不已，寒足
殺人，何怨於藥乎？不可不曉此意。世人失救者，例多如此。欲
服此藥者，不唯己自知也，家人皆宜習之，使熟解其法，乃可
用相救也。吾每一發，氣絕不知人，雖復自知有方，力不復施
也。如此之弊，歲有八九，幸家人大小以法救之，猶時有小違
錯，況都不知者哉？或大便稠數，坐久失節度，將死候也。如此
難治矣。爲可與湯下之，儻十得一生耳。不與湯必死，莫畏不
與也。下已致死，令不恨也。或人困已而脉不絕，坐藥氣盛行
於百脉，人之真氣已盡，唯有藥氣尚自獨行，故不絕，非生氣



也。或死之後體故溫，如人肌腹中雷鳴，顏色不變，一兩日乃
似死人耳。或灸之尋死，或不死，坐藥氣有輕重，故有死生。雖
灸得生，生非已疾之法，終當作禍，宜慎之。大有此故也。或服
藥，心中亂，坐服溫藥與疾爭結故也。法當大吐下，若不吐下，
當死。若不吐死者，冷飲自了然瘥。或偏臂腳急痛，生久藉持
臥溫，不自轉移，熱氣入肌附骨故也。勤以布冷水淹搨之，溫
復易之。或肌皮𩊱如木石，枯不可得屈伸，坐食熱臥溫，作癖
久不下，五藏隔閉，血脉不周通故也。但下之，冷食飲酒，自勞
行即瘥。或四支面目皆浮腫，坐食飲溫，又不自勞，藥與正氣
停并故也。飲熱酒，冷食，自勞，冷洗之則瘥。或瞑無所見，坐飲
食居處溫故也。脫衣自洗，但冷飲食，須臾自明了。或鼻中作
鰕雞子臭，坐著衣溫故也。脫衣冷洗即瘥。或身及楚痛轉移
不在一處，如風，坐犯熱所爲，非得風也。冷洗熨之即瘥。或腳

痰欲折由久坐下温宜坐單牀上以冷水洗即愈或若頭眩目疼不用食由食及犯熱心膈有澼故也可下之或臂脚偏急苦痛者由久坐卧席温下熱不自移轉氣入脉胃脾骨故也勤以手巾淹冷水迫之温則易之如此不過兩日即瘥凡治寒食藥者雖治得瘥師終不可以治爲恩非得治人後忘得效以皆如文摯治齊王病先使王怒而後病已文摯以是雖愈王病而終爲王所殺今救寒食者要當逆常理反正性忍猶齊王殺文摯也后與太子不能救况於凡人哉然死生大事也如知可生而不救之非仁者也唯仁者心不已必冒犯怒而治之爲親戚之故不但其人而已凡此諸救皆吾所親更也試之不借問於他人也要當違人理反常性重衣更寒一反也飢則生臭二反也極則自勞三反也温則滞利四



反也飲食欲寒五反也癰瘡水洗六反也當洗勿失時一急也當食勿忍飢二急也酒必淳清令温三急也衣温便脱四急也食必極冷五急也卧必衣薄六急也食不厭多七急也冬寒欲火一不可也飲食欲熱二不可也常疹自疑三不可也畏避風凉四不可也極不能行五不可也飲食畏多六不可也居貧厚席七不可也所欲從意八不可也務違常理一無疑也委心弃本二無疑也寢處必寒三無疑也

解散痰癖候

服散而飲過度將適失宜衣厚食温則飲結成痰癖其狀痰多則胷膈否滿頭眩痛癖結則心腸結急是也

解散除熱候

夫服散之人覺熱則洗覺飢則食若洗食不時失其節度令石勢壅結否塞不解而生熱故須以藥除之

解散浮腫候

服散而浮腫者由食飲温而久不自勞藥勢與血氣相并使氣壅在肌膚不得宣散故令浮腫或外有風濕内有停水皆與散勢相搏致令煩熱而氣壅滞亦令浮腫若食飲温不自勞而腫者但煩熱虚腫而已其風濕停水而已者則心腫而煩熱或小便澁而腫

解散渴候

夫服石之人石勢歸於腎而勢衝府藏府藏既熱津液竭燥腎惡燥故渴而引飲也

解散上氣候

服散將適失所取温太過熱搏榮衛而氣逆上其狀胷滿短氣是也

解散心腹痛心凚候



膈間有寒胃脘有熱寒熱相搏氣逆攻腹乘心故心腹痛其寒氣盛勝於熱氣榮衛祕澀不通寒氣内結於心故心腹痛而心凚寒也其狀心腹痛而戰凚不能言語是也

解散大便祕難候

將適失宜犯温過度散勢不宣熱氣積在腸胃故大便祕難也

解散虚冷小便多候

將適失度熱在上焦下焦虚冷冷氣乘於胞故胞冷不能制於小便則小便多

解散大便血候

將適失度或取熱或傷冷觸動於石冷熱交擊俱乘於血致動血氣血滲入於大腸腸虚則泄故大便血

解散卒下利候

行止違節飲食失度犯觸解散而腸胃虛弱故卒然下利也

解散下利後諸病候

服散而飲食失度居處違節或霍亂或傷寒或服藥而下利
利雖斷而血氣不調石勢因動致生諸病其狀或手足煩熱
或口噤或嘔逆之類是也隨其病證而解之

解散大小便難候

積服散散勢盛在內熱氣乘於大小腸大小腸否澀故大小
便難也

解散小便不通候

夫服散石者石勢歸於腎而內生熱熱結小腸胞內否澀故
小便不通

解散熱淋候

夫服散石石勢歸於腎若腎氣宿虛者今因石熱而又將適



失度虛熱相搏熱乘於腎腎主水水行小腸入胞爲小便腎
虛則小便數熱結則小便澀澀則莖內痛故淋瀝不快也

解散發黃候

飲酒內熱因服石石勢又熱熱搏脾胃脾胃主土其色黃而
候於肌肉積熱蘊結蒸發於肌膚故成黃也

解散腳熱腰痛候

腎主腰腳服石熱歸於腎若將適失度發動石熱氣乘腰腳
石與血氣相擊故腳熱腰痛也其狀腳煩熱而腰攣痛

解散鼻塞候

石發則將冷其熱盡之候冷氣不退者冷乘於肺肺主氣開
竅於鼻其冷滯結不宣通故鼻塞

解散發瘡候

將適失宜外有風邪內有積熱熱乘於血血氣壅滯故使生
瘡

解散癰腫候

六腑不和而成癰夫服散之人若將適失宜散動熱氣內乘
六府六府血氣行於經脉經脉爲熱所搏而外有風邪乘之
則石熱癰結血氣否澀而成癰腫

解散煩悶候

將適失宜冷熱相搏石勢不宣化熱氣乘於藏故令煩悶也

解散嘔逆候

將適失宜脾胃虛弱者石勢結滯乘於脾胃致令脾胃氣不
和不勝於穀故氣逆而嘔調之即愈

解散目無所見目疼候

將適失宜飲食乖度蓄內生痰熱痰熱之氣熏肝肝候目故
目無所見而疼痛



解散心腹脹滿候

居處犯溫致令石勢不宣內壅府藏與氣相搏故心腹脹滿

解散挾風勞候

本患風勞而服散石風勞未盡石勢已發解石之後體尚虛
羸故猶挾風勞也

解散飲酒發熱候

服散而積飲酒石因酒勢而盛敷散經絡故煩而發熱也

重刊巢氏諸病源候總論卷之六

重刊巢氏諸病源候總論卷之七

# ◯傷寒病諸候上 凡三十三論

## 傷寒候

經言春氣温和夏氣暑熱秋氣清凉冬氣冰寒此則四時正氣之序也冬時嚴寒萬類深藏君子固密則不傷於寒夫觸冒之者乃爲傷耳其傷於四時之氣皆能爲病而以傷寒爲毒者以其最爲殺厲之氣也即病者爲傷寒不即病者其寒毒藏於肌骨中至春變爲温病夏變爲暑病暑病者熱重於温也是以辛苦之人春夏必有温病者皆由其冬時觸冒之所致非時行之氣也其時行者是春時應暖而反寒夏時應熱而反冷秋時應凉而反熱冬時應寒而反温非其時而有其氣是以一歲之中病無少長多相似者此則時行之氣也

夫傷寒病者起自風寒入於腠理與精氣交爭榮衛否隔周行不通病一日至二日氣在孔竅皮膚之間故病者頭痛惡寒腰背強重此邪氣在表洗浴發汗即愈病三日以上氣浮在上部胸心填塞故頭痛胸中滿悶當吐之則愈病五日以上氣深結在藏故腹脹身重骨節煩疼當下之則愈夫熱病者皆傷寒之類也或愈或死皆以六七日間其愈皆以十日以上何也巨陽者諸陽之屬也其脉連於風府故爲諸陽主氣人之傷於寒也故則爲病熱雖甚不死其兩感於寒而病者必死兩感於寒者其脉應與其病形何如兩傷於寒者病一日則巨陽與少陰俱病則頭痛口乾煩滿二日則陽明與太陰俱病則腹滿身熱不食譫言三日則少陽與厥陰俱病則耳聾囊縮厥逆水漿不入則不知人六日而死夫五藏已傷六府不通榮衛不行如是之後三日乃死何也陽明者十二經脉之長也其氣血盛故不知人三日其氣乃盡故死其不兩傷於寒者一日巨陽受之故頭項痛腰脊強二日陽明受之陽明主肉其脉夾鼻絡於目故身熱而鼻乾不得卧也三日少陽受之少陽主骨其脉循脇絡於耳故胸脇痛耳聾三陽經絡皆受病而未入通於藏也故可汗而已四日太陰受之太陰脉布於胃絡於嗌故腹滿而嗌乾五日少陰受之少陰脉貫腎絡肺繫舌本故口熱舌乾而渴六日厥陰受之厥陰脉循陰器而絡於肝故煩滿而囊縮一陰三陽五藏六府皆病榮衛不行五藏不通則死矣其不兩感於寒者七日巨陽病衰頭痛少愈八日陽明病衰身熱少愈九日少陽病衰耳聾微聞十日太陰病衰腹滿如故則思飲食十一日少陰病衰渴止不滿舌乾已而欬十二日厥陰病衰囊縱少腹微下大氣皆去病日已矣治之奈何治之各通其藏脉病日衰其病未滿三日者可汗而已其病三日過者可泄之而已太陽病頭痛至七日已上並自當愈其經竟故也若欲作再經者當針補陽明使經不傳則愈矣相病之法視色聽聲觀病之所候脉要史豈不微乎脉洪大者有熱此傷寒病也夫傷寒脉洪浮秋佳春成病寸口脉緊者傷寒頭痛脉來洪大傷寒病少陰病惡寒拳而利手足四逆者不治其人吐利躁逆者死利止而眩時時自冒者死四逆惡寒而拳其脉不至其人不煩而躁者死病六日其息高者死傷寒熱盛脉浮大者生沈小者死頭痛脉短濇者死浮滑者生未得汗脉盛大者生細小者死診人瀼瀼大熱其脉細小者死不治傷寒熱病脉盛躁不得汗者此陽之極也死不治未得汗脉躁疾得汗生不得汗難瘥頭痛脉反濇此爲逆不治脉浮而大易治細微爲難治發汗若吐下若亡血無津液者而陰陽自和

必愈若下後發汗其大小便不利此亡津液勿治其小便必自愈陽已虛尺中弱者不可發其汗也咽乾者不可發其汗也傷寒病脉弦細頭痛而發熱此為屬少陽少陽不可發汗發汗則譫語為屬胃胃和則愈不和則煩而悸少陰病脉細沉而微病在裏不可發其汗少陰病脉微亦不可發汗無陽故也陽已虛尺中弱濇者復不可下太陽病發熱而惡寒熱多而寒少脉微弱則無陽不可發其汗脉浮可發其汗發熱自汗出而不惡寒關上脉細數不可吐若諸四逆病厥者不可吐虛家亦然寒多熱少可吐者此謂痰多也治瘧亦如之頭項不強痛其脉微胷中痞牢衝喉咽不得息可吐之治傷寒欲下之切其脉牢牢實之脉或不能悉解宜摸視手掌濈濈汗濕者便可下矣若掌不汗病雖宜下且當消息溫暖身體都皆津液通掌亦自汗下之即了矣太陰之為病腹滿吐



食不可下下之益甚時腹自痛下之胷下結牢脉浮可發其汗陽明病心下牢滿不可下下之遂利殺人不可不審不可脫爾禍福正在於此太陽與少陽合病心下牢頭項強眩不可下三陽并病腹滿身重大小便調其脉浮牢而數渴欲飲水此不可下其湯熨針石別有正方補養宣導今附於後

養生方導引法云端坐生腰徐以鼻內氣以右手持鼻閉目吐氣治傷寒頭痛洗洗皆當以汗出為度

又云舉左手頓左足仰掌鼻內氣四十息之除身熱背痛

傷寒發汗不解候

傷寒初一日至二日病在皮膚名為在表表者陽也法宜發汗今發汗而不解者此是陽不受病陽受病者其人身體疼痛發熱而惡寒翕翕拘急脉洪大有此證候則為病在表發汗則愈若但煩熱不惡寒身不疼痛此為表不受病故雖強發其汗而不能解也

傷寒取吐候

傷寒大法四日病在胷鬲當吐之愈有得病一二日便心胷煩悶此為毒氣已入有痰實者便宜取吐

中風傷寒候

中風傷寒之狀陽浮熱自發陰弱汗自出嗇嗇惡寒淅淅惡風噏噏發熱鼻鳴乾嘔此其候也太陽病中風以火劫發其汗邪風被火熱血氣流溢失常兩陽相熏灼其身發黃陽盛即欲衄虛則小便難陰陽俱虛竭身體則枯燥但頭汗出齊頸而還腹滿微喘口乾咽爛或不大便久則譫言甚者至噦手足躁擾尋衣摸牀小便利者其人可治陽明中風口苦而咽乾腹滿微熱惡寒脉浮若緊下之則腹滿小便難陽明病能食為中風不能食為中寒少陽中風兩耳無聞目赤胷中



滿而煩不可吐之吐之則悸而驚太陰中風四支煩疼其脉陽微陰濇而長為欲愈少陰中風其脉陽微陰浮為欲愈厥陰中風其脉微浮為欲愈不浮為未愈

傷寒一日候

傷寒一日太陽受病太陽者膀胱之經也為三陽之首故先受病其脉絡於腰脊主於頭項故得病一日而頭項背膊腰脊痛也

傷寒二日候

傷寒二日陽明受病陽明胃之經也主於肌肉其脉絡鼻入目故得病二日內熱鼻乾不得眠也諸陽在表表始受病在皮膚之間可摩膏火灸發汗而愈

傷寒三日候

傷寒三日少陽受病少陽者膽之經也其脉循於脇上於頸

耳故得病三日胸脇熱而耳聾也三陽經絡始相傳病未入於藏故皆可汗而解

傷寒四日候

傷寒四日太陰受病太陰者脾之經也為三陰之首是故三日已前陽受病訖傳之於陰而太陰受病焉其脈絡於脾主於喉嗌故得病四日腹滿而嗌乾也其病在胸膈故可吐而愈

傷寒五日候

傷寒五日少陰受病少陰者腎之經也其脈貫腎絡肺繫於舌故得病五日口熱舌乾渴而引飲也其病在腹故可下而愈

傷寒六日候

傷寒六日厥陰受病厥陰者肝之經也其脈循陰器絡於肝故得病六日煩滿而囊縮也此則陰陽俱受病毒氣在胃故可下而愈

傷寒七日候

傷寒七日病法當小愈陰陽諸經傳病竟故也今七日已後病反甚者欲為再經病也再經病者是陰陽諸經絡重受病故也

傷寒八日候

傷寒八日病不解者或是諸陰陽經絡重受於病或因發汗吐下之後毒氣未盡所以病證猶有也

傷寒九日已上候

傷寒九日已上病不除者或初一經受病即不能相傳或已傳三陽訖而不能傳於陰致停滯累日病證不罷者或三陽三陰傳病已竟又重感於寒名為兩感傷寒則府藏俱病故



日數多而病候改變

傷寒咽喉痛候

傷寒病過經而不愈脈反沈遲手足厥逆者此為下部脈不至陰陽隔絕邪客於足少陰之絡毒氣上熏故咽喉不利或痛而生瘡

傷寒斑瘡候

傷寒病證在表或未發汗或經發汗未解或吐下後而熱不除此毒氣盛故也毒既未散而表已虛熱毒乘虛出於皮膚所以發斑瘡隱軫如錦文重者喉口身體皆成瘡也

傷寒口瘡候

夫傷寒冬時發其汗必吐利口中爛生瘡以其表裏俱虛熱熱不已毒氣熏上焦故也

傷寒登豆瘡候

傷寒熱毒氣盛多發皰瘡其瘡色白或赤發於皮膚頭作瘭漿戴白膿者其毒則輕有紫黑色作根隱隱在肌肉裏其毒重則甚者五內七竅皆有瘡其瘡形如登豆故以名焉

傷寒登豆瘡後滅瘢候

傷寒病發瘡者皆是熱毒所為其病折則瘡愈而毒氣尚未全散故瘡痂雖落其瘢猶黶或凹凸肉起所以宜用消毒滅瘢之藥以傅之

傷寒譫語候

傷寒四五日脈沈而喘滿者沈為在裏而發汗其津液越出大便為難表虛裏實久久則譫語發汗後重發其汗亡陽譫語其脈反和者不死陽明病下血而譫語者此為熱入血室但頭汗出當刺期門况隨其實者而瀉之濈然汗出者則愈病若譫言妄語身當有熱脈當得洪大而反手足四逆脈反

沉細而微者死病也讝言妄語身熱脉洪大者生沉細微者
足四逆者死

傷寒煩候

此由陰氣少陽氣勝故熱而煩滿也少陰病惡寒而拳時自
煩欲去其衣被者可治也病脉已解而反發煩者病新瘥又
強與穀脾胃氣尚弱不能消穀故令微煩損穀即愈少陰病
脉微細而沉但欲臥汗出不煩欲自吐五六日自利後煩躁
不得臥寐者死發汗後下之脉平而小煩此新虛不勝穀氣
故也

傷寒虛煩候

傷寒發汗吐下已後府藏俱虛而熱氣不散故虛煩也

傷寒煩悶候

傷寒毒氣攻胃故煩悶或服藥已後表不解心下有水氣其



人微嘔熱滿而煩悶也

傷寒渴候

傷寒渴者由熱氣入於藏流於少陰之經少陰主腎腎惡燥
故渴而引飲

傷寒嘔候

傷寒陽明病熱入胃與穀氣并故令嘔或已經吐下虛熱在
藏必飲水水入則胃家虛冷亦嘔也傷寒發熱無汗嘔不能
食而反汗出濈然是為轉在陽明傷寒嘔多雖有陽明證不
可攻也少陰病下利脉微澁者即嘔汗者必數更衣反少當
溫其上灸其厥陰渴欲飲水者與之愈

傷寒乾嘔候

此謂熱氣在於脾胃也或發汗解後胃中不和尚有蓄熱熱
氣上熏則心下否結故乾嘔

傷寒吐逆候

傷寒少陰病其人飲食入則吐或心中溫溫欲吐不能當遂
吐之若始得之手足寒脉弦遲此中有寒飲不可吐也當溫
之病人脉數數為有熱當消穀引食反吐者師發其汗陽微
膈氣虛脉則為數數為客陽不能消穀胃中虛冷故也

傷寒噦候

傷寒大吐下之後極虛復虛極其水欝以發其汗者因得噦
所以然者胃寒中冷故也傷寒噦而滿者視其前後知何部
不利利之即愈陽明病能食下之不解其人不能食攻其熱
必噦所以噦者胃中虛冷故也又病人本虛伏熱在胃則胷
滿胷滿則氣逆氣逆不可攻其熱攻其熱必噦

傷寒喘候

傷寒太陽病下之微喘者外未解故也夫發汗後飲水者必
喘以水停心下腎氣乘心故喘也以水灌之亦令喘也



傷寒厥候

厥者逆也逆者謂手足逆冷也此由陽氣暴衰陰氣獨盛陰
勝於陽故陽脉為之逆不通於手足所以逆冷也傷寒一日
至四五日厥者必發熱前發熱者後必厥厥深熱亦深厥微
熱亦微厥下之發其汗者口傷爛赤傷寒先厥發熱下利必
自止而反汗出必咽喉中強痛其為喉痺發熱無汗而利必
自止不止便膿血便膿血者其喉不痺傷寒先厥者不可下
之發熱而利者必止見厥復利傷寒病厥五日熱亦五日設
六日當復厥不厥之者自愈厥不過熱五日故知愈也發熱
而厥七日而下利者為難治其脉從手足厥逆者可灸之下
利手足厥無脉灸之不溫反微喘者死下利厥煩躁不能臥
者死病六七日其脉數手足厥煩躁陰厥不還者死發熱下

利至厥不止者死下利後其脉絶手足厥卒時脉還手足溫者爲生不還者死

### 傷寒悸候

悸者動也謂心下悸動也此由傷寒病發汗已後因又下之内有虚熱則渴渴則飲水水氣乘心必振寒而心下悸也太陽病小便不利者爲多飲水心下必悸小便少者必苦裏急夫脉浮數法當汗出而愈而下之身體重心悸不可發汗當自汗出而解所以然者尺中微裏虚表實津液自和便自汗出愈也

### 傷寒痓候

痓之爲狀身熱足寒項頸強惡寒時頭熱面目熱搖頭卒口噤背直身體反張是也此由肺移熱於腎傳而爲痓痓有剛柔太陽病發熱無汗而反惡寒爲剛痓發熱汗出而惡寒爲柔痓診其脉沉細此爲痓也

### 傷寒心否候

太陽少陰并病脉數緊而下之緊反入裏則作否否者心下滿也病發於陰者不可下下之則心下否按之自耎但氣否耳不可復下也若熱毒氣乘心心下否滿面赤目黄狂言恍惚者此爲有實宜速吐下之

### 傷寒結胷候

結胷者謂熱毒結聚於心胷也此由病發於陽而早下之熱氣乘虚而否結不散也按之痛其脉寸口浮關上反自沉是也脉大不可下下之即死脉浮而大下之爲逆若陽脉浮關上細沉緊而飲食如故時小便利者名爲藏結藏結病舌上白胎滑爲難治不往來寒熱其人反靜舌上不胎者不可攻之

# 重刊巢氏諸病源候總論卷之八

## ○傷寒病諸候下　凡四十四論

### 傷寒餘熱候

傷寒病其人或未發汗吐下或經服藥已後而脉洪大實數腹内脹滿小便赤黄大便難或煩或渴面色變赤此爲府藏有結熱故也

### 傷寒五藏熱候

傷寒病其人先苦身熱嗌乾而渴飲水即心下滿洒淅身熱不得汗惡風時欬逆者此肺熱也若其人先苦身熱嗌乾而小腹繞臍痛腹下滿狂言默默惡風欲嘔者此肝熱也若其人先苦手掌心熱煩心欲嘔身熱心下滿口乾不能多飲目黄汗不出欲得寒水時妄笑者此心熱也若其人先苦身熱四支不舉足脛寒腹滿欲嘔而泄惡聞食臭者此脾熱也若其人先苦嗌乾内熱連足脛腹滿大便難小便赤黄腰脊痛者此腎熱也

### 傷寒變成黄候

陽明病無汗小便不利心中懊憹必發黄若被火額上微汗出而但小便不利亦發黄其人狀變黄如橘色或如桃枝色腹微滿此由寒濕氣不散瘀熱在於脾胃故也

### 傷寒心腹脹滿痛候

此由其人先患冷癖因發熱病服冷藥及飲冷水結在心下此爲藏虚動於舊癖故也或吐下已後病不解内外有熱故心腹脹滿痛此爲有實也

### 傷寒宿食不消候

此謂被下後六七日不大便煩熱不解腹滿而痛此爲胃内

有乾糞挾宿食故也或先患寒癖因有宿食又感於傷寒熱氣相搏故宿食不消

傷寒大便不通候

傷寒陽脉微而汗出少為自始汗出多為太過陽明脉實因發其汗汗出多者亦為太過太過者陽氣絕於裏陽氣絕於裏則津液竭熱結在内故大便牢而不通也

傷寒小便不通候

傷寒發汗後而汗出不止津液少胃内極乾小腸有伏熱故小便不通

傷寒熱毒利候

此由表實裏虛熱氣乘虛而入攻於腸胃則下黄赤汁此熱毒所為也

傷寒膿血利候



此由熱毒傷於腸胃故下膿血如魚腦或如爛肉汁壯熱而腸痛此濕毒氣盛故也

傷寒利候

傷寒病若表實裏虛熱乘虛而入攻於腸胃則下黄赤汁若濕毒氣盛則腹痛壯熱下膿血如魚腦如爛肉汁若寒毒入胃則腹滿身熱下清下清者不可攻其表汗出必脹滿表裏俱虛故也傷寒六七日不利更發熱而利者其人汗出不止者死但有陰無陽故也下利有微熱其人渴脉弱者今自愈脉沉弦者下重其脉大者為未止脉微數者為欲自止雖發熱不死少陰病八九日而身手足盡熱熱在膀胱必便血下利脉浮數尺中自滑其人必清膿血若利止惡寒而拳手足溫者可治也陽明病下利其脉浮大此皆為虛弱強下之故傷寒下利日十餘行其脉反實死

傷寒病後胃氣不和利候

此由初受病時毒熱氣盛多服冷藥以自瀉下病折已後熱勢既退冷氣乃動故使心下愊牢噫噦食臭腹内雷鳴而泄利此由脾胃氣虛冷故也

傷寒上氣候

此由寒毒氣傷於太陰經也太陰者肺也肺主氣肺虛為邪熱所客客則脹脹則上氣也

傷寒欬嗽候

此由邪熱客於肺也上焦有熱其人必飲水水停心下則肺為之浮肺主於欬水氣乘之故欬嗽

傷寒衄血候

傷寒病衄血者此由五藏熱結所為也心主於血肝藏於血熱邪傷於心肝故衄血也衄者鼻血出也肺主於氣而開竅



於鼻血隨氣行所以從鼻出陽明病口燥但欲漱水不欲咽者必衄衄家不可攻其表汗出額上陷急而緊直視而不能眴不得眠亡血不可攻其表汗出則寒慄而振脉浮緊發熱其身無汗自衄者愈

傷寒吐血候

此由諸陽受邪熱初在表應發汗而汗不發致使熱毒入深結於五藏内有瘀積故吐血

傷寒陰陽毒候

夫欲辨陰陽毒病者始得病時可看手足指冷者是陰不冷者是陽若冷至一二三寸者病微若至肘膝為病極過此難治陰陽毒病無常也或初得病便有毒或服湯藥經五六日以上或十餘日後不瘥變成毒者其候身重背強喉咽痛糜剝不下毒氣攻心心腹煩痛短氣四支厥逆嘔吐體如被打

發斑此皆其候重過三日則難治陽毒者面目赤或便膿血陰毒者面目青而體冷若發赤斑十生一死若發黑斑十死一生陽毒為病面目斑斑如錦紋咽痛清便膿血七日不治五日可治九日死十一日亦死

壞傷寒候

此謂得病十二日已上六經俱受病訖或已發汗吐下而病證不解邪熱留於腑臟致令病候多變故曰壞傷寒本太陽病不解轉入少陽脇下牢滿乾嘔不能食往來寒熱尚未吐下其脉沉緊與小柴胡湯若已吐下發汗飲柴胡證罷此為壞病知犯何逆以法治之寸口脉洪而大數而滑洪大榮氣長滑數胃氣實榮長陽即盛鬱怫不得出胃實即牢大便難即乾燥三焦閉塞津液不通醫已發陽氣盛不用復重下之胃燥畜大便遂儐小便不利榮衛相搏煩心發熱兩目如火鼻乾面正赤舌燥齒黃焦故大渴過經成壞病



傷寒百合候

百合病者謂無經絡百脉一宗悉致病也多因傷寒虛勞大病之後不平復變成斯疾也其狀意欲食復不能食常默默欲得臥復不得臥欲出行復不能行飲食或有美時或有不用飲時如強健人而臥不能行如有寒復如無寒如有熱復如無熱若小便赤黃百合之病諸藥不能治得藥即劇吐利如有神靈者身形如和其人脉微數每溺輒頭痛其病六十日不愈若溺頭不痛淅淅然者四十日愈若溺快然但眩者二十日愈體證或未病而預見或病四五日而出或病二十日一月微見其狀惡寒而嘔者病在上焦也二十三日當愈其狀腹滿微喘大便鞕三四日一大便時復小溏者病在中焦也六十三日當愈其狀小便淋瀝難者病在下焦也四十三日當愈各隨其證以治之耳

傷寒狐惑候

夫狐惑二病者是喉陰之為病也初得狀如傷寒或因傷寒而變成斯病其狀默默欲眠目攣不得臥臥起不安蟲食於喉咽為惑食於陰肛為狐惡飲食不欲聞食臭其人面目翕赤翕黑翕白食於上部其聲嗄食於下部其咽乾此皆由濕毒氣所為也

傷寒濕䘌候

凡得傷寒時氣熱病腹內有熱又人食少腸胃空虛三蟲行作求食食人五藏及下部䘌病之候齒無色舌上盡白甚者脣裏有瘡四支沉重忽忽喜眠如此皆為蟲食其肛肛爛見五藏即死當數看其上脣內有瘡唾血脣內如粟瘡者則心內懊憹痛此蟲在上食其五藏下脣內生瘡者其人不寤此蟲食下部皆能殺人



傷寒下部痛候

此由大腸偏虛毒氣衝於肛門故下部卒痛甚者痛如鳥啄

傷寒病後熱不除候

此謂病已間五藏尚虛客邪未散真氣不復故旦暮猶有餘熱如瘧狀此非真實但客熱也

傷寒病後渴候

此謂經發汗吐下已後腑藏空虛津液竭絕腎家有餘熱故渴

傷寒病後不得眠候

夫衞氣晝行於陽夜行於陰陰主夜夜主臥謂陽氣盡陰氣盛則目瞑矣今熱氣未散與諸陽并所以陽獨盛陰偏虛雖復病後仍不得眠者陰氣未復於本故也

傷寒病後虛羸候

其人血氣先虛復爲虛邪所中發汗吐下之後經絡損傷陰陽竭絕熱邪始散眞氣尚少五藏猶虛穀神未復無津液以榮養故虛羸而生病焉

傷寒病後不能食候

此由陽明太陰受病被下之後其熱已除而脾胃爲之虛冷穀氣未復故不能食也

傷寒病後虛汗候

夫諸陽在表陽氣虛則自汗心主於汗心藏偏虛故其液妄出也

傷寒內有瘀血候

夫人先瘀結在內因傷寒病若熱搏於久瘀則發熱如狂若有寒則小腹滿小便反利此爲血瘀宜下之其脉沉結者血證諦也

傷寒毒攻眼候

肝開竅於目肝氣虛熱乘虛上衝於目故目赤痛重者生瘡翳白膜息肉

傷寒毒攻足候

此由熱毒氣從內而出循經絡攻於足也人五臟六腑井滎俞皆出於手足指故毒從臟腑而出

傷寒毒流腫候

人陰陽俱虛濕毒氣與風熱相搏則榮衛澀榮衛澀則血氣不散血氣不散則邪熱致壅隨其經絡所生而流腫也

傷寒病後脚氣候

此謂風毒濕氣滯於腎經腎主腰脚今腎既濕故脚弱而腫其人小腸有餘熱即小便不利則氣上脚弱而氣上故爲



氣也

傷寒病後霍亂候

霍亂吐下利止後更發熱傷寒其脉微澀本是霍亂今是傷寒却四五日至陰經上轉入陰當利本素嘔下利者不治若其人即欲大便但反失氣而不利是爲更屬陽明也心强二十二日愈所以然者經竟故也下後當强强能食者愈今反不能食到後經中頗能食復一經能食過之一日當愈若不愈者不屬陽明也惡寒脉微而後利利止必亡血

傷寒病後瘧候

病後邪氣未散陰陽尚虛因爲勞事致二氣交爭陰勝則發寒陽勝則發熱故寒熱往來有時休作而成瘧也

傷寒病後渴利候

此謂大渴飲水而小便多也其人先患勞損大病之後腎氣虛則熱熱乘之則腎燥腎燥則渴渴則引水腎虛則不能制水故飲水數升小便亦數升名曰渴利也

傷寒肺萎候

大發汗後因復下之則亡津液而小便反利者此爲上虛不能制於下也虛邪中於肺肺萎之病也欲咳而不能唾濁涎沫此爲肺萎之病也

傷寒失聲候

邪客於肺肺主聲而通於氣今外邪與眞氣相搏眞氣虛而邪氣勝故聲爲之不通也

傷寒夢泄精候

邪熱乘於腎則陰氣虛陰氣虛則夢交通腎藏精今腎虛不能制於精故因夢而泄

傷寒勞復候

傷寒病新瘥津液未復血氣尚虛若勞動早更復成病故勞復也若言語思慮則勞神梳頭澡洗則勞力勞則生熱熱氣乘虛還入經絡故復病也其脉緊者宜下之

傷寒病後食復候

傷寒病新瘥及大病之後脾胃尚虛穀氣未復若食猪肉腸血肥魚及久膩物必大下利醫所不能治也必至於死若食餅餌粢黍飴餔炙膾棗栗諸菓脯物及牢強難消之物胃氣虛弱不能消化必更結熱適以藥下之則胃虛冷大利難禁不可下之必死下之亦危皆難救也大病之後多坐此死不慎護也夫病之新瘥後但得食糜粥寧少食乃飢愼勿飽不得他有所食雖思之勿與引日轉久可漸食羊肉糜若羹愼不可食猪狗等肉

傷寒病後令不復候



傷寒病後多因勞動不節飲食過度更發於病名之爲復二者謂復病如初也此由經絡尚虛血氣未實更致於病耳令預服藥及爲方法以防之故云令不復也

傷寒陰陽易候

陰陽易病者是男子婦人傷寒病新瘥未平復而與之交接得病者名爲陰陽易也其男子病新瘥未平復而婦人與之交接得病者名陽易其婦人得病新瘥未平復而男子與之交接得病者名陰易若二男二女並不相易所以呼爲易者陰陽相感動其毒度着如人之換易也其得病之狀身體熱衝胸頭重不能舉眼內生眯四支拘急小腹疞痛手足拳皆即死其亦有不即死者病苦小腹裏急熱上衝胸頭重不欲舉百節解離經脉緩弱氣血虛骨髓空竭便恍恍吸吸氣力轉少著牀不能搖動起居仰人或引歲月方死

傷寒交接勞復候

夫傷寒病新瘥未滿百日氣力未平復而以房室者略無不也死有得此病愈後六十日其人已能行射獵因而房室即吐涎而死病雖云瘥若未平復不可交接必小腹急痛手足拘拳二時之間亡范汪方云故督郵顧子獻得病已瘥未健詣華旉視脉旉曰雖瘥尚虛未平復陽氣不足勿爲勞事也能勞尚可女勞即死臨死當吐舌數寸獻婦聞

傷寒令不相染易候

傷寒之病但人有自觸冒寒毒之氣生病者此則不染着他人若因歲時不和溫涼失節人感其乖戾之氣而發病者此則多相　易故須預服藥及爲方法以防之



重刊巢氏諸病源候總論卷之八

重刊巢氏諸病源候總論卷之九

# 時氣病諸候　凡四十三論

## 時氣候

時行病者是春時應暖而反寒夏時應熱而反冷秋時應涼
而反熱冬時應寒而反溫非其時而有其氣是以一歲之中
病無長少率相似者此則時行之氣也從春分後其中無暴
大寒不冰雪而人有壯熱為病者此則屬春時陽氣發於冬
時伏寒變為溫病也從春分以後至秋分節前天有暴寒者
皆為時行寒疫也一名時行傷寒此是節候有寒傷於人非
觸冒之過也若二月四月有暴寒其時陽氣尚弱為寒所折
病熱猶小輕也五月六月陽氣已盛為寒所折病熱則重也
七月八月陽氣已衰為寒所折病熱亦小微也其病與溫及
暑病相似但治有殊耳然得時病一日在皮毛當摩膏火灸
愈不解者二日法針服行解散汗出愈不解三日復發汗若
大汗即愈不解止勿復發汗也四日服藜蘆丸微吐愈若病
固藜蘆丸不吐者服赤豆瓜蒂散吐已解視病者尚未了了
者復一法針之當解不愈者六日熱已入胃乃與雞子湯下
之愈百無不如意但當諦視節度與病耳食不消病亦如時
行俱發熱頭痛食病當速下之時病當待六七日下之時病
始得一日在皮二日在膚三日在肌四日在胸五日入胃入
胃乃可下也熱在胃外而下之熱乘虛便入胃然病要當復
下之不得下胃中餘熱致此為病二死一生此輩不愈胃虛
熱入胃爛微者赤斑出五死一生劇者黑斑出十死一生病
人有強弱相倍也若得病無熱但狂言煩躁不安精神語言
與人不相主當者勿以火迫但以豬苓散一方寸匕已上飲
之以一升若升半水可至二升益佳當以新汲井水強令飲
以指刺喉中吐之隨手愈不時吐者此病皆多不瘥勿以餘
藥治也不相主當必危若此病不時以豬苓散吐解之者其
殆速死亦可先以法針之尤佳以病者過日不以時得下之
熱不得泄亦胃爛矣其湯熨針石別有正方補養宣導今附
於後
養生方導引法云清旦初起以左右手交互從頭上挽兩耳
舉又引鬢髮即流通令頭不白耳不聾又摩手掌令熱以摩
面從上下二七止去肝氣令面有光又摩手令熱令熱從體
上下名曰乾浴令人勝風寒時氣寒熱頭痛百病皆愈

## 時氣一日候

時氣病一日太陽受病太陽為三陽之首主於頭項故得病
一日頭項腰脊痛

## 時氣二日候

時氣病二日陽明受病陽明主於肌肉其脈絡鼻入目故病
二日內熱鼻乾不得眠夫諸陽在表始受病故可摩膏火灸
發汗而愈

## 時氣三日候

時氣病三日少陽受病少陽脈循於脅上於頸耳故得病三
日胸脅熱而耳聾也三陽經絡始相傳病未入於藏故可汗
而愈

## 時氣四日候

時氣病四日太陰受病太陰為三陰之首三日已後諸陽受
病訖即傳之於陰太陰之脈主於喉嗌故得病四日腹滿而
嗌乾其病在胸膈故可吐而愈也

## 時氣五日候

時氣病五日少陰受病少陰脉貫腎絡肺繫於舌故得病五日口熱舌乾而引飲其病在腹故可下而愈

時氣六日候

時氣病六日厥陰受病厥陰脉循陰器絡於肝故得病六日煩滿而陰縮此爲三陰三陽俱受病毒氣入於腸胃故可下而愈

時氣七日候

時氣病七日法當小愈所以然者陰陽諸經傳病竟故也今病不除者欲爲再經病也再經病者謂經絡重受病也

時氣八九日已上候

時氣病八九日已上不解者或是諸經絡重受於病或已發汗吐下之後毒氣未盡所以病不能除或一經受病未即相傳致使停滯累日病證不改者故皆當察其證候而治之



時氣取吐候

夫得病四日毒在胸膈故宜取吐有得病二三日便心胸煩滿此爲毒氣已入或有五六日已上毒氣猶在上焦者其人有痰實故也所以復宜取吐也

時氣煩候

夫時氣病陰氣少陽氣多故身熱而煩其毒氣在於心而煩者則令人悶而欲嘔若其人胃内有燥糞而煩者則謬語時繞臍痛腹爲之滿皆當察其證候也

時氣狂言候

夫病甚則棄衣而走登高而歌或至不食數日踰垣上屋所上非其素時所能也病反能者皆陰陽爭而外并於陽四支者諸陽之本也邪盛則四支實實則能登高而歌熱盛於身故棄衣而走陽盛故妄言罵詈不避親戚大熱遍身狂言而妄見妄聞之

時氣嘔候

胃家有熱穀氣入胃與熱相并氣逆則嘔或吐下後飲食多胃虛冷亦爲嘔也

時氣乾嘔候

熱氣在於脾胃或發汗解後或大下之後胃内不和尚有蓄熱熱氣上熏故心煩而嘔也

時氣噦候

伏熱在胃令人胸滿則氣逆氣逆則噦若大下後胃氣虛冷亦令致噦也

時氣嗽候

熱邪客於肺上焦有熱其人必飲水水停心下則上乘於肺故上氣而嗽也



時氣渴候

熱氣入於胃與腎惡燥熱氣盛則腎燥腎燥故渴而引飲也

時氣衄血候

時氣衄血者五臟熱結所爲心主於血邪熱中於手少陰之經客於足陽明之絡故衄血也衄者血從鼻出也

時氣吐血候

諸陽受病不發其汗熱毒入深結在五臟内有瘀血積故令吐血也

時氣口瘡候

發汗下後表裏俱虛而毒氣未盡熏於上焦故喉口生瘡也

時氣喉咽痛候

陰陽隔絶邪客於足少陰之絡毒氣上熏攻於咽喉故痛或生瘡也

時氣發斑候

夫熱病在表已發汗未解或吐下後熱毒氣不散煩躁讝言語此爲表虛裏實熱氣躁於外故身體發斑如錦文凡發斑不可用發表藥令瘡開泄更增斑爛表虛故也

時氣毒攻眼候

肝開竅於目肝氣虛熱毒乘虛上衝於目故赤痛或生瞖赤白膜息肉及瘡也

時氣毒攻手足候

熱毒氣從藏府出攻於手足手足則焮熱赤腫疼痛也人五藏六府井滎俞皆出於手足指故此毒從内而出也

時氣皰瘡候

夫表虛裏實熱毒内盛則多發皰瘡重者周帀遍身其狀如火瘡若根赤頭白者則毒輕若色紫黑則毒重其瘡形如登豆亦名登豆瘡



時氣瘙瘡候

夫病新瘥血氣未復皮膚尚虛踈而觸冒風日則徧體起細瘡瘙痒如癬疥狀名爲逸風

時氣䘌候

毒氣結在腹内穀氣衰毒氣盛三蟲動作食人五臟多令泄利下部瘡痒若脣内生瘡但欲眠者此蟲食下部也重者肛爛見五藏也

時氣熱利候

此由熱氣在於腹胃挾毒則下黄赤汁也

時氣膿血利候

此由熱傷於腸胃故下膿血如魚腦或如爛肉汁壯熱而腹㽲痛此皆毒氣所爲也

時氣䘌利候

夫熱蓄在藏多令人下利若毒氣盛則變膿血因而成䘌䘌者蟲食人五藏及下部也若食下部則令穀道生瘡而下利名爲䘌利若但生瘡而不利者爲䘌也

時氣大便不通候

此由脾胃有熱發汗太過則津液竭津液竭則胃乾結熱在内大便不通也

時氣小便不通候

此由汗後津液虛少其人小腸有伏熱故小便不通也

時氣陰陽毒候

此謂陰陽二氣偏虛則受於毒若病身重腰脊痛煩悶面赤斑出咽喉痛或下利狂走此爲陽毒若身重背強短氣嘔逆脣青面黑四支逆冷爲陰毒或得病數日變成毒者或初得病便有毒者皆宜依證急治失候則殺人



時氣變成黄候

夫時氣病濕毒氣盛蓄於脾胃脾胃有熱則新穀鬱蒸不能消化大小便結澀故令身面變黄或如橘柚或如桃枝色

時氣變成瘧候

病後邪氣未散陰陽尚虛因爲勞事致二氣交爭陰勝則發寒陽勝則發熱故令寒熱往來有時休作而成瘧

時氣敗候

此謂病後餘毒未盡形證變轉久而不瘥陰陽無復綱紀名爲敗病

時氣勞復候

夫病新瘥者血氣尚虛津液未復因即勞動更成病焉若言語思慮則勞於神梳頭澡洗則勞於力未堪勞而强勞之

生熱熱氣還經絡復為病者名曰勞復

時氣食復候

夫病新瘥者脾胃尚虛穀氣未復若即食肥肉魚鱠餅餌棗栗之屬則未能消化停積在於腸胃使脹滿結實因更發熱復為病者名曰食復也

時氣病瘥後交接勞復候

夫病新瘥者陰陽二氣未和早合房室則令人陰腫入腹腹內疞痛名為交接勞復

時氣病後陰陽易候

陰陽易病者是男子婦人時氣病新瘥未平復而與之交接得病者名陰陽易也其男子病新瘥未平復而婦人與之交接得病者名曰陽易其婦人得病新瘥未平復而男子與之交接得病者名曰陰易若二男二女並不相易所以呼為易者陰陽相感動其毒度著於人如換易也其病之狀身體熱衝胸頭重不能舉眼中生眯四支拘急小腹疞痛手足拳皆即死其亦有不即死者病苦小腹裏急熱氣上衝胸頭重不欲舉百節解離經脈緩弱氣血虛骨髓竭使恍恍吸吸氣力轉少著床不能搖動起居仰人或引歲月方死



時氣病後虛羸候

夫人榮衛先虛復為邪熱所中發汗吐下之後經絡損傷陰陽竭絕虛邪始散真氣尚少五臟猶虛穀神未復無津液以榮養故虛羸而生眾病焉

時氣陰莖腫候

此由腎臟虛所致腎氣通於陰今腎為熱邪所傷毒氣下流故令陰腫

時氣令不相染易候

夫時氣病者此皆因歲時不和溫涼失節人感乖戾之氣而生病者多相染易故預服藥及為方法以防之

# 熱病諸候　凡二十八論

熱病候

熱病者傷寒之類也冬傷於寒至春變為溫病夏變為暑病暑病者熱重於溫也肝熱病者小便先黃腹痛多臥身熱熱爭則狂言及驚脅滿痛手足躁不安臥庚辛甚甲乙大汗氣逆則庚辛死心熱病者先不樂數日乃熱熱爭則卒心痛煩悶善嘔頭痛面赤無汗壬癸甚丙丁大汗氣逆則壬癸死脾熱病者先頭重頰痛煩心欲嘔身熱熱爭則腰痛腹滿泄兩頷痛甲乙甚戊己大汗氣逆則甲乙死肺熱病者先淅然起毛惡風舌上黃身熱熱爭則喘咳痺走胸膺背不得大息頭痛不甚汗出而寒丙丁甚庚辛大汗氣逆則丙丁死腎熱病者先腰痛胻酸苦渴數飲身熱熱爭則項痛而強胻寒且酸足下熱不欲言其項痛淖澹戊己甚壬癸大汗氣逆則戊己死肝熱病者左頰先赤心熱病者額先赤脾熱病者鼻先赤肺熱病者右頰先赤腎熱病者頤先赤凡病雖未發見其赤色者刺之名曰治未病一日汗不出大灌發者死二日泄而腹滿甚者死三日目不明熱不已者死四日老人嬰兒熱而腹滿者死五日汗不出嘔血者死六日舌本爛熱不已者死七日欬血衄血汗不出出不至足者死八日髓熱者死九日熱而痙者死凡此者不可刺也熱病已得汗而脈尚躁盛此陰脈之極也死其得汗而脈靜者生熱病者脈常盛躁而不得汗者此陽脈之極也死脈盛躁得汗者生熱病七八日脈微小病者溲血口中乾一日半死脈代一日死熱病已

得汗脉尚數躁而喘且復熱勿膚刺喘甚者死熱病七八日脉微不躁躁不數後三日中有汗三日不汗四日死未嘗汗者勿膚刺也診人熱病七八日其脉微小口乾脉代舌焦黑者死診人熱病七八日脉不數不喘者當瘖之後三日温汗不出者死熱病已得汗當熱不去者亦死不治也脉静安者生脉躁者難治脉常躁静此氣之極亦死也復鞭常喘而熱不退者死多汗脉虚小者生鞭實者死養生方去三月勿食陳虀必遭熱病

熱病一日候

熱病一日病在太陽太陽主表表謂皮膚也病在皮膚之間故頭項腰脊疼痛

熱病二日候

熱病二日陽明受病病在肌肉故肉熱鼻乾不得眠故可摩



膏火灸發汗而愈

熱病三日候

熱病三日諸陽相傳病訖病猶在表未入於臟故胷脇熱而耳聾故可發汗而愈

熱病四日候

熱病四日太陰受病太陰者三陰之首也三陽受病訖傳入於陰故毒氣已入胷鬲其病喉乾腹滿故可吐而愈

熱病五日候

熱病五日少陰受病毒氣入腹内其病口舌乾而引飲故下而愈

熱病六日候

熱病六日厥陰受病毒氣入腸胃其人煩滿而陰縮故可下而愈

熱病七日候

熱病七日三陰三陽傳病訖病法當愈今病不除者欲爲再經病也再經者謂經絡重受病也

熱病八九日已上候

熱病八九日已上不解者由毒氣未盡所以病證不除也

熱病解肌發汗候

此謂得病三日已還病法在表故宜發汗或病已經五六日然其人喉口不焦乾心腹不滿又不引飲但頭痛身體壯熱脉洪大者此爲病證在表未入於藏故雖五六日猶須解肌發汗不可苟依日數輒取吐下

熱病煩候

此由陽勝於陰熱氣獨盛否結於藏則三焦隔絶故身熱而煩也



熱病皰瘡候

夫熱病皰瘡者此由表虚裏實熱氣盛則發瘡重者周帀遍身若瘡色赤頭白則毒輕色紫黑則毒重其形如登豆故名登豆瘡

熱病斑瘡候

夫病在表或未發汗或已發汗吐下後表證未解毒氣不散煩熱而渴渴而不能飲表虚裏實故身體發斑如錦文

熱病熱瘡候

人藏府虚實不調則生於客熱表有風濕與熱氣相搏則身體生瘡痒痛而膿汁出甚者一瘥一劇此風熱所爲也

熱病口瘡候

此由脾藏有熱衝於上焦故口生瘡也

熱病咽喉瘡候

上實下虛熱氣內盛熏於咽喉故生瘡也

熱病大便不通候

夫經發汗汗出多則津液少津液少則胃乾結熱在胃所以大便不通又有府藏自生於熱者此由三焦否隔脾胃不和蓄熱在內亦大便不通也

熱病小便不通候

熱在膀胱流於小腸熱盛則脾胃乾津液少故小便不通也

熱病下利候

熱氣攻於腸胃胃虛則下赤黃汁挾毒則成膿血

熱病䘌候

熱氣攻於腸胃則穀氣衰所以三蟲動作食人五臟及下部重者肛爛見府藏

熱病毒攻眼候

肝藏開竅於目肝氣虛熱毒乘虛則上衝於目重者生瘡翳及赤白膜也



熱病毒攻手足候

夫熱病攻手足及人五藏六府井榮俞皆出於手足指今毒氣從府藏而出循於經絡攻於手足故手足指皆腫赤焮痛也

熱病嘔候

胃內有熱則穀氣不和新穀入胃與熱氣相搏胃氣不平故嘔或吐下已後臟虛亦令嘔也

熱病噦候

伏熱在胃則令人胷滿胷滿則氣逆氣逆則噦若大下已後飲水多胃內虛冷亦令噦也

熱病口乾候

此由五藏有虛熱脾胃不和津液竭少故口乾也

熱病衄候

心藏傷熱所為也心主血肺主氣開竅於鼻邪熱與血氣并故衄也衄者血從鼻出也

熱病勞復候

夫熱病新瘥津液未復血氣尚虛因勞動早勞則生熱熱氣乘虛還入經絡故復病也

熱病後沈滯候

凡病新瘥後食猪肉及腸血肥魚脂膩必大下利醫所不能復治也必至於死若食餅餌粢飴餔炙膾棗栗諸果物脯及牢實難消之物胃氣尚虛弱不能消化必結熱復病還以藥下之



重刊巢氏諸病源候總論卷之九

重刊巢氏諸病源候總論卷之十

## 温病諸候 凡三十四論

### 温病候

經言春氣温和夏氣暑熱秋氣清涼冬氣冰寒此四時正氣之序也冬時嚴寒萬類深藏君子固密則不傷於寒觸冒之者乃爲傷耳其傷於四時之氣皆能爲病而以傷寒爲毒者以其最爲殺厲之氣焉即病者爲傷寒不即病者爲寒毒藏於肌骨中至春變爲温病是以辛苦之人春夏必有温病者皆由其冬時觸冒之所致也凡病傷寒而成温者先夏至日者爲病温後夏至日者爲病暑其冬復有非節之暖名爲冬温毒與傷寒大異也有病温者汗出輒復熱而脉躁病不爲汗衰狂言不能食病名爲何也曰病名曰陰陽交陰陽交者死人所以汗出者皆生於穀穀生於精今邪氣交爭於骨肉之間而得汗者是邪却而精勝則當食而不復熱熱者邪氣也汗者精氣也今汗出而輒復熱者是邪勝也汗出而脉尚躁盛者死今脉不與汗相應此不稱其病也其死明矣狂言者是失志失志者死今見三死不見一生雖愈必死凡皮膚熱甚脉盛躁者病温也其脉盛而滑者汗且出也凡温病人二三日身軀熱脉疾頭痛食飲如故脉直疾八日死四五日頭痛脉疾喜吐脉來細十二日死此病不治八九日脉不疾身不痛目不赤色不變而反利脉來牒牒按不彈手時大心下鞕十七日死病三四日以下不得汗脉大疾者生脉細小難得者死不治也下利腹中痛甚者死不治其湯熨鍼石別有正方補養宣導今附於後

養生方導引法云常以雞鳴時存心念四海神名三遍辟百邪止鬼令人不病

東海神名阿明　南海神名祝融
西海神名巨乘　北海神名禺强

又云存念心氣赤肝氣青肺氣白脾氣黄腎氣黑出周其身又兼辟邪鬼欲辟却衆邪百鬼常存心爲炎火如斗煌煌光明則百邪不敢干之可以入温疫之中

### 温病一日候

温病一日太陽受病諸陽主表表謂皮膚也病在皮膚之間故頭項腰脊痛

### 温病二日候

温病二日陽明受病病在於肌肉故肉熱鼻乾不得眠故可摩膏火灸發汗而愈

### 温病三日候

温病三日少陽受病故胷脅熱而耳聾三陽始傳病訖未入於藏故可發汗而愈

### 温病四日候

温病四日太陰受病太陰者三陰之首也三陽受病訖傳入於陰故毒氣入胷膈之内其病咽乾腹滿故可吐而愈

### 温病五日候

温病五日少陰受病毒氣入腹其病口熱舌乾而引飲故可下而愈

### 温病六日候

温病六日厥陰受病毒氣入腹胃其病煩滿而陰縮故可下而愈

### 温病七日候

温病七日病法當愈此是三陰三陽傳病竟故也今七日病

不除者欲爲再經病也再經病者是經絡重受病也

温病八日候

温病八日已上病不解者或是諸經絡重受於病或經發汗吐下之後毒氣未盡所以病證不罷也

温病九日已上候

温病九日已上病不除者或初一經受病即不能相傳或已傳三陽訖而不能傳於三陰所以停滯累日病證不罷皆由毒氣未盡表裏受邪經絡損傷府臟俱病也

温病發斑候

夫人冬月觸冒寒毒者至春始發病病初在表或已發汗吐下而表證未罷毒氣不散故發斑瘡又冬月天時温暖人感乖𠂀之氣未即發病至春又被積寒所折毒氣不得發泄至夏遇熱温毒始發出於肌膚斑爛隱軫如錦文也



温病煩候

此由陰氣少陽氣多故身熱而煩其毒氣在於心府而煩者則令人悶而欲嘔若其胃内有燥糞而煩者則譫語而繞臍痛也

温病狂言候

夫病甚則棄衣而走登高而歌或至不食數日踰垣上屋所上非其素時所能也病反能者皆陰陽爭而外并於陽四支者諸陽之本也邪盛則四支實實則能登高而歌熱盛於身故棄衣而走陽盛故妄言罵詈不避親戚大熱遍身狂言而妄聞視也

温病嗽候

邪熱客於胷府上焦有熱其人必飲水水停心下則上乘於肺故令嗽

温病嘔候

胃中有熱穀氣入胃與熱相并氣逆則嘔或吐下後飲水多胃虚冷亦爲嘔也

温病噦候

伏熱在胃令人胷滿胷滿則氣逆氣逆則噦若大下後胃氣虚冷亦令致噦

温病渴候

熱氣入於腎藏腎藏惡燥熱盛則腎燥腎燥則渴引飲

温病取吐候

温病熱發四日病在胷膈當吐之愈有得病一二日便心胷煩滿爲毒已入兼有痰實亦吐之

温病變成黄候

發汗不解温毒氣瘀結在胃小便爲之不利故變成黄身如橘色



温病咽喉痛候

熱毒在於胷府三焦隔絶邪客於足少陰之絡下部脉不通熱氣上攻喉咽故痛或生瘡也

温病毒攻眼候

肝開竅於目肝氣虚熱毒乘虚上衝於目故赤痛重者生瘡瞖也

温病衄候

由五臟熱結所爲心主血肺主氣而開竅於鼻邪熱傷於心故衄衄者血從鼻出也

温病吐血候

諸陽受邪熱初在表應發汗而不發致熱毒入深結於五藏内有瘀血積故吐血也

温病下利候

風熱入於腸胃故令洞泄若挾毒則下黄赤汁及膿血

温病膿血利候

熱毒甚者傷於腸胃故下膿血如魚腦或如爛肉汁此由温毒氣盛故也

温病大便不通候

脾胃有積熱發汗太過則津液少使胃乾結熱在内故大便不通

温病小便不通候

發汗後津液少膀胱有結熱移入於小腸故小便不通也

温病下部𧏾候

熱攻腸胃毒氣既盛穀氣漸衰故三蟲動作食人五藏則下部生𧏾重者肛爛見府藏



温病勞復候

謂病新瘥津液未復血氣尚虚因勞動早更生於熱熱氣還入經絡復成病也

温病食復候

凡得温毒病新瘥脾胃尚虚穀氣未復若食犬猪羊肉并腸血及肥魚炙脂膩食此必大下利下利則不可復救又禁食餅餌炙膾棗栗諸生果難消物則不能消化停積在於腸胃便脹滿結實大小便不通因更發熱復成病也非但雜食梳頭洗浴諸勞事等皆須慎之

温病陰陽易候

陰陽易病者是男子婦人温病新瘥未平復而與之交接因得病者名爲陰陽易也其男子病新瘥未平復而婦人與之交接得病者名陽易其婦人得病雖瘥未平復男子與之交接得病者名陰易若二男二女並不自相易所以呼爲易者陰陽相感動其毒度著於人如换易也其病之狀身體熱衝胷頭重不舉眼中生眯四支拘急小腹㽲痛手足拳皆即死其亦有不即死者病苦小腹裏急熱上衝胷頭重不欲舉百節解離經脉緩弱氣血虚骨髓竭便恍恍吸吸氣力轉少著牀不能揺動起居仰人或引歲月方死

温病交接勞復候

病雖瘥陰陽未和因早房室令人陰腫縮入腹腹㽲痛名爲交接之勞復也

温病瘥後諸病候

謂其人先有宿疾或患虚勞風冷積聚寒疝等疾因温熱病發汗吐下之後熱邪雖退而血氣損傷府藏皆虚故因兹而生諸病



温病令人不相染易候

此病皆因歲時不和温涼失節人感乖戾之氣而生病則病氣轉相染易乃至滅門延及外人故須預服藥及爲法術以防之

## 疫癘病諸候　凡三論

疫癘病候

其病與時氣温熱等病相類皆由一歲之内節氣不和寒暑乖候或有暴風疾雨霧露不散則民多疾疫病無長少率皆相似如有鬼厲之氣故云疫癘病

養生方云封君達常乘青牛魯女生常乘駮牛孟子綽常乘駮馬尹公度常乘青騾時人莫知其名字爲誰故曰欲得不死當問青牛道士欲得此色駮牛爲上青牛次之駮馬又次

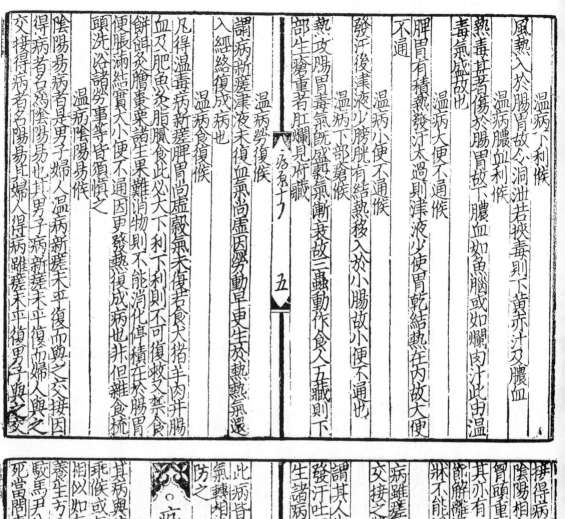

之三色者順生之氣也云古之青牛者乃栢木之精也駮牛者古之神宗之先也駮馬者乃神龍之祖也云道上乘此以行於路百物之惡精疫氣之癘鬼將長揖之爲延年之道存念心氣赤肝氣青肺氣白脾氣黄腎氣黑出周其身又兼辟邪鬼欲辟却衆邪百鬼常存心爲炎火如斗煌煌光明則百邪不敢干之可以入温疫之中

疫癘皰瘡候

熱毒盛則生皰瘡瘡周帀遍身狀如火瘡色赤頭白者毒輕色黑紫黯者毒重亦名爲登豆瘡

瘴氣候

夫嶺南青草黄芒瘴猶如嶺北傷寒也南地暖故太陰之時草木不黄落伏蟄不閉藏雜毒因暖而生故嶺南從仲春訖仲夏行青草

重刊巢氏諸病源候總論卷之十

重刊巢氏諸病源候總論卷之十一

# 瘧病諸候　凡十四論

瘧病候

夏日傷暑秋必病瘧瘧之發以時者此是邪客於風府循膂而下衛氣一日一夜常大會於風府其明日日下一節故其作則腠理開腠理開則邪氣入邪氣入則病作此所以日作常晏也衛氣之行風府日下一節二十一日下至尾骶二十二日入脊内注於伏衝伏衝脉其行九日出於缺盆之中其氣既上故其病稍早發其間日發者由邪氣内薄五藏橫連募原其道遠其氣深其行遲不能日作故間日蓄積乃作夫衛氣每至於風府腠理而開開則邪入焉其衛氣日下一節則不當風府奈何然風府無常衛氣之所應必開其腠理氣之所舍則其病已風之與瘧也相與同類而風獨常在也而瘧特以時休何也由風氣留其處瘧氣隨經絡沈以内薄故衛氣應乃作陽當陷而不陷陰當升而不升爲邪所中陽遇邪則捲陰遇邪則緊捲則惡寒緊則爲慄寒慄相薄故名瘧弱乃發熱浮乃來出旦中旦發暮中暮發夫瘧其人形瘦皮必慄問曰病瘧以月一日發當以十五日愈設不愈月盡解

足太陽瘧令人腰痛頭重寒從背起先寒後熱渴渴然後熱止汗而出難已刺郄中出血

足少陽瘧令人身體解㑊寒不甚熱不甚惡見人見人心惕惕然熱多汗出甚刺足少陽

足陽明瘧令人先寒洒淅洒淅寒甚久乃熱熱去汗出喜見日光火氣乃快然刺足陽明脚跗上

足太陰瘧令人不樂好太息不嗜食多寒熱汗出病至則善

嘔嘔已乃衰即取之

足少陰瘧令人吐嘔甚多寒熱熱多寒少欲閉戶而處其病難止

足厥陰瘧令人腰痛少腹滿小便不利如癃非癃狀也數小便意恐懼氣不足腸中悒悒刺足厥陰

肺瘧者令人心寒寒甚熱間善驚如是有見者刺手太陰陽明

心瘧者令人煩心甚欲得清水乃寒多寒不甚熱刺手少陰

肝瘧令人色蒼蒼然太息其狀若死者刺足厥陰見血

脾瘧者令人疾寒腹中痛熱則腸中鳴已汗出刺足太陰

腎瘧令人洒洒腰脊痛宛轉大便難目眴眴然手足寒刺足太陽少陰

胃瘧令人且病也善飢而不能食食而支滿腹大刺足陽明



太陰横脉出血

肺病為瘧者乍來乍去令人心寒寒甚則熱發善驚如有所見此肺瘧證也若人本來語聲雄恍惚爾不亮拖氣用力方得出言而反於常人呼共語直視不應雖曰未病勢當不久此即肺病聲之候也察觀疾表裏相應依源審治乃不失也

心病為瘧者令人心煩其病欲飲清水多寒少熱若人本來心性和雅而急卒反於常倫或言未竟便住以手剔脚爪此人必死禍雖未及呼曰行尸此心病聲之候也虛則補之實則瀉之不可治者明而察之肝病為瘧者令人色蒼蒼然氣息喘悶戰掉狀如死者若人本來少於悲恚忽爾嗔怒出言反常乍寬乍急言未竟以手向眼如有所思若不即病禍必至矣此肝病聲之證也其人若虛則為寒風所傷若實則為熱氣所損陽則瀉之陰則補之

脾病為瘧者令人寒腹中痛腸中鳴鳴已汗出若其人本來少於喜怒而忽反常嗔喜無度正言鼻笑不答於人此是脾病聲之候證不盈旬月禍必至也

腎病為瘧者令人悽悽然腰脊痛而宛轉大便澀自掉不定手足而寒若人本來不喜不怒忽然謇而好嗔怒反於常性此腎已傷雖未發覺是其候也見人未言而前開口笑還閉口不聲舉手柵腹此是腎病聲之證虛實表裏浮沉清濁宜以察之逐以治之夫瘧脉者自弦弦數多熱弦遲多寒弦小緊者可下之弦遲者溫藥已脉數而緊者可發其汗宜針灸之脉浮大者不可針灸可吐之瘧先發如食頃乃可以治之過之則失時

## 溫瘧候

夫溫瘧與寒瘧安舍溫瘧者得之冬中於風寒寒氣藏於骨



髓之中至春則陽氣大發邪氣不能出因遇大暑腦髓爍脉肉消釋腠理發泄因有所用力邪氣與汗皆出此病藏於腎其氣先從内出之於外如此則陰虛而陽盛則病衰則復反入入則陽虛陽虛則寒矣故先熱而後寒名曰溫瘧

瘧先寒而後熱此由夏傷於暑汗大出腠理開發因遇夏氣淒滄之水寒寒之藏於腠理皮膚之中秋氣傷於風則病盛矣夫寒者陰氣也風者陽氣也先傷於寒而後傷於風故先寒而後熱先傷於風而後傷於寒故先熱而後寒亦以時作名曰溫瘧夫病瘧六七日但見熱者溫瘧矣

## 痎瘧候

夫痎瘧者夏傷於暑也其病秋則寒甚冬則寒輕春則惡風夏則多汗者然其蓄作有時以瘧之始發先起於毫毛伸欠乃作寒慄鼓頷腰脊痛寒去則外内皆熱頭痛而渴欲飲何

氣使然此陰陽上下交爭虛實更作陰陽相移也陽并於陰則陰實陽虛陽明虛則寒慄鼓頷巨陽虛則腰背頭項痛三陽俱虛陰氣勝勝則骨寒而痛寒生於內故中外皆寒陽盛則外熱陰虛則內熱內外皆熱則喘而渴欲飲此得之夏傷於暑熱氣盛藏之於皮膚之間腸胃之外此榮氣之所舍此令汗出空疏腠理開因得秋氣汗出遇風乃得之及以浴水氣舍於皮膚之內與衛氣并居衛氣者晝日行陽此氣得陽如外出得陰如內薄是以日作其間日而作者謂其氣之舍深內薄於陰陽氣獨發陰邪內著陰與陽爭不得出是以間日而作

間日瘧候

此由邪氣與衛氣俱行於六府而有時相失不相得故邪氣內薄五藏則道遠氣深故其行遲不能與衛氣俱出是以間日而作也



風瘧候

夫瘧皆生於風風者陽氣也陽主熱故衛氣每至於風府則腠理開開則邪入邪入則病作先傷於風故發熱而後寒慄

癉瘧候

夫癉瘧者肺素有熱氣盛於身厥逆上下中氣實而不外泄因有所用力腠理開風寒舍於皮膚之內分肉之間而發發則陽氣盛陽氣盛而不衰則病矣其氣不及之陰故但熱而不寒寒氣內藏於心而外舍分肉之間令人消鑠脫肉故命曰癉瘧其狀但熱不寒陰氣先絕陽氣獨發則少氣煩惋手足熱而嘔也

山瘴瘧候

此病生於嶺南帶山瘴之氣其狀發寒熱休作有時皆由溪源嶺嶂濕毒氣故也其病重於傷暑之瘧

痰實瘧候

痰實瘧者謂患人胸膈先有停痰結實因成瘧病則令人心下脹滿氣逆煩嘔也

寒熱瘧候

夫瘧者風寒之氣也邪并於陰則寒并於陽則熱故發作皆寒熱也

往來寒熱瘧候

此由寒氣并於陰則發寒風氣并於陽則發熱陰陽二氣更實更虛故寒熱更往來也

寒瘧候

此由陰陽相并陽虛則陰勝陰勝則寒寒發於內而并於外所以內外俱寒故病發但戰慄而鼓頷頤也



勞瘧候

凡瘧積久不瘥者則表裏俱虛客邪未散真氣不復故疾雖暫間小勞便發

發作無時瘧候

夫衛氣一日一夜大會於風府則腠理開開則邪入邪入則病作當其時陰陽相并隨其所勝故生寒熱故動作皆有早晏者若腑藏受邪內外失守邪氣妄行所以休作無時也

久瘧候

夫瘧皆由傷暑及傷風所為熱盛之時發汗吐下過度腑臟空虛榮衛傷損邪氣伏藏所以引日不瘥仍故休作也夫瘧歲歲發至三歲發連月發不解脇下有痞治之不得攻其痞但得虛其津液先其時發其汗服湯已先小寒者引衣自温覆汗出小便自引利即愈也

卷終

重刊巢氏諸病源候總論卷之十二

# 黄病諸候　凡二十八論

## 黄病候

黄病者一身盡疼發熱面色洞黄七八日後壯熱口裏有血當下之法如纯肝狀其人少腹内急若其人眼睛澀疼鼻骨疼兩膊及項强腰背急即是患黄多大便澁但令得小便快即不慮死不用大便多多即心腹脹不存此由寒湿在表則熱畜於脾胃腠理不開瘀熱與宿穀相搏煩鬱不得消則大小便不通故身體面目皆變黄色凡黄候其寸口近掌無脉口鼻冷氣並不可治也

## 急黄候

脾胃有熱穀氣鬱蒸因爲熱毒所加故卒然發黄心滿氣喘命在頃刻故云急黄也有得病即身體面目發黄者有初不知是黄死後乃身面黄者其候得病但發熱心戰者是急黄也

## 黄汗候

黄汗之爲病身體洪腫發熱汗出不渴狀如風水汗染衣正黄如蘗汁其脉自沉此由脾胃有熱汗出而入水中浴若水入汗孔中得成黄汗也

## 犯黄候

有得黄病已差而將息失宜飲食過度犯觸禁忌致病發胃名爲犯黄候

## 勞黄候

脾臟中風風與瘀熱相搏故令身體發黄額上黒微汗出手足中熱薄暮發膀胱急四支煩小便自利名爲勞黄

## 腦黄候

熱邪在骨髓而腦爲髓海故熱氣從骨髓流入於腦則身體發黄頭腦痛眉疼名爲腦黄候

## 陰黄候

陽氣伏陰氣盛熱毒加之故但身面色黄頭痛而不發熱名爲陰黄

## 内黄候

熱毒氣在脾胃與穀氣相搏熱蒸在内不得宣散先心腹脹滿氣急然後身面悉黄名爲内黄

## 行黄候

瘀熱在脾藏但肉微黄而身不甚熱其人頭痛心煩不廢行立名爲行黄

## 癖黄候

氣水飲停滯結聚成癖因熱氣相搏則鬱蒸不散故脇下滿痛而身發黄名爲癖黄

## 噤黄候

心脾二藏有瘀熱所爲心主於舌脾之絡脉出於舌下若身面發黄舌下大脉起青黒色舌噤强不能語名爲噤黄也

## 五色黄候

凡人著黄五種黄皆同其人至困冥漠不知東西者看其左手脉名手肝脉兩筋中其脉如有如無又看近手屈肘前臂上當有三歧脉中央者名爲手肝脉兩厢者名歧脉看時若肝脉全無兩厢壞其人十死一生難可救濟若中央脉近掌三指道有如不絶其人必不死脉經三日漸徹至手掌必得汗汗罷必愈婦人患黄看右手脉眼青黄視其瞳子青脉亦青面色青者是其由脾移熱於肝肝色青也其人身熱而發黄赤視其眼亦高視心腹脹滿脉赤便是此由脾移熱於心

心色赤故其人身熱而發赤黃不可治治之難差其人身熱
發黃白視其舌下白垢生者是此由脾移熱於肺肺色白也
其人身熱發黑黃視其脣黑眼黃舌下脉黑者是此由脾移
熱於腎腎色黑也故其身熱而發黃也

風黃候

凡人先患風濕復遇冷氣相搏則舉身疼痛發熱而體黃也

因黃發血候

此由脾胃大熱熱傷於心心主於血熱氣盛故發黃而動熱
故因名爲發血

因黃發痢候

此由瘀熱在於脾胃因而發黃挾毒即下痢故名爲發痢

因黃發痔候

此病由熱傷於心主血熱盛則血隨大便而下名爲血痔



因黃發癖候

夫黃病皆是大熱所爲熱盛之時必服冷藥冷藥多則動舊
癖

因黃發病後小便澁兼石淋候

黃病後小便澁兼石淋發黃疸此皆由蓄熱所爲熱流小腸
小便澁少而痛下物如沙石也

因黃發吐候

黃病吐下之後胃氣虛冷其人宿病有寒飲故發吐

黃疸候

黃疸之病此由酒食過度府藏不和水穀相并積於脾胃復
爲風濕所搏瘀結不散熱氣鬱蒸故食已如飢令身體面目
及爪甲小便盡黃而欲安臥若身體多赤黑多青皆見者必
寒熱身痛面色微黃齒垢黃爪甲上黃黃疸也渴而疸者其
病難治疸而不渴其病可治發於陰部其人必嘔發於陽部
其人振寒而微熱

酒疸候

夫虛勞之人若飲酒多進穀少者則胃內生熱因大醉當風
入水則身目發黃心中懊痛足脛滿小便黃面發赤斑若下
之久久變爲黑疸面目黑心中如噉蒜虀狀大便正黑皮膚
爪之不仁其脉浮弱故知酒疸心中熱欲嘔者當吐之則愈
其小便不利其候當心中熱足下熱是其候證明也脉浮先
吐之沈弦先下之

穀疸候

穀疸之狀食畢頭眩心忪怫鬱不安而發黃由失飢大食胃
氣衝熏所致陽明病脉遲食難因飽飲者則發煩頭眩者必
小便難此欲爲穀疸雖下之其腹必滿其脉遲故也



女勞疸候

女勞疸之狀身目皆黃發熱惡寒小腹滿急小便難由大勞
大熱而交接交接竟入水所致也

黑疸候

黑疸之狀若小腹滿身體盡黃額上反黑足下熱大便黑是
夫黃疸酒疸女勞疸久久多變爲黑疸

九疸候

夫九疸者一曰胃疸二曰心疸三曰腎疸四曰腸疸五曰膏
疸六曰舌疸七曰體疸八曰肉疸九曰肝疸凡諸疸病皆由
飲食過度醉酒勞傷脾胃有瘀熱所致其病身面皆發黃但
立名不同耳

胞疸候

胞疸之病小腸有熱流於胞內故大小便皆如蘖汁此爲胞

疸

風黃疸候

夫風濕在於府藏與熱氣相搏便發於黃即小便或赤或白好卧而心振面虛黑名爲風黃疸

濕疸候

濕疸病者脾胃有熱與濕氣相搏故病苦身體疼面目黃小便不利此爲濕疸

## 冷熱病諸候　凡七論

病熱候

夫患熱者皆由血氣有虛實邪在脾胃陽氣有餘陰氣不足則風邪不得宣散因而生熱熱搏於府藏故爲病熱也診其脉關上浮而數胃中有熱滑而疾者亦爲有熱弱者無胃氣是爲虛熱跗陽脉數者胃中有熱熱則消穀引食跗陽脉麁而浮者其病難治若病者若發熱身體疼痛此爲表有病其脉自當浮今脉反沉而遲故知難差其人不即得愈必當死以其病與脉相反故也其湯熨鍼石別有正方補養宣導今附於後

養生方導引法云偃卧合兩膝布兩足而生腰口內氣振腹七息除壯熱疼痛通兩脛不隨

又云覆卧去枕立兩足以鼻內氣四十所復以鼻出之極令微氣入鼻中勿令鼻知除身中熱背痛

又云兩手却據仰頭向日以口內氣因而咽之數十除熱身中傷死肌

客熱候

客熱者由人府藏不調生於虛熱客於上焦則胷膈生痰實





口苦舌乾客於中焦則煩心悶滿不能下食客於下焦則大便難小便赤澁

冷熱候

夫虛邪在於內與衛氣相搏陰勝者則爲寒真氣去去則虛虛則內生寒視其五宮色白爲有寒診其脉遲則爲寒緊則爲寒澁遲爲寒微者爲寒遲而緩爲寒微而緊爲寒寸口虛爲寒其湯熨鍼石別有正方補養宣導今附於後

養生方導引法云一足向下踏地一足長舒向前極勢手掌四方取勢左右換易四七去腸冷腰脊急悶骨疼令使血氣上下布潤又云兩足相合兩手仰捉兩脚向上急挽頭向後振勢極三七欲得努足手兩向舒張身手足極勢二七去窮中生百病下部虛冷

又云叉趺兩手反向拓席漸漸向後努齊腹向前散氣待大急還放來去二七去齊下冷脚疼五藏六府不和

又云兩手向後拓腰蹙髀極勢左右轉身來去三七去腹肚齊冷兩髀急胷掖不和

又云互跪兩手向後手掌合地出氣向下始漸漸向下覺腰脊大悶還上來去二七身正左右散氣髀腰三七去齊下冷解谿內疼痛

寒熱候

夫陽虛則外寒陰虛則內熱陽盛則外熱陰盛則內寒陽者受氣於上焦以溫皮膚分肉之間令寒氣在外則上焦不通不通則寒獨留於外故寒慄也陰虛內生熱者有所勞倦形氣衰少穀氣不盛上焦不行下脘不通胃氣熱熏胷中故內熱也陽盛而外熱者上焦不通利皮膚緻密腠理閉塞不通衛氣不得泄越故外熱也陰盛而內寒者厥氣上逆寒氣積

於胷中而不寫不寫則温氣去寒獨留則血凝泣血凝泣則脉不通其脉不通則脉則盛大以濇故陰陽之要陰密陽固若两者不和若春無秋若冬無夏因而和之是謂聖度故陽強不能陰氣乃絶因於露風乃生寒熱凡小骨弱肉者善病寒熱骨寒熱病無所安汗注不休齒本槁取其少陰於陰股之絡齒爪槁死不治診其脉沉細數散也

寒熱往來候

夫寒氣并於陰則發寒陽氣并於陽則發熱陰陽二氣虚實不調故邪氣更作寒熱往來也脉緊而數寒熱俱發必當上乃愈脉急如絃者邪入陽明寒熱脾脉小甚爲寒熱

養生方云已醉飽食發寒熱也

冷熱不調候

夫人榮衛不調致令陰陽否塞陽并於上則上熱陰并於下則下冷上焦有熱或喉口生瘡胷膈煩滿下焦有冷則腹脹腸鳴絞痛泄痢



寒熱厥候

夫厥者逆也謂陰陽二氣卒有衰絶逆於常度若陽氣衰於下則爲寒厥陰氣衰於下則爲熱厥熱厥之爲熱也必起於足下者陽起於五指之表集於足下而聚於足心故也故陽勝則足下熱熱厥者酒入於胃則絡脉滿而經脉虚脾主爲胃行其津液陰氣虚則陽氣入陽氣入則胃不和胃不和則精氣竭精氣竭則不營其四支此人必數醉若飽已入房氣聚於脾中未得散酒氣與穀氣相并熱起於内故遍於身内熱則尿赤夫酒氣盛而慓悍腎氣有衰陽氣獨勝故手脚爲之熱寒厥之爲寒必從五指始上於膝下陰氣起於五指之裏集於膝下聚於膝上故陰氣勝則五指至膝上寒其寒也不從外皆從内寒寒厥何失而然陰者宗筋之所聚太陰陽明之所合也春夏則陽氣多而陰氣衰秋冬陰氣盛而陽氣衰此人者質壯以秋冬奪其所用下氣上爭未能復精氣溢下邪氣因從之而上氣因於中陽氣衰不能滲營其經絡故陽氣日損陰氣獨在故手足爲之寒夫厥者或令人腹滿或令人暴不知人或半日遠至一日乃知人者此由陰氣盛於上則下氣重上而邪氣逆逆則陽氣亂亂則不知人太陽之厥踵首頭重足不能行發爲眴仆陽明之厥則癲疾欲走則呼腹滿不卧卧則面赤而熱妄見妄言少陽之厥則暴聾頰腫胷熱脇痛髀此不可以運太陰之厥腹滿䐜脹後不利不欲食食之則嘔不得卧也少陰之厥者則舌乾尿赤腹滿心痛厥陰之厥者少腹腫痛䐜脹不利好卧屈膝陰縮腫脛外熱其湯熨針石別有正方補養宣導今附於後

養生方導引法云正偃卧展两足鼻内氣自極摇足三十過止除足寒厥逆也



重刊巢氏諸病源候總論卷之十二

# 氣病諸候——凡二十五論

## 上氣候

夫百病皆生於氣故怒則氣上喜則氣緩悲則氣消恐則氣下寒則氣收聚熱則腠理開而氣泄憂則氣亂勞則氣耗思則氣結九氣不同怒則氣逆甚則嘔血及食而氣逆上也喜則氣和榮衛行通利故氣緩焉悲則心系急肺布葉舉使上焦不通榮衛不散熱氣在內故氣消也恐則精却精却則上焦閉閉則氣還還則下焦脹故氣不行寒則經絡凝澀故氣收聚也熱則腠理開榮衛通故汗大泄也憂則心無所寄神無所歸慮無所定故氣亂矣勞則喘且汗外內皆越故氣耗矣思則身心有所止氣留不行故氣結矣診寸口脈伏胃中逆氣是諸氣上衝胸中故上氣面胕腫髆息其脈浮大不治上氣脈躁而喘者屬肺肺脹欲作風水發汗愈脈洪則為氣其脈虛寧伏匿者生牢強者死喘息低仰其脈滑手足溫者生也澀而四末寒者死也數者死也謂其形損故

養生方云飲水勿急咽久成氣病其湯熨針石別有正方補養宣導今附於後

養生方導引法云兩手向後合手拓腰向上急勢振搖臂肘來去七始得手不移直向上向下盡勢來去二七去脊心肺氣壅悶消散正坐並膝頭足初坐先足指相對足跟外扒坐上少欲安穩須兩足跟向內相對坐足指外扒覓悶痛漸漸舉身似款便坐足上待共內坐相似不痛始雙豎腳跟向上坐上足指並反向外每坐常覓去膀胱內冷膝風冷足疼上氣腰痛盡自消適也



又云兩足兩指相向五息止引心肺去欬逆上氣極用力令兩足相向意止引肺中氣出病人行肺內外展轉屈仰隨無有違逆

## 卒上氣候

肺主於氣若肺氣虛實不調或暴為風邪所乘則府藏不利經絡否澀氣不宣和則上氣也又因有所怒則氣卒逆上甚則變嘔血氣血俱傷其湯熨針石別有正方補養宣導今附於後

養生方導引法云兩手交叉頤下自極致補氣治暴氣欬以兩手交頤下各把兩頤脈以頤句交中急牽來著喉骨自極三通致補氣充足治暴氣上氣寫喉等病令氣調長音聲弘亮

## 上氣鳴息候

肺主於氣邪乘於肺則肺脹脹則肺管不利不利則氣道澀故氣上喘逆鳴息不通診其肺脈滑甚為息奔上氣脈出魚際主喘息其脈滑者生駃者死也

## 上氣喉中如水雞鳴候

肺病令人上氣兼胸膈痰滿氣行壅滯喘息不調致咽喉有聲如水雞之鳴也

## 奔氣候

夫氣血循行於經絡周而復始皆有常度肺為五藏上蓋主通行於府藏之氣若肺受邪則氣道不利氣道不利則諸藏氣壅則失度故氣奔急也

## 賁豚氣候

夫賁豚氣者腎之積氣起於驚恐憂思所生若驚恐則傷神心藏神也憂思則傷志腎藏志也神志傷動氣積於腎而氣

下上遊走如豚之奔故曰賁豚其氣乘心若心中踴踴如事
所驚如人所恐五藏不定食飲輒嘔氣滿胸中狂癡不定妄
言妄見此驚恐賁豚之狀若氣滿支心心下悶亂不欲聞人
聲休作有時乍瘥乍極吸吸短氣手足厥逆内煩結痛溫溫
欲嘔此憂思賁豚之狀診其脉來觸祝觸祝者病賁豚也腎
脉微急沉厥賁豚其足不收不得前後

上氣嘔吐候

肺主於氣肺為邪所乘則上氣此為鬲内有熱胃間有寒寒
從胃上乘於肺與鬲内熱相搏故乍寒乍熱而上氣上氣動
於胃胃氣逆故嘔吐也

上氣腫候

肺主於氣候身之皮毛而氣之行循環藏府流通經絡若外
為邪所乘則膚腠閉密使氣内壅與津液相并不得泄越故



上氣而身腫也

結氣候

結氣病者憂思所生也心有所存神有所止氣留而不行故
結於内

養生方云哭泣悲來新哭訖不用即食久成氣病其湯熨針
石別有正方補養宣導今附於後

養生方導引法云坐生腰舉左手仰其掌却右臂覆右手以
鼻内氣自極七息息間稍頓右手除兩臂背痛結氣

又云端坐生腰舉左手仰掌以右手承右脇以鼻内氣自極
七息除結氣

又云兩手拓肘頭拄席努肚上極勢待大悶始下來去上下
五七去脊背躬内疼骨節急強肚腸宿氣行忌太飽不得用
肚編也

冷氣候

夫藏氣虛則内生寒也氣常行府藏府藏受寒冷即氣為寒
冷所并故為冷氣其狀或腹脹或腹痛甚則氣逆上而面青
手足冷

七氣候

七氣者寒氣熱氣怒氣恚氣憂氣喜氣愁氣凡七氣積聚牢
大如杯若柈在心下腹中疾痛欲死飲食不能時來時去每
發欲死如有禍狀此皆七氣所生寒氣則嘔吐惡心熱氣則
說物不章言而遑怒氣則上氣不可忍熱上搶心短氣欲死
不得氣息也恚氣則積聚在心下不可飲食憂氣則不可極
作暮臥不安席喜氣即不可疾行不能久立愁氣則喜忘不
識人置物四方還取不得去處若聞急即手足筋攣不舉

九氣候



九氣者謂怒喜悲恐寒熱憂勞思因此九事而傷動於氣一
曰怒則氣逆甚則嘔血及食而氣逆也二曰喜則氣緩榮
衛通利故氣緩三曰悲則氣消悲則使心系急肺布葉舉使
上焦不通熱氣在内故氣消也四曰恐則氣下恐則精却精
却則上焦閉閉則氣還氣還則下焦脹故氣不行五曰寒則
氣收聚寒使經絡凝澀使氣不宣散故也六曰熱則腠理開
腠理開則榮衛通汗大泄七曰憂則氣亂氣亂則心無所寄
神無所歸慮無所定故氣亂八曰勞則氣耗氣耗則喘且汗
外内皆越故氣耗也九曰思則氣結氣結則心有所止故氣
留而不行衆方說此九氣互有不同但氣上之由有九故名
為九氣類也

短氣候

平人無寒熱短氣不足以息者體實實則氣盛盛則氣逆不

通故短氣又肺虛則氣少不足亦令短氣則其人氣微常如少氣不足以呼吸診其脈尺寸俱微血氣不足其人短氣寸口脈沉胸中短氣脈前小後大則爲胸滿短氣脈洪大者亦短氣也

## 五鬲氣候

五鬲氣者謂憂鬲恚鬲氣鬲寒鬲熱鬲也憂鬲之病胸中氣結煩悶津液不通飲食不下羸瘦不爲氣力恚鬲之爲病心下苦實滿噫輒酢心食不消心下積結牢在胃中大小便不利氣鬲之爲病胸脇逆滿咽塞胸鬲不通噫聞食臭寒鬲之爲病心腹脹滿欬逆腹上苦冷雷鳴繞臍痛食不消不能食肥熱鬲之爲病藏有熱氣五心中熱口中爛生瘡骨煩四支重脣口乾燥身體頭面手足或熱腰背皆疼痛胸痺引背食不消不能多食羸瘦少氣及癖也此是方家所說五鬲形證



也經云陽脈結謂之鬲言憂恚寒熱動氣傷神而氣之與神並爲陽也傷動陽氣致陰陽不和而府藏生病結於胸鬲之間故稱爲鬲氣衆方說五鬲互有不同但傷動之由有五故云五鬲氣

## 逆氣候

夫逆氣者因怒則氣逆甚則嘔血及食而氣逆上人有逆氣不得臥而息有音者有起居如故而息有音者有得臥行而喘者有不能臥不能行而喘者有不能臥臥而喘者皆有所起其不得臥而息有音者是陽明之逆足三陽者下行今逆而上行故息有音陽明者爲胃脈也胃者六府之海其氣亦下行陽明逆氣不得從故不得臥夫胃不和則臥不安此之謂也夫起居如故而息有音者此肺之絡逆絡脈之氣不得隨經上下故留經而不行此絡脈之疾人起居如故而息



有音不得臥臥則喘者是水氣之客夫水者循津液而流也腎者水藏主津液津液主臥而喘診其脈趺陽脈太過則令人逆氣背痛溫溫然寸口脈伏胸中有逆氣關上脈細其人逆氣腹痛脹滿其湯熨針石別有正方補養宣導今附於後

養生方導引法云以左足踵拘右足拇指鼻內氣自極七息除癖逆氣

## 厥逆氣候

厥者逆也謂陰氣乘於陽陰氣居於下陽氣處於上陽虛則陰實實則陰盛陰盛則上乘於陽衛氣爲之厥逆失於常度故寒從背起手足冷逆陰盛故也

## 少氣候

此由藏氣不足故也肺主於氣而通呼吸藏氣不足則呼吸微弱而少氣胸痛少氣者水在藏府水者陰氣陰氣在內故



少氣診右手寸口脈陰實者肺實也若少氣胸內滿彭彭與髆相引脈來濡者虛少氣也左手關上脈陰陽俱虛者足厥陰少陽俱虛也病苦少氣不能言右手關上脈陰陽俱虛者足太陰陽明俱虛也病苦胃中如空狀少氣不足以息四逆寒脈弱者少氣皮膚寒脈小者少氣也

## 遊氣候

夫五藏不調則三焦氣滿滿則氣遊於內不能宣散故其病但煩滿虛脹

## 胸脇支滿候

肺之積氣在於右脇肝之積氣在於左脇二藏虛實不和氣蓄於內故胸脇支滿春脈不及令人胸痛引背下則兩脇脹滿寸口脈滑爲陽實胸中逆滿也

## 上氣胸脇支滿候

寒冷在内與藏腑相搏積於脇下冷乗於氣氣則逆上衝於胸脇故上氣而胸脇支滿

久寒胸脇支滿候

陰氣積於内久而不已則生寒寒氣與藏氣相搏衝於胸脇故支滿

乏氣候

夫虚極之人榮衛減耗腑藏虚弱氣行不足所以呼吸氣短也

走馬奔走及人走之飲水得上氣候

夫走馬及人走則大動於氣氣逆於胸内未得宣散而又飲水水搏於氣故有上氣

食熱餅觸熱飲水發氣候

夫食熱餅觸動肺氣則熱聚肺間熱氣未歇而飲冷水水入於肺冷熱相搏氣聚不宣爲冷所乗故令發氣

氣分候

夫氣分者由水飲搏於氣結聚所成氣之流行常無壅滞若有停積水飲搏於氣則氣分結而住故云氣分



# 脚氣病諸候 凡八論

脚氣緩弱候

凡脚氣病皆由感風毒所致得此病多不即覺或先無他疾而忽得之或因衆病後得之初甚微飲食嬉戲氣力如故當熟察之其狀自膝至脚有不仁或若痹或淫淫如蟲所緣或脚指及膝脛洒洒爾或脚屈弱不能行或微腫或酷冷或痛疼或緩縱不隨或攣急或至困能飲食者或有不能者或見飲食而嘔吐惡聞食臭或有物如指發於腨腸逕上衝心氣上者或舉體轉筋或壯熱頭痛或胸心衝悸寢處不欲見明或腹内苦痛而兼下者或言語錯亂有善忘誤者或眼濁精神昏憒者此皆病之證也若治之緩便上入腹入腹或腫或不腫胸脇滿氣上便殺人急者不全日緩者或一二三月初得此病便宜速治之不同常病病既入藏其脉有三品内外證候相似但脉異耳若病人脉得浮大及緩宜服續命湯兩劑若風盛宜作越婢湯加术四兩若脉轉駃而緊宜服竹瀝湯脉微而弱宜服風引湯二三劑此皆多是因虚而得若大虚乏氣短可其間作補湯隨病冷熱而用若未愈更作竹瀝湯若病人脉浮大而緊駃此是三品之最惡脉脉或沈細而駃者此脉正與浮大緊者同是惡脉浮大者病在外沈細者病在内治亦不異當消息以意耳其形或尚可而手脚未及至弱數日之内上氣便死如此之脉急服竹瀝湯日一劑湯勢恒令相及勿令半日之内無湯也若服竹瀝湯得下者必佳竹汁多服之皆須熱服不熱得在胸鬲更爲人患若已服數劑病及脉勢未折而若脹滿者可以大鼈甲湯下之湯勢尽而不得佳下可以丸藥助令得下下後更服竹瀝湯趣令脉勢折氣息料理乃佳江東嶺南土地卑下風濕之地易傷於人初得此病多從下上所以脚先屈弱然後毒氣循經絡漸入腑藏腑藏受邪氣便喘滿以其病從脚起故名脚氣其湯熨針石別有正方補養宣導今附於後

養生方導引法云坐兩足長舒自縱身内氣向下使心内柔和適散然後屈一足安膝下努長舒一足仰取指向上使急仰眠頭不至席兩手急努向前頭向上努挽一時各各取勢來去二七遞互亦然去腰疼腰髀冷血冷風痹日日漸損

又云覆卧傍視内踵生腰以鼻内氣自極七息除脚中弦痛

轉筋脚跛疼脚痺弱

又云舒兩足坐散氣向涌泉可三通氣徹倒始收右足屈捲將兩手急捉脚湧泉挽足踏手挽一時取勢手足用力逆氣向下三七不失氣數尋去腎内冷氣膝冷脚疼也

又云一足屈之足指仰使急一足安膝頭心散心兩足跟出氣向下一手拓膝頭向下急捺一手向後拓席一時極勢左右亦然二七去膝髀疼急

又云一足踏地一足向後將足解谿安踹上急努兩手偏相向後側身如轉極勢二七左右亦然去足疼痛痺急腰痛也

## 脚氣上氣候

此由風濕毒氣初從脚上後轉入腹而乘於氣故上氣也

## 脚氣痺弱候

此由血氣虛弱若受風寒濕毒與血并行膚腠邪氣盛正氣少故血氣澀澀則痺虛故令痺弱也

## 脚氣疼不仁候

此由風濕毒氣與血氣相搏正氣與邪氣交擊而正氣不宣散故疼痛邪在膚腠血氣則澀澀則皮膚厚搔之如隔衣不覺知是名爲不仁也

## 脚氣痺攣候

脚氣之病有挾風毒風毒則搏於筋筋爲攣風濕乘於血則故令痺攣也

## 脚氣心腹脹急候

此由風濕毒氣從脚上入於内與藏氣相搏結聚不散故心腹脹急也

## 脚氣腫滿候

此由風濕毒氣搏於腎經腎主於水今爲邪所搏則腎氣不



能宣通水液水液不傳於小腸致壅溢府藏府藏既浸漬於皮膚之間故腫滿也

## 脚氣風經五藏驚悸候

夫溫濕成脚氣而挾風毒毒少風多則風證偏見風邪之來初客膚腠後經腑藏藏虛乘虛而入經遊五藏與神氣相搏神氣爲邪所乘則心驚悸也

重刊巢氏諸病源候總論卷之十三

重刊巢氏諸病源候總論卷之十四

# 欬嗽病諸候　凡十五論

## 咳嗽候

咳嗽者肺感於寒微者則成咳嗽也肺主氣合於皮毛邪之初傷先客皮毛故肺先受之五藏與六府為表裏皆禀氣於肺以四時更王五藏六府皆有咳嗽各以其時感於寒而受病故以咳嗽形證不同五藏之咳者乘秋則肺先受之肺咳之狀咳而喘息有音聲甚則唾血乘夏則心受之心咳之狀咳則心痛喉中介介如哽甚則咽腫喉痺乘春則肝受之肝咳之狀咳則兩脅下痛甚則不可以轉兩胠下滿乘季夏則脾受之脾咳之狀咳則右脅下痛瘖瘖引於髆背甚則不可動動則咳乘冬則腎受之腎咳之狀咳則腰背相引而痛甚則咳逆此五藏之咳也五藏咳久不已傳與六府脾咳不已則胃受之胃咳之狀咳而嘔嘔甚則長蟲出肝咳不已則膽受之膽咳之狀咳嘔膽汁肺咳不已大腸受之大腸咳之狀咳而遺矢心咳不已則小腸受之小腸咳之狀咳而失氣氣者與咳俱出腎咳不已膀胱受之膀胱咳之狀咳而遺尿久欬不已三焦受之三焦咳之狀咳而腹滿不欲食飲此皆聚於胃關於肺使人多涕唾而面浮腫逆氣也又有十種咳一曰風咳語因咳言不得竟是也二曰寒咳飲冷食寒入注胃從肺脉上氣內外合因之而咳是也三曰支咳心下鞕滿咳則引痛其脉反遲是也四曰肝咳咳而引脅下痛是也五曰心咳咳而唾血引手少陰是也六曰脾咳咳而涎出續續不止引少腹是也七曰肺咳咳而引頸項而唾涎沫是也八曰腎咳咳則耳聾無所聞引腰臍中是也九曰膽咳咳而引頭痛口苦是也十曰厥陰咳咳而引舌本是也診其右手寸口名氣口以前脉手陽明經也其脉浮則為陽陽實者病腹滿善氣喘咳微大為肝痺咳引小腹也咳嗽脉浮喘者生小沉伏匿者死

又云脉浮直者生沈鞕者死咳且嘔腹脹且泄其脉弦弦欲絶者死咳脫形發熱脉小鞕急者死咳且羸瘦終脉鞕大者死咳而尿血羸瘦脉大者死

## 久咳嗽候

肺感於寒微者即成咳嗽久咳嗽是連滯歲月經久不瘥者死也凡五藏俱有咳嗽不已則各傳其府諸久嗽不已三焦受之其狀咳而腹滿不欲食飲寒氣聚於胃而關於肺使人多涕唾而變面浮腫氣逆故也

## 咳嗽短氣候

肺主氣候皮毛氣虛為微寒客皮毛入傷於肺則不足成咳嗽夫氣得溫則宣和得寒則否澀虛則氣不足而為寒所迫併聚上肺間不得宣發故令咳而短氣也

## 咳嗽上氣候

夫咳嗽上氣者肺氣有餘也肺感於寒微者則成咳嗽肺主氣氣有餘則喘咳上氣此為邪搏於氣氣壅不得宣發是為有餘故咳嗽而上氣也其狀喘咳上氣多涕唾而面目胕腫氣逆也

## 久咳嗽上氣候

久咳嗽上氣者是肺氣虛極風邪停滯故其病積月累年久不瘥則胸背痛面腫甚則唾膿血

## 咳嗽膿血候

咳嗽膿血者損肺損心故也肺主氣心主血肺感於寒微者

則成咳嗽嗽傷於陽脉則有血血與氣相隨而行咳嗽極甚傷血動氣俱乘於肺肺與津液相搏蘊結成膿故咳嗽而膿血也

久咳嗽膿血候

肺感於寒微者則成咳嗽咳嗽極甚傷於經絡血液蘊結故有膿血氣血俱傷故連滯積久其血黯瘀與膿相雜而出

呷嗽候

呷嗽者猶是咳嗽也其胷膈痰飲多者嗽則氣動於痰上搏喉咽之間痰氣相擊隨嗽動息呼呷有聲謂之呷嗽其與咳嗽大體雖同至於投藥則應加消痰破飲之物以此爲異耳

暴氣咳嗽候

肺主於氣候以毛人有運動役其氣外泄腠理則開因乘風取涼冷氣卒傷於肺即發成嗽故爲暴氣嗽其狀嗽甚而少



涎沫

咳逆候

咳逆者是咳嗽而氣逆上也氣爲陽流行府藏宣發腠理而氣肺之所主也咳病由肺虚感微寒所成寒搏於氣氣不得宣胃逆聚還肺肺則脹滿氣遂不下故爲咳逆其狀咳而胷滿而氣逆髆背痛汗出尻陰股膝腨骱胻足皆痛其湯熨針石別有正方補養宣導今附於後

養生方導引法云先以鼻內氣乃閉口咳還復以鼻內氣咳則愈向晨去枕正偃卧伸臂脛瞑目閉口無息極脹腹兩足再頃間吸腹仰兩足倍拳欲自微息定復爲之春三夏五秋七冬九蕩滌五藏津潤六府又云還向反望倒望不息七通治咳逆胷中病寒熱也

久咳逆候

肺感於寒微者則成咳嗽久咳嗽者是肺極虚故也肺既極虚氣還乘之故連年積月久不瘥夫氣久逆不下則變身面皆腫滿表裏虚氣往來乘之故也

咳嗽上氣候

肺虚感微寒而成咳咳而氣還聚於肺肺則脹是爲咳逆也邪氣與正氣相搏正氣不得宣通但逆上喉咽之間邪伏則氣靜邪動則氣奔上煩悶欲絕故謂之咳逆上氣也

久咳逆上氣候

肺感於寒微者則成咳嗽久咳逆氣虚則邪乘於氣逆奔上也肺氣虚極邪則停心時動時作故發則氣奔逆乘心煩悶欲絕少時乃定定後復發連滯經久也

咳逆上氣嘔吐候

五藏皆禀氣於肺肺感微寒則咳嗽也寒搏於氣氣聚還肺



而邪有動息邪動則氣奔逆上氣上則五藏傷動動於胃氣者則胃氣逆而嘔吐也此是肺咳連滯氣動於胃而嘔吐者也又有季夏脾王之時而脾氣虚不能王有寒氣傷之而咳嗽謂之脾咳其狀咳則右脇下痛陰陰引髆背甚則不可動動咳發脾與胃合脾咳不已則胃受之其狀咳嗽而嘔嘔甚則長蟲出是也凡諸咳嗽甚則嘔吐各隨證候知其府藏也

咳逆短氣候

肺虚爲微寒所傷則咳嗽嗽則氣還於肺間則肺脹肺脹則氣逆而肺本虚氣爲不足復爲邪所乘壅否不能宣暢故咳逆短乏氣也

## 淋病諸候 凡八論

諸淋候

諸淋者由腎虛而膀胱熱故也膀胱與腎爲表裏俱主水水入小腸下於胞行於陰爲溲便也腎氣通於陰陰津液下流之道也若飲食不節喜怒不時虛實不調則府藏不和致腎虛而膀胱熱也膀胱津液之府熱則津液內溢而流於睪水道不通水不上不下停積於胞腎虛則小便數膀胱熱則水下澀數而且澀則淋瀝不宣故謂之爲淋其狀小便出少起數小腹弦急痛引於齊

又有石淋勞淋血淋氣淋膏淋諸淋形證各隨名具說於後章而以一方治之者故謂之諸淋也其湯熨針石別有正方補養宣導今附於後

養生方導引法云偃臥令兩足布膝頭邪踵置尻口內氣振腹自鼻出氣去淋數小便

又云蹲踞高一尺許以兩手從外屈膝內入至足趺上急手



握足五指極力一通令內曲入利腰髖治淋

石淋候

石淋者淋而出石也腎主水水結則化爲石故腎客沙石腎虛爲熱所乘熱則成淋其病之狀小便則莖裏痛尿不能卒出痛引少腹膀胱裏急沙石從小便道出甚者塞痛令悶絕其湯熨針石別有正方補養宣導今附於後

養生方導引法云偃臥令兩足布膝頭邪踵置尻口內氣振腹鼻出氣去石淋莖中痛

氣淋候

氣淋者腎虛膀胱熱氣脹所爲也膀胱與腎爲表裏膀胱熱熱氣流入於胞熱則生實令胞內氣脹則小腹滿腎虛不能制其小便故成淋其狀膀胱小便皆滿尿澀常有餘瀝是也亦曰氣癃診其少陰脈數者男子則氣淋其湯熨針石別有正方補養宣導今附於後

養生方導引法云以兩足踵布膝除癃

又云偃臥令兩足布膝頭取踵置尻下以口內氣腹脹自極以鼻出氣七息除氣癃數小便莖中痛陰以下濕小腹痛膝不隨也

膏淋候

膏淋者淋而有肥狀似膏故謂之膏淋亦曰肉淋此腎虛不能制於肥液故與小便俱出也

勞淋候

勞淋者謂勞傷腎氣而生熱成淋也腎氣通於陰其狀尿留莖內數起不出引小腹痛小便不利勞倦即發也

熱淋候

熱淋者三焦有熱氣搏於腎流入於胞而成淋也其狀小便



赤澀亦有宿病淋今得熱而發者其熱甚則變尿血亦有小便後如似小豆羹汁狀者蓄作有時也

血淋候

血淋者是熱淋之甚者則尿血謂之血淋心主血血之行身通遍經絡循環府藏勞甚者則散失其常經溢滲入胞而成血淋也

寒淋候

寒淋者其病狀先寒戰然後尿是也由腎氣虛弱下焦受於冷氣入胞與正氣交爭寒氣勝則戰寒而成淋正氣勝戰寒解故得小便也

## 小便病諸候　凡八論

小便利多候

小便利多者由膀胱虛寒胞滑故也腎爲臟膀胱腎之府也其爲表裏俱主水腎氣下通於陰府既虛寒不能溫其藏故小便白而多其至夜尿偏甚者則內陰氣生是也

小便數候

小便數者膀胱與腎俱虛而有客熱乘之故也腎與膀胱爲表裏俱主水腎氣下通於陰此二經既虛致受於客熱虛則不能制水故令數小便熱則水行澀澀則小便不快故令數起也診其趺陽脉數胃中熱即消穀引食大便必鞕小便即數其湯熨針石別有正方補養宣導今附於後

養生方導引法云以兩踵布膝除數尿

又云偃臥令兩足布膝頭斜踵置尻口內氣振腹鼻出氣去小便數

小便不禁候



小便不禁者腎氣虛下焦受冷也腎主水其氣下通於陰腎虛下焦冷不能溫制其水液故小便不禁也

小便不通候

小便不通由膀胱與腎俱有熱故也腎主水膀胱爲津液之府此二經爲表裏而水行於小腸入胞者爲小便腎與膀胱既熱熱入於胞熱氣大盛故結澀令小便不通小腹脹滿氣急甚者水氣上逆令心急腹滿乃至於死診其脉緊而滑直者不得小便也

小便難候

小便難者此是腎與膀胱熱故也此二經爲表裏俱主水水行於小腸入胞爲小便熱氣在於藏府水氣則澀其熱勢極微故但小便難也診其尺脉浮小便難尺脉濡小便難尺脉緩小便難有餘瀝也

遺尿候

遺尿者此由膀胱虛冷不能約於水故也膀胱爲足太陽腎爲足少陰二經爲表裏腎主水腎氣下通於陰小便者水液之餘也膀胱爲津液之府府既虛冷陽氣衰弱不能約於水故令遺尿也診其脉來過寸口入魚際遺尿肝脉微滑遺尿左手關上脉沉爲陰陰絕者無肝脉也若遺尿尺脉實小腹牢痛小便不禁尺中虛小便不禁腎病小便不禁脉當沉滑而反浮大其色當黑反黃此土之剋水爲逆不治其湯熨針石別有正方補養宣導今附於後

養生方導引法云蹲踞高一尺許以兩手從外屈膝至足趺上急手握足五指極力一通令內曲入利腰髖治遺尿

尿牀候

夫人有於眠睡不覺尿出者是其禀質陰氣偏盛陽氣偏虛者則膀胱腎氣俱冷不能溫制於水則小便多或不禁而遺尿膀胱足太陽也爲腎之府腎爲足少陰爲藏與膀胱合俱主水凡人之陰陽日入而陽氣盡則陰受氣至夜半陰陽大會氣交則臥睡小便者水液之餘也從膀胱入於胞爲小便夜臥則陽氣衰伏不能制於陰所以陰氣獨發水下不禁故於眠睡而不覺尿出也



胞轉候

胞轉者由是胞屈辟小便不通名爲胞轉其病狀齊下急痛小便不通是也此病或由小便應下便強忍之或爲寒熱所迫此二者俱令水氣還上氣迫於胞使胞屈辟不得充張外水應入不得入內溲應出不得出外內相壅塞故令不通此病至四五日乃有致死者飽食食訖應小便而忍之或飽食訖而走馬或小便急因疾走或忍尿入房亦皆令胞轉或胞

落並致死

# 大便病諸候 凡五論

## 大便難候

大便難者由五藏不調陰陽偏有虛實謂三焦不和則冷熱并結故也胃爲水穀之海水穀之精化爲榮衛其糟粕行之於大腸以出也五藏三焦既不調和冷熱壅澀結在腸胃之間其腸胃本實而又爲冷熱之氣所結聚不宣故令大便難也

又云邪在腎亦令大便難所以爾者腎藏受邪虛而不能制小便則小便利津液枯燥腸胃乾澀故大便難又渴利之家大便亦難所以爾者爲津液枯竭致令腸胃乾燥診其左手寸口人迎以前脉手少陰經也脉沉爲陰陰實者病苦閉大



便不利腹滿四支重身熱若胃脹右手關上脉陰實者脾實也若腸中伏伏如牢狀大便難脉緊而滑直大便亦難趺陽脉微弦法當腹滿不滿者必大便難而脚痛此虛寒從上向下也其湯熨針石別有正方補養宣導今附於後

養生方導引法云偃卧直兩手捻左右脇除大便難腹痛腹中寒口內氣鼻出氣温氣咽之數十病愈

## 大便不通候

大便不通者由三焦五藏不和冷熱之氣不調熱氣偏入腸胃津液竭燥故令糟粕否結壅塞不通也其湯熨針石別有正方補養宣導今附於後

養生方導引法云龜行氣伏衣被中覆口鼻頭面正卧不息九通微鼻出氣治閉塞不通

## 大便失禁候

大便失禁者由大腸與肛門虛冷滑故也肛門大腸之候也俱主糟粕既虛弱冷滑氣不能温制故使失禁

## 關格大小便不通候

關格者大小便不通也大便不通謂之內關小便不通謂之外格二便俱不通爲關格也由陰陽氣不和榮衛不通故也陰氣大盛陽氣不得榮之曰內關陽氣大盛陰氣不得榮之曰外格陰陽俱盛不得相榮曰關格關格則陰陽氣否結於腹內脹滿氣不行於大小腸故關格而大小便不通也又風邪在三焦三焦約者則小腸痛內閉大小便不通日不得前後而手足寒者爲三陰俱逆三日死也診其脉來浮牢且滑直者不得大小便也

## 大小便難候

大小便難者由冷熱不調大小腸有遊氣遊氣在於腸間搏



於糟粕溲便不通流故大小便難也診其尺脉滑而浮大此爲陽干於陰其人苦小腹痛滿不能尿尿即陰中痛大便亦然其湯熨針石別有正方補養宣導今附於後

養生方導引法云正坐以兩手交背後名曰帶便愈不能大便利腹愈虛羸反叉兩手着背上推上使當心許跟坐反到九通愈不能大小便利愈腹虛羸也

重刊巢氏諸病源候總論卷之十四

## 五藏六府病諸候 凡十三論

### 肝病候

肝象木王於春其脉弦其神魂其候目其華在爪其充在筋其聲呼其臭臊其味酸其液泣其色青其藏血足厥陰其經也與膽合膽爲府而主表肝爲藏而主裏肝氣盛爲血有餘則病目赤兩脇下痛引小腹善怒氣逆則頭眩耳聾不聰頰腫是肝氣之實也則宜瀉之肝氣不足則病目不明兩脇拘急筋攣不得太息爪甲枯面青善悲恐如人將捕之是肝氣之虛也則宜補之於四時病在肝愈於夏夏不愈甚於秋秋不死持於冬起於春於日愈在丙丁丙丁不愈加於庚辛庚辛不死持於壬癸起於甲乙於時平旦慧下晡甚夜半靜禁當



風肝部左手關上是也平肝脉來綽綽如按琴瑟之絃如揭長竿春以胃氣爲本春肝木王其脉絃細而長是平脉也反得微澀而短者是肺之乘肝金之剋木大逆十死不治反得浮大而洪者是心乘肝子之乘母雖病當愈反得沈濡滑者是腎乘肝母之歸子雖病當愈反得大而緩者是脾之乘肝爲土之陵木土之畏木雖病不死肝脉來盛實而滑如循長竿曰平肝病脉來急益勁如新張弓弦曰肝死真肝脉至中外急如循刀刃頤頤然如新張弓弦色青白不澤毛折乃死

養生方云春三月此謂發陳天地俱生萬物以榮夜卧早起闊步於庭被髮緩形以使春志生生而勿殺與而勿奪賞而勿罰此春氣之應也養生之道也逆之則傷於肝夏變爲寒則奉長生者少

又云肝藏病者愁憂不樂悲思嗔怒頭旋眼痛呵氣出而愈



### 心病候

心象火王於夏其脉如鉤而洪大其候舌其聲言其臭焦其味苦其液汗其養血其色赤而藏神手少陰其經也與小腸合小腸爲府而主表心爲藏而主裏心氣盛爲神有餘則病胷內痛脇支滿脇下痛膺背髆胛間痛兩臂內痛喜笑不休是心氣之實也則宜寫之心氣不足則胷腹大脇下與腰背相引痛驚悸恍惚少顏色舌本強善憂悲是爲心氣之虛也則宜補之於四時病在心愈於長夏長夏不愈甚於冬冬不死持於春起於夏於日愈在戊己戊己不愈加於壬癸壬癸不死持於甲乙起丙丁於時日中慧夜半甚平旦靜禁溫衣熱食心部在左手寸口是也寸口脉來累累如連珠如循琅玕曰平心夏以胃氣爲本夏心火王其脉浮洪大而散名曰平脉也反得沈濡滑者是腎之乘心水之剋火爲大逆十死不



治反得弦而長是肝乘心母歸子雖病當愈反得大而緩是脾乘心子之乘母雖病當愈反得微澀而短是肺之乘心金之陵火爲微邪雖病不死病心脉來喘喘連屬其中微曲曰心病死心脉前曲後居如操帶鉤曰心死真心脉至堅而搏如循薏苡子累累然其色赤黑不澤毛折乃死

養生方云夏三月此謂蕃莠天地氣交萬物英實夜卧早起無厭於日使志無怒使華英成秀使氣得泄若所愛在外此夏氣之應養長之道也逆之則傷心秋爲痎瘧其湯熨鍼石別有正方補養宣導今附於後

養生方導引法云心藏病者體有冷熱若冷呼氣入若熱吹氣出

又云左卧口內氣鼻出之除心下不便也

### 脾病候

脾象土王於長夏其脉緩其候口其聲歌其臭香其味甘其液涎其養形肉其色黃而藏意足太陰其經也與胃合胃為府主表脾為藏主裏脾氣盛為形有餘則病腹脹溲不利身重苦飢足痿不收行善瘛脚下痛是為脾氣之實也則宜瀉之脾氣不足則四支不用後泄食不化嘔逆腹脹腸鳴是為脾氣之虛也則宜補之於四時病在脾愈在秋秋不愈甚於春春不死持於長夏愈於庚辛庚辛不愈加於甲乙甲乙不死持於丙丁起於戊己於時日昳慧平旦甚下晡靜脾欲緩急食甘以緩之用苦以瀉之甘以補之禁溫食飽食濕地濡衣脾部在右手關上是也六月脾土王其脉大阿阿而緩名曰平脉也長夏以胃氣為本反得弦而急是肝之乘脾木之乘土為大逆十死不治反得微濇而短是肺之乘脾子之剋母不治自愈反得浮而洪者是心乘脾母之歸子當瘥不死反得沉濡而滑者是腎之乘脾水之陵土為微邪當瘥脾脉長長而弱來踈去概再至曰平三至曰離經四至曰奪精五至曰死六至曰命盡病脾脉來實而盛數如雞舉足曰脾病死脾脉來堅銳如烏之啄如鳥之距如屋之漏如水之溜曰脾死真脾脉弱而乍數乍踈然其色青黃不澤毛折乃死

養生方云脾藏病者體面上遊風習習痛身體癢煩悶疼痛用嘻氣出

## 肺病候

肺象金王於秋其脉如毛而浮其候鼻其聲哭其臭腥其味辛其液涕其養皮毛其藏氣其色白其神魄手太陰其經與大腸合大腸為府主表肺為藏主裏肺氣盛為氣有餘則病喘欬上氣肩背痛汗出尻陰股膝踹脛足皆痛是為肺氣之實也則宜瀉之肺氣不足則少氣不能報息耳聾嗌乾是為肺氣之虛也則宜補之於四時病在肺愈在冬冬不愈甚於夏夏不死持於長夏起於秋於日愈在壬癸壬癸不愈加於丙丁丙丁不死持於戊己起於庚辛禁寒飲食寒衣於時下晡慧夜半靜日中甚肺欲收急食酸以收之用辛瀉之肺部在右手關前寸口是也平肺脉微短濇如毛秋以胃氣為本病肺脉來上下如循雞羽曰病肺病其色白身體但寒無熱時時欲欬其脉微遲為可治秋金肺王其脉浮濇而短是曰平脉也反得浮大而洪者是心之乘肺火之剋金為大逆十死不治也反得沉濡而滑者是腎之乘肺子之乘母病不治自愈反得緩大而長阿阿者是脾之乘肺母之歸子雖病當愈反得弦而長者是肝之乘肺木之陵金為微邪雖病當愈肺脉來泛泛而輕如微風吹鳥背上毛再至曰平三至曰離經四至曰奪精五至曰死六至曰命盡死肺脉來如物之浮如風吹毛曰肺死秋胃微毛曰平胃氣少毛多曰肺病但如毛無胃氣曰死毛有弦曰春病弦甚曰今病真肺脉至大如虛如毛羽中人膚然其色赤白不澤毛折乃死

養生方云多語則氣爭肺脹口燥

又云秋三月此謂容平天氣以急地氣以明早卧早起與雞俱興使志安寧以緩秋形收斂神氣使秋氣平無外其志使肺氣清此秋氣之應也收養之道也逆之則傷肺冬為飧泄其湯熨針石別有正方補養宣導今附於後

養生方導引法云肺臟病者體胸背痛滿四支煩悶用噓氣出以兩手據地覆之口內氣鼻出之除胸中肺中病也

## 腎病候

腎象水王於冬其脉如石而沉其候耳其聲呻其臭腐其味

鹹其液唾其養骨其色黑其神志足少陰其經也與膀胱為府主表腎為藏主裏腎氣盛為志有餘則病腹脹飧泄體腫喘欬汗出憎風面目黑小便黃是為腎氣之實也則宜瀉之腎氣不足則厥腰背冷胷內痛耳鳴苦聾是為腎氣之虛也則宜補之腎病者腹大體腫喘欬汗出憎風虛則胷中痛於四時病在腎愈在春春不愈甚於長夏長夏不死待於秋起於冬於日愈於甲乙甲乙不愈甚於戊己戊己不死待於庚辛起於壬癸無犯壓垢無衣炙衣於時夜半慧日乘四季甚下晡靜腎欲堅急食苦以堅之鹹以瀉之苦亦補之腎部在左手關後尺中是也腎脉來如引葛按之益堅曰腎病腎風水其脉大緊身無痛形不瘦不能食善驚驚以心萎者死冬腎水王其脉沈濡而滑名曰平脉也反得浮大而緩者是脾之乘腎土之剋水為大逆十死不治反得浮濇而短者是肺



之乘腎母之歸子為虛邪雖病易可治反得弦細長者是肝之乘腎子之乘母為實邪雖病自愈反得浮大而洪者是心之乘腎火之陵水雖病治之不死也腎死脉來發如奪索辟辟如彈石曰腎死冬胃微石曰平胃少石多曰腎病但石無胃曰死石而有鉤曰夏病鉤甚曰今病藏真下於腎腎藏骨髓之氣真脉至搏而絕如彈石辟辟然其色黃黑不澤毛折乃死諸真藏見者皆死不治

養生方云冬三月此謂閉藏水冰地坼無擾乎陽早卧晚起必待日光使志若伏匿若有私意若已有得去寒就溫無泄皮膚使氣亟奪此冬氣之應也養藏之道也逆之則傷腎春為痿厥其湯熨針石別有正方補養宣導今附於後

養生方導引法云腎藏病者咽喉窒塞腹滿耳聾用呬氣出

又云兩足交坐兩手捉兩足解谿挽之極勢頭仰來去七七去腎氣癃塞

膽病候

膽象木王於春足少陽其經也肝之府也謀慮出焉諸府藏皆取決斷於膽其氣盛為有餘則病腹內冒冒不安身軀習習是為膽氣之實也則宜瀉之膽氣不足其氣上溢而口苦善太息嘔宿汁心下澹澹如人將捕之嗌中介介數唾是為膽氣之虛也則宜補之

小腸病候

小腸象火王於夏手太陽其經也心之府也水液之下行為溲便者流於小腸其氣盛為有餘則病小腸熱焦竭乾濇小腸䐜脹是為小腸之氣實也則宜瀉之小腸不足則寒氣客之腸病驚跳不言乍來乍去是為小腸氣之虛也則宜補之

胃病候



胃象土王於長夏足陽明其經也脾之府也為水穀之海諸藏府皆受水穀之氣於胃氣盛為有餘則病腹䐜脹氣滿是為胃氣之實也則宜瀉之胃氣不足則飢而不受水穀飧泄嘔逆是為胃氣虛也則宜補之胃脉實則脹虛則泄關脉滑胃內有寒脉滑為實氣滿不欲食關脉浮積熱在胃內

大腸病候

大腸象金王於秋手陽明其經也肺之府也為傳導之官變化糟粕出焉其氣盛為有餘則病腸內切痛如錐刀刺為休息腰背寒痺攣急是為大腸氣之實則宜瀉之大腸氣不足則寒氣客之善泄是大腸之氣虛也則宜補之診其右手寸口脉手陽明經也脉浮則為陽陽實者大腸實也苦腸切痛如錐刀刺無休息時

膀胱病候

膀胱象水王於冬足太陽其經也腎之府也五穀五味之津液悉歸於膀胱氣化分入血脉以成骨髓也而津液之餘者入胞則為小便其氣盛為有餘則病熱胞濇小便不通小腹偏腫痛是為膀胱氣之實也則宜瀉之膀胱氣不足則寒氣客之胞滑小便數而多也面色黑是膀胱氣之虛也則宜補之其湯熨針石別有正方補養宣導今附於後

養生方導引法云蹲坐欹身努兩手向前仰掌極勢左右轉身腰三七去膀胱內冷血風骨節急強

又云互跪調和心氣向下至足意裏想氣索索然流布得所始漸漸平身舒手傍肋如似手掌內氣出氣不止面覺急悶即起背至地來去二七微減膝頭冷膀胱宿病腰脊強臍下冷悶

三焦病候



三焦者上焦中焦下焦是也上焦之氣出於胃上口並咽以貫膈布胷內走腋循太陰之分而行上至舌下至足陽明常與榮衛俱行於內而不出也

中焦之氣亦並於胃口出上焦之後此受氣者泌糟粕承津液化為精微上注於肺脉乃化而為血主不上不下也

下焦之氣別廻腸注於膀胱而滲入焉主出而不內故水穀常幷居於胃成糟粕而俱下於大腸也謂此三氣焦乾水穀分別清濁故名三焦三焦為水穀之道路氣之所終始也三焦氣盛為有餘則脹氣滿於皮膚內輕輕然而不牢或小便濇或大便難是為三焦之實也則宜瀉之三焦之氣不足則寒氣客之病遺尿或泄利或胷滿或食不消是三焦之氣虛也則宜補之診其寸口脉遲上焦有寒尺脉遲下焦有寒尺脉浮者客陽在下焦

五藏橫病候

夫五藏者肝象木心象火脾象土肺象金腎象水其氣更休更王互虛互實自相乘剋內生於病此為正經自病非外邪傷之也若寒温失節將適乖理血氣虛弱為風濕陰陽毒氣所乘則非正經自生是外邪所傷故名橫病也其病之狀隨邪所傷之藏而形證見焉其湯熨針石別有正方補養宣導今附于後

養生方導引法云從膝以下有病當思臍下有赤光內外連沒身也從膝以上至腰有病當思脾黃光從腰以上至頭有病當思心內赤光病在皮膚寒熱者當思肝內青綠光皆當思其光內外連而没已身閉氣收光以照之此消疾却邪甚驗篤信精思行之病無不愈

脾脹病候



脾脹病有是脾虛為風邪所乘正氣與邪氣交結令脾氣宣調擁聚而脹也其病喜噦四支急體重不能勝衣也

重刊巢氏諸病源候總論卷之十五

重刊巢氏諸病源候總論卷之十六

# 心痛病諸候　凡五論

## 心痛候

心痛者風冷邪氣乘於心也其痛發有死者有不死者有久成疹者心爲諸藏主而藏神其正經不可傷傷之而痛爲真心痛朝發夕死夕發朝死心有支別之絡脉其爲風冷所乘不傷於正經者亦令心痛則乍間乍甚故成疹不死又心爲火與諸陽會合而手少陰心經也若諸陽氣虚少陰之經氣逆謂之陽虚陰厥亦令心痛其痛引喉是也又諸藏虚受病氣乘於心者亦令心痛則心下急痛謂之脾心痛也足太陰爲脾之經與胃合足陽明爲胃之經氣虚逆乘心而痛其狀腹脹歸於心而痛甚謂之胃心痛也腎之經足少陰是也與膀胱合膀胱之經足太陽是也此二經俱虚而逆逆氣乘心而痛者其狀下重不自伏時苦泄寒中爲腎心痛診其心脉急者爲心痛引背食不下寸口脉沉緊若心下有寒時痛關上脉緊心下苦痛左手寸口脉沉則爲陰陰絶者無心脉也苦心下毒痛

## 久心痛候

心爲諸藏主其正經不可傷傷之而痛者則朝發夕死夕發朝死不暇展治其久心痛者是心之支別絡爲風邪冷熱所乘痛也故成疹不死發作有時經久不瘥也

## 心懸急懊痛候

心與小腸合爲表裏俱象於火而火爲陽氣也心爲諸藏主故正經不受邪若爲邪所傷而痛即死若支別絡爲風邪所乘而痛則經久成疹其痛懸急懊者是邪迫於陽氣不得宣暢壅瘀生熱故心如懸而急煩懊痛也

## 心痛多唾候

心痛而多唾者停飲乘心之絡故也停飲者水液之所爲也心氣通於舌心與小腸合俱象火小腸心之府也其水氣下行於小腸爲溲便則心絡無有停飲也膀胱與腎俱象水膀胱爲腎之府主藏津液腎之液上爲唾腎氣下通於陰若府藏和平則水液下流宣利若冷熱相乘致府藏不調津液水飲停積上迫於心令心氣不宣暢故痛而多唾也

## 心痛不能飲食候

心痛而不能飲食者積冷在内客於脾而乘心絡故也心陽氣也冷陰氣也冷乘於心陰陽相乘冷熱相擊故令痛也脾主消水穀冷氣客之則脾氣冷弱不勝於水穀也心爲火脾爲土是母子也俱爲邪所乘故痛復不能飲食也



# 腹痛病諸候　凡四論

## 腹痛候

腹痛者由府藏虚寒冷之氣客於腸胃募原之間結聚不散正氣與邪氣交爭相擊故痛其有陰氣搏於陰經者則腹痛而腸鳴謂之寒中是陽氣不足陰氣有餘者也診其寸口脉沉而緊則腹痛尺脉緊臍下痛脉沉遲腹痛脉來觸觸者少腹痛脉陰弦則腹痛凡腹急痛此裏之有病其脉當沉若細而反浮大故當愈矣其人不即愈者必當死以其病與脉相反故也其湯熨針石別有正方補養宣導今附於後

養生方導引法云治股脛手臂痛法屈一脚臂中所痛者正偃卧口鼻閉氣腹痛以意推之想氣往至痛上俱熱即愈

又云偃卧展兩脛兩手仰足指以鼻内氣自極七息除腹中

心急切痛
【又云】偃卧口内氣鼻出之除裏急飽咽氣數十令温中寒乾吐嘔腹痛口内氣七十所大振腹咽氣數十兩手相摩令熱以摩腹令氣下
【又云】偃卧仰兩足兩手鼻内氣七息除腹中弦切痛

又腹痛候

又腹痛者藏府虚而有寒客於腹内連滯不歇發作有時發則腸鳴而腹絞痛謂之寒中是冷搏於陰經令陽氣不足陰氣有餘也寒中久痛不瘥冷入於大腸則變下痢所以然者腸鳴氣虚故也腸虚則泄故變下痢也

腹脹候

腹脹者由陽氣外虚陰氣内積故也陽氣外虚受風冷邪氣風冷陰氣也冷積於府藏之間不散與脾氣相擁虚則脹故



腹滿而氣微喘診其脉右手寸口氣口以前手陽明經也脉浮爲陽按之牢強謂之爲實陽實者病腹滿氣喘嗽左手關上脉足少陽經也陰實者病腹脹滿煩擾不得卧也關脉實即腹滿響關上脉浮而大風在胃内腹脹急心内澹澹食欲嘔逆關脉浮腹滿不欲食脉浮爲是虚滿左手尺中神門以後脉足少陰經沉者爲陰陰實者病苦小腹滿左手尺中陰實者腎實也苦腹脹善鳴左手關後尺中脉浮爲陽陽實者膀胱實也苦少腹滿引腰痛脉來外澀者爲奔腹脹滿也病苦腹滿而喘脉反滑利而沉皆爲逆死不治腹脹脉浮者生虚小者死其湯熨鍼石别有正方補養宣導今附於後
養生方導引法云蹲坐住心捲兩手發心向下左右手揺臂遞互欹身盡髆勢捲頭築肚兩手衝脉至臍下來去三七漸去腹脹肚急悶食不消化
【又云】腹中苦脹有寒以口呼出氣三十過止
【又云】若腹中滿食飲苦飽端坐生腰以口内氣數十滿吐之以便爲故不便復爲之有寒氣腹中不安亦行之
【又云】端坐生腰口内氣數十除腹滿食飲過飽寒熱腹中痛病　【又云】兩手向身側一向偏相極勢發頂足氣散下欲似爛物解散手掌指直舒左右相皆然去來三七始正身前後轉動膊腰七去腹肚脹膀胱腰脊臂冷血脉急強悸也
【又云】苦腹内滿飲食善飽端坐生腰以口内氣數十以便爲故不便復爲
【又云】脾主土土暖如人肉如始得發汗去風冷邪氣若腹内有氣脹先須暖足摩上下并氣海不限遍數多爲佳始得左迴右轉三七和氣如用腰身内一日一十三法迴轉三百六十骨節動脉搖筋氣血布澤二十四氣和潤藏府均調和氣出



頭動搖振手氣向上心氣向下分明知去來莫問平手欲腰轉身摩氣蹙迴動盡心氣放散送至湧泉一一不失氣之行度用之有益不解用者疑如氣亂

又腹脹候

又腹脹者此由風冷邪氣在腹内不散與藏府相搏脾虚故脹其脹不已連滯停積時瘥時發則成久脹也久脹不已則食不消而變下痢所以然者脾胃爲表裏脾主消水穀胃爲水穀之海脾虚寒氣積久脾氣衰弱故食不消也而冷移入大腸大腸爲水穀糟粕之道路虚而受冷故變爲痢也

## ○心腹痛病諸候　凡七論

心腹痛候

心腹痛者由府藏虚弱風寒客於其間故也邪氣發作與正

氣相擊上衝於心則心痛下攻於腹則腹痛下上相攻故心腹絞痛氣不得息診其脉左手寸口人迎以前脉手少陰經也沉者為陰陰虛者病苦心腹痛難以言心如寒狀心腹疞痛不得息脉細小者生大堅疾者死心腹痛脉沉細小者生浮大而疾者死其湯熨針石別有正方補養宣導今附於後

養生方導引法云行大道常度日月星辰清淨以雞鳴安身臥漱口三咽之調五藏殺蠱蟲令人長生治心腹痛

## 久心腹痛候

久心腹痛者由寒客於府藏之間與血氣相搏隨氣下上攻擊心腹絞結而痛藏氣虛邪氣盛停積成疹發作有時為久心腹痛也然心腹久痛冷氣結聚連年積歲日月過深變為寒疝

## 心腹相引痛候



心腹相引痛者足太陰之經與絡俱虛為寒冷邪氣所乘故也足太陰是脾之脉起於足大指之端上循屬脾絡胃其支脉復從胃別上注心經入於胃絡注於心此二脉俱虛為邪所乘正氣與邪氣交爭在於經則胃脘急痛在於絡則心下急痛經絡之氣往來邪正相擊在於其間所以心腹相引痛也診其脉太陽脉厥逆斷急攣心痛引於腹也

## 心腹脹候

心腹脹者藏虛而邪氣客之乘於心脾故也足太陰脾之經也脾虛則脹足少陰腎之經也其脉起於足小指之下循行上絡膀胱其直者從腎上入肺其支者從肺出絡於心藏虛邪氣客於二經與正氣相搏積聚在內氣并於脾脾虛則脹故令心腹煩滿氣急而脹也診其脉遲而滑者脹滿也其湯熨針石別有正方補養宣導今附於後

養生方導引法云伸右脛屈左膝內壓之五息引脾去心腹寒熱胷臆邪脹依經為之引脾中熱氣出去腹中寒熱胷臆中邪氣脹滿久行無有寒熱時節之所中傷名為真人之方

## 久心腹脹候

久心腹脹者由府藏不調寒氣乘之入并於心脾脾虛則脹停積成疹有時發動故為久也久脹不已脾虛寒氣積胃氣亦冷脾與胃為表裏也此則府藏俱冷令飲食不消若寒移入大腸則變下痢

## 胷脇痛候

胷脇痛者由膽與肝及腎之支脉虛為寒氣所乘故也足少陽膽之經也其支脉從目兊貫眥目下行至胷脇裏足厥陰肝之經也其支脉起足大指叢毛上循入貫膈布脇肋足少陰腎之經也其支脉從肺出絡心注胷此三經之支脉並循行胷脇邪氣乘於胷脇故傷其經脉邪氣之與正氣交擊故令胷脇相引而急痛也診其寸口脉弦而滑弦即為痛滑即為實痛即為急實即為躁弦滑相搏即胷脇搶息痛也

## 卒苦煩滿又胷脇痛欲死候



此由手少陽之絡脉虛為風邪所乘故也手少陽之脉起小指次指之端上循入缺盆布膻中散絡心包風邪在其經邪氣迫於心絡心氣不得宣暢故煩滿乍上攻於胷或下引於脇故煩滿而又胷脇痛也若經久邪氣留連搏於藏則成積搏於府則成聚也

重刊巢氏諸病源候總論卷之十六

重刊巢氏諸病源候總論卷之十七

# 痢病諸候　凡四十論

## 水穀痢候

水穀痢者由體虛腠理開血氣虛春傷於風邪氣留連在肌肉之內後遇脾胃大腸虛弱而邪氣乘之故爲水穀痢也脾與胃爲表裏胃者脾之府也爲水穀之海脾者胃之藏也其候身之肌肉而脾氣主消水穀水穀消其精化爲榮衛中養藏府充實肌膚大腸肺之府也爲傳導之官化物出焉水穀之精化爲血氣行於經脈其糟粕行於大腸也肺與大腸爲表裏而肺主氣其候身之皮毛春陽氣雖在表而血氣尚弱其飲食居處運動勞役血氣虛者則爲風邪所傷客在肌肉之間後因脾胃氣虛風邪又乘虛而進入於腸胃其脾氣弱則不能剋制水穀故糟粕不結聚而變爲痢也又新食竟取風名爲胃風其狀惡風頭多汗膈下塞不通食飲不下腹滿形瘦腹大失衣則䐜滿食寒則洞泄其洞泄者痢無度也若胃氣竭者痢絕則死診其脈微手足寒難治也脈大手足溫易治下白沫脈沉則生浮則死身不熱脈不懸絕滑大者生懸濇者死以藏期之也脈絕而手足寒者死脈還手足溫者生脈不還者死脈時小絕者生洪大數者死懸絕濇者死細微而濇者生緊大而滑者死得微緒絕脈者不死

養生方云秋三月此謂容平天氣以急地氣以明早臥早起與雞俱興使志安寧以緩秋刑收斂神氣使秋氣平無外其志使肺氣精此秋氣之應也收養之氣也逆之則傷肺冬爲飧泄

又云正月勿食未成核菓及桃棗發癰癤不爾發寒熱變黃疸又爲泄痢

## 久水穀痢候

夫久水穀痢者由脾胃大腸虛弱風邪乘之則泄痢虛損不復遂連滯涉引歲月則爲久痢也然痢久則變嘔噦胃弱氣逆不下食故嘔逆也氣逆而外冷氣乘之與胃氣相折不通故噦也嘔又變爲䘌䘌蟲動食於五藏也凡諸蟲在人腹內居腸胃之間痢則腸胃虛弱蟲動侵食若上食於藏則心悶齒斷紫黑唇白齒斷生瘡下食於肛門則穀道傷爛而開也亦有變爲水腫所以然者水氣入胃腸虛則泄大腸金也脾土也金土母子也脾候身之肌肉性本剋消水穀也痢由脾弱腸虛金土氣衰母子俱病不復相扶不能剋水致水氣流溢浸漬肌肉故變腫也亦有不及成腫而五藏傷敗水血並下而五藏五色隨之而出謂之五液俱下也凡如此者多死而嘔噦腫䘌治之時有瘥者若五液俱下者必死五藏傷敗故也



## 赤白痢候

凡痢皆由榮衛不足腸胃虛弱冷熱之氣乘虛入客於腸間虛則泄故爲痢也然其痢而赤白者是熱乘於血血滲腸內則赤也冷氣入腸搏腸間津液凝滯則白也冷熱相交故赤白相雜重者狀如膿涕而血雜之輕者白膿上有赤脈薄血狀如魚脂腦世謂之魚腦痢也

## 久赤白痢候

久赤白痢者是冷熱乘於血血滲腸間與津液相雜而下甚者腸虛不復故赤白連滯久不瘥也凡痢久不瘥脾胃虛弱則變嘔噦胃弱氣逆故嘔也氣逆而外有冷折之不通故噦亦變爲䘌䘌蟲食人五藏也三尸九蟲常居人腸胃腸胃虛則動上食於五藏則心懊而悶齒斷唇口並生瘡下食於腸則

肛門傷爛而穀道開也輕者可治重者致死也

### 赤痢候

此由腸胃虛弱為風邪所傷則挾熱熱乘於血則流滲入腸與痢相雜下故為赤痢

### 久赤痢候

久赤痢者由體虛熱乘於血血滲腸間故痢赤腸胃虛不平復其熱不退故經久不差胃氣逆則變嘔噦也胃虛穀氣衰蟲動侵食則變為𧏾

### 血痢候

血痢者熱毒折於血入大腸故也血之隨氣循環經絡通行藏府常無停積毒熱氣乘之遇腸虛者血滲入於腸腸虛則泄故為血痢也身熱者死身寒者生診其關上脈芤大便去血暴下血數升也



### 久血痢候

此由體虛受熱熱折於血血滲入腸故成血痢熱不歇胃虛不復故痢血久不差多變嘔噦及為濕𧏾

### 膿血痢候

夫春陽氣在表人運動勞役腠理則開血氣虛者傷於風至夏又熱氣乘之血性得熱則流散其遇大腸虛血滲入焉與腸間津液相搏積熱蘊結血化為膿腸虛則泄故成膿血痢也所以夏月多苦膿血痢腸胃虛也秋冬診其脾脈微濇者為內潰多下血膿又脈懸絕則死滑大則生脈微小者生實急者死脈沉細虛遲者生數疾大而有熱者死

### 久膿血痢候

久膿血痢者熱毒乘經絡血滲腸內則變為膿血痢熱久不歇腸胃轉虛故痢久不斷皆變成濕𧏾及嘔噦也

### 冷痢候

冷痢者由腸胃虛弱受於寒氣腸虛則泄故為冷痢也凡痢色青色白色黑並皆為冷痢色黃色赤並是熱也故痢色白食不消謂之寒中也診其脈沉則生浮則死也

### 久冷痢候

久冷痢者由腸虛而寒積故冷痢久不斷也而禀丘公說云諸下悉寒也凡人腸中大便有寒則常鴨溏有熱則傎鞠人見病身體發熱而下便謂熱下非也平常恒自將節飲食衣被調適其人無宿寒者大便自調強人適發越薄衣冷飲食表有熱不覺裏冷而胃內潛冷冷即下也今始發熱而下當與理中湯加大附子一枚連服三四劑重覆令微汗出微汗出則熱除不復思冷胃氣溫暖下與發熱俱瘳矣宿寒之家其人常自患冷躡濕地若足踏凍地或衣被薄皆發風下最惡何謂風下當風吹腰腹冷氣徹裏而暴下者難治也久痢胃虛氣逆則變嘔嘔而氣逆遇冷折之氣逆不通則變噦亦變濕𧏾也胃虛蟲動故也



### 熱痢候

此由腸胃虛弱風邪挾熱乘之腸虛則泄故為熱痢也其色黃若熱甚黃而赤也

### 久熱痢候

此由腸虛熱積其痢連滯故久不瘥也痢久胃氣虛則變嘔嘔而氣逆遇冷折之氣不通則變噦亦變濕𧏾也胃虛蟲動故也

### 冷熱痢候

夫冷熱痢者由腹胃虛弱宿有寒而為寒熱所傷冷熱相乘其痢乍黃乍白是也若熱搏於血血滲腸間則變為血痢也

而冷伏腸内搏津液則變凝白則成白滯亦變赤白痢也其湯熨針石別有正方補養宣導今附於後

養生方導引法云泄下有寒者微引氣以息内腹徐吹欲息以鼻引氣氣足復前即愈其有熱者微呼以去之

雜痢候

雜痢謂痢色無定或水穀或膿血或青或黄或赤或白變雜無常或雜色相兼而痢也挾熱則黄赤熱甚則變膿血也冷則白冷甚則青黑皆由飲食不節冷熱不調胃氣虚故變易

休息痢候

休息痢者胃脘有停飲因痢積久或冷氣或熱氣乗之氣動於飲則飲動而腸虚受之故為痢也冷熱氣調其飲則静而痢亦休也腸胃虚弱易為冷熱其邪氣或動或静故其痢乍發乍止謂之休息痢也



白滯痢候

白滯痢者腸虚而冷氣客之搏於腸間津液凝滯成白故為白滯痢也

痢如膏候

痢如膏者是由藏府虚冷冷氣入於大腸成痢冷氣積腸又虚滑脂凝如膏也

蟲注痢候

此由歳時寒暑不調則有濕毒之氣傷人隨經脉血氣漸至於藏府大腸虚者毒氣乗之毒氣挾熱與血相搏則成血痢也毒氣侵食於藏府如病蠱注之家痢血雜膿瘀黒有片如雜肝與血雜下是也

腸蠱痢候

腸蠱痢者冷熱之氣入在腸間先下赤後下白連年不愈侵傷於藏府下血雜白如病蠱之狀名為腸蠱也

下痢便腸垢候

腸垢者腸間津汁垢膩也由熱痢蘊積腸間虚滑所以因下痢而便腸垢也

不伏水土痢候

夫四方之氣温凉不同隨方嗜欲因以成性若移其舊土多不習伏必因飲食以入腸胃腸胃不習便為下痢故名不伏水土痢也即水穀痢是也

嘔逆吐痢候

嘔逆吐痢者由腸胃虚邪氣并之藏府之氣自相乗剋也脉經云心乗肝則吐痢心火也肝木也火木子母也火乗於木子扶母也此為二藏偏實也大腸金也胃土也金土母子也大腸虚則金氣衰微不能扶土致令胃氣虚弱此兩府偏虚



也木性剋土火性剋金是為火木相扶心肝俱盛而金畏於火土畏於木則為腸胃皆弱腸虚弱則泄痢胃虚弱則嘔吐故逆而復吐利也診其關上脉數其人吐跗陽脉微而濇微則下痢濇即吐逆也

痢兼煩候

春傷於風邪氣留連因飲食不節腸胃虚弱邪氣乗之則變為痢痢則府藏俱虚水氣相并上乗於心心氣不宣暢否滿在内故令痢而兼煩者也

痢兼渴候

夫水穀之精化為血氣津液以養藏府藏府虚受風邪邪入於腸胃故痢痢則津液空竭府藏虚燥故痢而兼渴也渴而引飲則痢不止翻益水氣脾胃已虚不能剋消水水氣流溢浸漬肌肉則變腫也

下痢口中及腸內生瘡候

凡痢口裏生瘡則腸間亦有瘡也所以知者猶如傷寒熱䘌內
胃爛身則發瘡也此由挾熱痢藏虛熱氣內結則瘡生腸間
熱氣上衝則瘡生口裏然腸間口裏生瘡皆胃之虛熱也胃
虛穀氣弱則九蟲三尸發動則變成䘌

痢兼腫候

痢兼腫者是痢久脾虛水氣在於肌肉之所爲也脾與胃合
俱象土脾候身之肌肉胃爲水穀之海而以脾氣剋消水穀
也風邪在內腸胃虛弱則水穀變爲痢也膀胱與腎合俱象
水膀胱爲津液之府小腸與心合俱象火而津液之水行於
小腸下爲小便也土性本剋水今因痢脾胃虛弱土氣衰微
不能剋制於水致令水得妄行不流於小腸而浸漬藏府散
流皮膚與氣相搏腠理壅閉故痢而腫也



痢穀道腫痛候

是由風冷客於腸胃腸胃虛則痢痢久腸虛風邪客於肛門
邪氣與真氣相搏故令疼痛也

痢後虛煩候

夫體虛受風冷風冷入於腸故痢痢後虛煩者由府藏尚虛
逆氣內搏之所爲也水穀之精以養藏府痢則水穀減耗致
令府藏微弱痢斷之後氣未調理不能宣暢則膚腠還相搏
藏府藏府既虛而使氣還相搏故令虛煩

痢後腫候

痢後腫由脾胃尚虛肌肉爲風水所乘故也脾胃虛弱受於
風邪則水穀變成痢脾與胃爲表裏俱象土胃爲水穀之海
脾候肌肉土性剋水而痢者則脾胃虛弱土氣衰微不能剋
水令水妄行散溢肌肉痢雖得斷水猶未消肌肉先受風邪
風水相搏膚腠閉塞而成腫也

痢後不能食候

痢後不能食由脾胃虛弱氣逆胷間之所爲也風邪入於腸
胃而痢痢則水穀減耗脾胃虛弱痢斷之後脾胃尚虛不勝
於食邪搏於氣逆上胃弱不能食

痢後腹痛候

痢後腹痛者體虛受風冷風冷入於腸胃則痢後腹痛是藏
氣猶虛風冷餘熱未盡藏府未平復冷氣在內與藏府相搏
真邪相擊故令腹痛也

痢後心下逆滿候

痢後而心下逆滿此由藏虛心下有停飲氣逆乘之所爲也
風邪入腸胃則下痢下痢則府藏虛弱痢斷之後府藏猶未
調和邪氣尚不消盡邪乘於氣則氣逆與飲食相搏而上故



令心下逆滿也

脫肛候

脫肛者肛門脫出也多因久痢後大腸虛冷所爲肛門爲大
腸之候大腸虛而傷於寒痢而用氣嗄其氣下衝則肛門脫
出因謂脫肛也

大下後噦候

夫風冷在內入於腸胃則成大下下斷之後脾胃虛氣逆遇
冷折之其氣不通則令噦也

穀道生瘡候

穀道肛門大腸之候也大腸虛熱其氣熱結肛門故令生瘡

穀道蟲候

穀道蟲者由胃弱腸虛而蟯蟲下乘之也穀道肛門大腸之
候蟯蟲者九蟲之內一蟲也在於腸間若府藏氣實則蟲不

妄動胃弱腸虛則蟯蟲乘之軵者或癢或蟲從穀道中溢出
重者侵食肛門瘡爛

穀道痒候

穀道痒者由胃弱腸虛則蟯蟲下侵穀道重者食於肛門輕
者但痒也蟯蟲狀極細微形如今之蝸蟲狀也

穀道赤痛候

肛門爲大腸之候其氣虛爲風熱所乘熱氣擊搏故令穀道
赤痛也

重刊巢氏諸病源候總論卷之十七

重刊巢氏諸病源候總論卷之十八

## ○濕䘌病諸候　凡三論

濕䘌候

濕䘌病由脾胃虛弱爲水濕所乘腹內蟲動侵食成䘌也多
因下利不止或時病後客熱結腹內所爲其狀不能飲食忽
忽喜睡綿綿微熱骨節沉重齒無色舌上盡白細瘡如粟若
上脣生瘡是蟲食五藏則心煩懊若下脣生瘡是蟲食下部
則肛門爛開甚者府藏皆被食齒下上齗悉生瘡齒色紫黑
利血而濕由水氣也脾與胃合俱象土胃爲水穀之海脾氣
磨而消之水穀之精化爲血氣以養府藏若脾胃和則土氣
強盛水濕不能侵之脾胃虛弱則土氣衰微或受於冷作傷
於熱使水穀不消化糟粕不傧實則成下利翻爲水濕所傷
若時病之後腸胃虛熱皆令三尸九蟲因虛動作侵食五藏
上出脣口下至肛門胃虛氣逆則變嘔噦蟲食腑藏傷敗利
出瘀血如此者死其因脾胃虛微土氣衰弱爲水濕所侵蟲
動成䘌故名濕䘌也

又云有天行之濕初得不覺行坐不發怕少氣力或微利或
不利病成則變嘔吐即是蟲內食於藏

又云有急結濕先因腹痛下利膿血相兼出病成翻大小便
不通頭項滿痛小腹急滿起坐不安亦是內食五藏凡如此
雖初發未發於外而心腹亦常煩懊至於臨困脣口及肛門
方復生瘡即死也

心䘌候

心䘌者由藏虛諸蟲在腸胃間因虛而動攻食心謂之心䘌
初不覺他病忽忽嗜睡四支沉重此䘌或食心則心煩悶懊

斷

痛後乃侵食餘處診其脉沈而細手足冷內濕䘌在心也

### 疳䘌候

人有嗜甘味多而動腸胃間諸蟲致令侵食腑藏此猶是䘌也凡食五味之物皆入於胃其氣隨其腑藏之味而歸之脾與胃爲表裏俱象土其味甘而甘味柔潤於脾胃脾胃潤則氣緩氣緩則蟲動蟲動則侵食成疳䘌也但蟲因甘而動故名之爲疳也其初患之狀手足煩疼腰脊無力夜臥煩躁昏昏喜妄嘿嘿眼澀夜夢顛倒飲食無味而失顔色喜睡起即頭眩體重䏶脛痠疼其上食五藏則心內懊憹出食咽喉及齒齗皆生瘡出黑血齒色紫黑下食腸胃下利黑血出食肛門生瘡爛開胃氣逆則變嘔噦急者數日便死亦有緩者止沈嘿支節疼重食飲減少面無顔色在內侵食乃至數年方上食口齒生瘡下至肛門傷爛乃死



又云五疳一是白疳令人皮膚枯燥面失顔色二是赤疳內食人五藏令人頭髮焦枯三是蟯疳食人脊膂遊行五藏體重浮腫四是疳䘌食人下部疼痒腰脊攣急五是黑疳食人五藏多下黑血數日即死凡五疳白者輕赤者次蟯疳又次之疳䘌又次之黑者最重皆從腸裏上食咽喉齒齗並生瘡下至穀道傷爛下利膿血嘔逆手足心熱腰痛嗜睡秋冬可春夏極

又云面青頰赤眼無精光脣口燥腹脹有塊日日瘦損者是疳食人五藏至死不覺

又云五疳緩者則變成五蒸五蒸者一曰骨蒸二曰脉蒸三曰皮蒸四曰肉蒸五曰血蒸其根源初發形候雖異至於蒸成爲病大體略同皆令人腰疼心滿虛乏無力日漸羸瘦或寒熱無常或手足煩熱或逆冷或利或澀或汗也五蒸別自有論與虛勞諸病相從也

## 九蟲病諸候 凡五論

### 九蟲候

九蟲者一曰伏蟲長四分二曰蚘蟲長一尺三曰白蟲長一寸四曰肉蟲狀如爛杏五曰肺蟲狀如蠶六曰胃蟲狀如蝦蟇七曰弱蟲狀如瓜瓣八曰赤蟲狀如生肉九曰蟯蟲至細微形如菜蟲伏蟲群蟲之主也蚘蟲貫心則殺人白蟲相生子孫轉大長至四五尺亦能殺人肉蟲令人煩滿肺蟲令人欬嗽胃蟲令人嘔逆吐喜噦弱蟲又名膈蟲令人多唾赤蟲令人腸鳴蟯蟲居胴腸多則爲痔極則爲癩因人瘡處以生諸癰疽癬瘻瘑疥齲蟲無所不爲人亦不必盡有有亦不必盡多或偏無者此諸蟲依腸胃之間若腑藏氣實則不爲害若虛則能侵蝕隨其蟲之動而能變成諸患也



### 三蟲候

三蟲者長蟲赤蟲蟯蟲也爲三蟲猶是九蟲之數也長蟲蚘蟲也長一尺動則吐清水出則心痛貫心則死赤蟲狀如生肉動則腸鳴蟯蟲至細微形如菜蟲也居胴腸間多則爲痔極則爲癩因人瘡處以生諸癰疽癬瘻瘑疥齲蟲無所不爲此既是九蟲內之三者而今別立名當以其三種偏發動成病故謂之三蟲也其湯熨針石別有正方補養宣導今附於後

養生方導引法云以兩手着頭相叉長氣即吐之坐地緩舒兩脚以兩手外抱膝中疾低頭入兩膝間兩手交叉頭上十三通愈三尸也

又云叩齒二七過輒咽氣二七如三百通乃止爲之二十日

邪氣悉去六十日小病愈百日大病除三蟲伏尸皆去面體光澤也

蚘蟲候

蚘蟲者是九蟲內之一蟲也長一尺亦有長五六寸或因府藏虛弱而動或因食甘肥而動其發動則腹中痛發作腫聚去來上下痛有休息亦攻心痛口喜吐涎及吐清水貫傷心者則死診其脉腹中痛其脉法當沉弱弦今反脉洪而大則是蚘蟲也

寸白蟲候

寸白者九蟲內之一蟲也長一寸而色白形小褊因府藏虛弱而能發動或云飲白酒以桑枝貫牛肉炙食并生栗所成又云食生魚後即飲乳酪亦令生之其發動則損人精氣腰脚疼弱又云此蟲生長一尺則令人死

蟯蟲候

蟯蟲猶是九蟲內之一蟲也形甚小如今之蝸蟲狀亦因府藏虛弱而致發動甚者則能成痔瘻疥癬癩癰疽瘑諸瘡蟯蟲是人體虛極重者故為蟯蟲因動作無所不為也

重刊巢氏諸病源候總論卷之十八

重刊巢氏諸病源候總論卷之十九

# 積聚病諸候 凡六論

積聚候

積聚者由陰陽不和府藏虛弱受於風邪搏於府藏之氣所為也府者陽也藏者陰也陽浮而動陰沉而伏積者陰氣五藏所生始發不離其部故上下有所窮已聚者陽氣六府所成故無根本上下無所留止其痛無有常處諸藏受邪初未能成積聚留滯不去乃成積聚肝之積名曰肥氣在左脇下如覆杯有頭足久不愈令人發痎瘧連歲月不已以夏戊己得之何以言之肺病傳肝〻當傳脾〻夏適王〻者不受邪肝復欲還肺〻不肯受故留結為積故知肥氣仲夏得之也

心之積名曰伏梁起臍上如臂上至心下以秋庚辛得之何以言之腎病當傳心〻當傳肺〻秋適王〻者不受邪心欲復還腎〻不肯受故留結為積故知伏梁以秋得之也

脾之積名曰否氣在胃脘覆大如盤久不愈令人四肢不收發黃疸飲食不為肌膚以冬壬癸得之何以言之肝病當傳脾〻當傳腎〻冬適王〻者不受邪脾欲復還肝〻不肯受故留結為積故知否氣以冬得之也

肺之積名曰息賁在右脇下覆大如杯久不愈令人洒淅寒熱喘欬發肺癰以春甲乙得之何以言之心病傳肺〻當傳肝〻以春適王〻者不受邪肺欲復還心〻不肯受故留結為積故知息賁以春得之

腎之積名曰賁㹠發於少腹上至心下若㹠賁走之狀上下無時久不愈令人喘逆骨痿少氣以夏丙丁得之何以言之脾病當傳腎〻當傳心〻夏適王〻者不受邪腎欲復還脾

脾不肯受故留結爲積故知賁豘以夏得之此爲五積也

診其脉駃而緊積聚脉浮而牢積聚脉横者脇下有積聚脉來小沉實者胃中有積聚不下食食即吐出脉來細沉附骨者積也脉出在左積在左脉出在右積在右脉兩出積在中央以部處之

診得肺積脉浮而毛按之辟易時下氣逆背相引痛少氣善忘目瞑皮膚寒秋愈夏劇主皮中時痛如蝨緣狀其甚如針刺之狀時痒色白也

診得心積脉沉而芤時上下無常處病悸腹中熱面赤咽乾煩掌中熱甚即唾血主身瘈瘲主血厥夏瘥冬劇色赤也

診得脾積脉浮大而長飢則減飽則見䐜起與穀爭累累如桃李起見於外腹滿嘔泄腸鳴四肢重足脛腫厥不能卧是主肌肉損（名）黄也



診得肝積脉弦而細兩脇下痛邪走心下足脛寒脇痛引小腹男子積疝也女子病淋也身无膏澤喜轉筋爪甲枯黒春瘥秋劇色青也

診得腎積脉沉而急苦脊與腰相引飢則見飽則減病腰痛小腹裏急口乾咽腫傷爛目茫茫骨中寒主髓厥喜忘色黒也

診得心腹積聚其脉牢強急者生脉虚弱急者死又積聚之脉實強者生沉者死其湯熨針石別有正方補養宣導今附於後

養生方導引法云以左足踐右足上除心下積

又云病心下積聚端坐生腰向日仰頭除以口内氣因而咽之三十過而止開目

又云左脇側卧申臂直脚以口内氣鼻吐之周而復始除積聚心下不便

又云以左手按右脇舉右手極形除積及老血

又云閉口微息正坐向王氣張鼻取氣逼置臍下小口微出十二通氣以除結聚低頭不息十二通以消飲食令身輕強行之冬月令人不寒

又云端坐生腰直上展兩臂仰兩手掌以鼻内氣閉之自極七息名曰蜀王喬除脇下積聚

又云向晨去枕正偃卧伸臂脛瞑目閉口不息極張腹兩足再息頃間吸腹仰兩足倍拳欲自微息定復爲春三夏五秋七冬九蕩滌五藏津潤六府所病皆愈腹有疾積聚者張吸其腹熱乃止癥瘕散破即愈矣

## 積聚痼結候

積聚痼結者是五藏六府之氣已積聚於内重因飲食不節寒温不調邪氣重沓牢痼盤結者也若久即成癥



## 積聚心腹痛候

積者陰氣五藏所生其痛不離其部故上下有所窮已聚者陽氣六府所成故無根本上下無所留止其痛無有常處此皆由寒氣搏於藏府與陰陽氣相擊下上故心腹痛也診其寸口之脉沉而横脇下有積腹中有横積聚痛又寸口脉細沉滑者有積聚在脇下左右皆滿與背相引痛

又云寸口脉緊而牢者脇下腹中有横積結痛而泄利脉微細者生浮者死

## 積聚心腹脹滿候

積者陰氣五藏所生其痛不離其部故上下有所窮已聚者陽氣六府所成故無根本上下無所留止其痛無有常處也積聚成病蘊結在内則氣行不宣通氣搏於府藏故心腹脹

滿心腹脹滿則煩而悶尤短氣也

積聚宿食候

積者陰氣五藏所生其痛不離其部故上下有所窮已聚者陽氣六府所成故無根本上下無所留止其痛無有常處也積聚而宿食不消者由藏府爲寒氣所乘脾胃虛冷故不消化留爲宿食也診其脉來實心腹積聚飲食不消胃中冷也

伏梁候

伏梁者此由五藏之積一名也心之積名曰伏梁起於臍上大如臂診得心積脉沈而芤時上下無常處病腹中熱而咽乾心煩掌中熱甚即唾血身瘛瘲夏差冬劇唾膿血者死又其脉牢強急者生虛弱急者死

# 〇癥瘕病諸候　凡十八論



癥候

癥者由寒溫失節致府藏之氣虛弱而食飲不消聚結在內染漸生長塊段盤牢不移動者是癥也言其形狀可徵驗也若積引歲月人即柴瘦腹轉大遂致死診其脉弦而伏其癥不轉動者必死

癥瘕候

癥瘕者皆由寒溫不調飲食不化與藏氣相搏結所生也其病不動者直名爲癥若病雖有結瘕而可推移者名爲癥瘕瘕者假也謂虛假可動也候其人發語声嘶中聲濁而後語之氣拖舌語而不出此人食結在腹病寒口裏常水出四體灑灑常如發瘧飲食不能常自悶悶而痛此食癥病也診其脉沈而中散者寒食癥也脉弦緊而細癥也若在心下則寸口脉弦緊在胃脘則關上弦緊在臍則尺中弦緊脉癥法云

手脉横癥在左右手脉横癥在右脉頭大在上頭小在下脉來逆而牢者爲病癥也腎脉小急肝脉小急心脉若鼓皆爲瘕寸口脉結者癥瘕脉弦而伏腹中有癥不可轉動必死不治故也

養生方云飲食大走腸胃傷久成癥瘕時時結痛其湯熨針石別有正方補養宣導今附於後

養生方導引法云向晨去枕正偃臥伸臂脛瞑目閉口無息極張腹兩足再息頃間吸腹仰兩足倍拳欲自微息定復爲之春三夏五秋七冬九蕩滌五藏津潤六府所病皆愈積聚者張吸其腹熱乃止癥瘕散破即愈矣

暴癥候

暴癥者由府藏虛弱食生冷之物藏既虛弱不能消之結聚成塊卒然而起其生無漸名曰暴癥也本由藏弱其癥暴生



至於成病死人則速

鼈癥候

鼈癥者謂腹內癥結如鼈之形狀有食鼈觸冷不消生癥者有食諸雜物得冷不消變化而作者此皆脾胃氣弱而遇冷不能剋消故也癥瘕結成推之不動移是也

蝨癥候

人有多蝨而性好齧之所齧既多府藏虛弱不能消之不幸變化生癥而患者亦少俗云蝨癥人見蝨必齧之不能禁止蝨生長在腹內時有從下部出亦能斃人

米癥候

人有好啞米轉久彌嗜啞之若不得米則胷中清水出得米水便止米不消化遂生癥結其人常思米不能飲食久則斃

食癥候

有人卒大能食乖其常分因飢値生葱便大食之乃生一肉塊繞畔有口其病則難愈故謂食癥特由不幸致此妖異成癥非飲食生冷過度之病也

腹内有人聲候

夫有人腹内忽有人聲或學人語而相荅此乃不幸致生災變非關經絡腑藏冷熱虚實所爲也

髮癥候

有人因食飲内誤有頭髮隨食而入成癥胷喉間如有蟲上下來去者是也

蛟龍病候

蛟龍病者云三月八月蛟龍子生在芹菜上人食芹菜不幸隨食入人腹變成蛟龍其病之狀發則如癲



瘕病候

瘕病者由寒温不適飲食不消與藏氣相搏積在腹内結塊瘕痛隨氣移動是也言其虚假不牢故謂之爲瘕也

鼈瘕候

鼈瘕者謂腹中瘕結如鼈狀是也有食鼈觸冷不消而生者亦有食諸雜肉得冷變化而作者皆由脾胃氣虚弱而遇冷則不能剋消所致瘕言假也謂其有形假而推移也昔曾有人共奴俱患鼈瘕奴在前死遂破其腹得一白鼈仍故活有人乘白馬來看此鼈白馬遂尿隨落鼈上即縮頭及脚尋以馬尿灌之即化爲水其主曰吾將瘥矣即服之果如其言得瘥

養生方云六月勿食澤中水令人成鼈瘕也

魚瘕候

有人胃氣虚弱者食生魚因爲冷氣所搏不能消之結成魚瘕揣之有形狀如魚是也亦有飲陂湖之水誤有小魚入人腹不幸便即生長亦有形狀如魚也

養生方云魚赤目作鱠食之生瘕

蛇瘕候

人有食蛇不消因腹内生蛇瘕也亦有蛇之精液誤入飲食内亦令病之其狀常若飢而食則不下喉噎塞食至胷内即吐出其病在腹揣揣亦有蛇狀謂蛇瘕也

肉瘕候

人有病常思肉得肉食訖又思之名爲肉瘕也

酒瘕候

人有性嗜酒飲酒既多而食穀常少積久漸瘦其病遂常思酒不得酒即吐多睡不復能食云是胃中有蟲使之然名爲酒瘕也



穀瘕候

人有能食而不大便初亦不覺爲患久乃腹内成塊結推之可動故名爲穀瘕也

腹内有毛候

人有因飲食内誤有毛隨食入腹則令漸漸羸瘦但此病不說别有證狀當以舉因食毛以知之

重刊巢氏諸病源候總論卷之十九

重刊巢氏諸病源候總論卷之二十下

# 疝病諸候　凡十一論

## 諸疝候

諸疝者陰氣積於內復為寒氣所加使榮衛不調血氣虛弱故風冷入其腹內而成疝也疝者痛也或少腹痛不得大小便或手足厥冷繞臍痛白汗出或冷氣逆上搶心腹令心痛或裏急而腹痛此諸候非一故云諸疝也脈弦緊者疝也

## 寒疝候

寒疝者陰氣積於內則衛氣不行衛氣不行則寒氣盛也故令惡寒不欲食手足厥冷繞臍痛白汗出遇寒即發故云寒疝也其脈弦緊者是也其湯熨針石別有正方補養宣導今附於後

養生方導引法云蹲踞以兩手舉手蹲極橫治氣衝腫痛寒疝入上下致腎氣蹲踞以兩手捉趾令離地低跟極橫挽自然一通愈榮衛中痛

## 寒疝心痛候

夫寒疝心痛陰氣積結所生也陰氣不散則寒氣盛寒氣盛則痛上下無常言冷氣上衝於心故令心痛也

## 寒疝腹痛候

此由陰氣積於內寒氣結搏而不散腑藏虛弱故風邪冷氣與正氣相擊則腹痛裏急故云寒疝腹痛也

## 寒疝心腹痛候

此由腑藏虛弱風邪客於其間與真氣相擊故痛其痛隨氣上下或上衝於心或在於腹皆由寒氣所作所以謂之寒疝心腹痛也



## 寒疝積聚候

積聚者由寒氣在內所生也血氣虛弱風邪搏於腑藏寒多則氣澀氣澀則生積聚也積者陰氣五藏所生始發不離其部故上下有所窮已聚者陽氣六腑所生也故無根本上下無所留止但諸藏腑受邪初未能為積聚邪氣留滯不去乃成積聚其為病也或左右脅下如覆杯或臍上下如臂或胃脘間覆大如盤羸瘦少氣或灑淅寒熱四支不收飲食不為肌膚或累累如桃李或腹滿嘔泄寒即痛故云寒疝積聚也其脈駃而緊積聚浮而牢積聚牢強急者生虛弱急者死

## 七疝候

七疝者厥疝癥疝寒疝氣疝盤疝腑疝狼疝此名七疝也厥逆心痛足寒諸飲食吐不下名曰厥疝也腹中氣乍滿心下盡痛氣積如臂名曰癥疝也寒飲食即脅下腹中盡痛名曰寒疝也腹中乍滿乍減而痛名曰氣疝也腹中痛在臍旁名曰盤疝也腹中臍下有積聚名曰腑疝也小腹與陰相引而痛大行難名曰狼疝也凡七疝皆由血氣虛弱飲食寒溫不調之所生

## 五疝候

一曰石疝二曰血疝三曰陰疝四曰妒疝五曰氣疝是為五疝也而范汪所錄華他太一決疑雙丸方云治八否五疝積聚伏熱留飲往來寒熱而不的顯五疝之狀尋此皆由腑藏虛弱飲食不節血氣不和寒溫不調之所生也

## 心疝候

疝者痛也由陰氣積於內寒氣不散上衝於心故使心痛謂之心疝也其痛也或如錐刀所刺或陰陰而疼或四支逆冷或唇口變青皆其候也

飢疝候

陰氣在內寒氣客於足陽明手少陰之絡令食竟必飢心爲之痛故謂之飢疝

疝瘕候

疝者痛也瘕者假也其病雖有結瘕而虛假可推移故謂之疝瘕也由寒邪與臟腑相搏所成其病腹內急痛腰背相引痛亦引小腹痛脉沈細而滑者曰疝瘕緊急而滑者曰疝瘕

方云乾脯暍之不燥者食之成疝瘕其湯熨針石別有正方補養宣導今附于後

養生方導引法云挽兩足指五息止引腹中氣去疝瘕利孔竅　又云　坐舒兩脚以兩手捉大拇指使足上頭下極挽五息止引腹中氣遍行身體去疝瘕病利諸孔竅往來易行久行精爽聰明脩長



## ○痰飲諸病候　凡十六論

痰飲候

痰飲者由氣脉閉塞津液不通水飲氣停在胷府結而成痰又其人素盛今瘦水走腸間漉漉有聲謂之痰飲其病也胷脇脹滿水穀不消結在腹內兩肋水入腸胃動作有聲體重多唾短氣好眠胷背痛甚則上氣欬逆倚息短氣不能卧其形如腫是也脉偏弦爲痰浮而滑爲飲其湯熨針石別有正方補養宣導今附于後

養生方導引法云左右側卧不息十二通治痰飲不消右有飲病右側卧左有飲病左側卧又有不消氣排之左右各十有二息治痰飲也

痰飲食不消候

此由痰水結聚在胷府膀胱之間久而不散流行於脾胃脾惡濕得水則脹脹則不能消食也或令腹裏虛滿或水穀不消化或時嘔逆皆其候也

熱痰候

熱痰者謂飲水漿結積所生也言陰陽否隔上焦生熱熱氣與痰水相搏聚而不散故令身體虛熱逆害飲食頭面噏噏而熱故云熱痰也

冷痰候

冷痰者言胃氣虛弱不能宣行水穀故使痰水結聚停於胷膈之間時令人吞酸氣逆四支變青不能食飲也

痰結實候

此由痰水積聚在於胷府遇冷熱之氣相搏結實不消故令人心腹否滿氣息不安頭眩目暗常欲嘔逆故言痰結實



鬲痰風厥頭痛候

鬲痰者謂痰水在於胷鬲之上又犯大寒使陽氣不行令痰水結聚不散而陰氣逆上上與風痰相結上衝於頭即令頭痛或數歲不已久連腦痛故云鬲痰風厥頭痛若手足寒冷至節即死

諸痰候

諸痰者此由血脉壅塞飲水積聚而不消散故成痰也或冷或熱或結實或食不消或胷腹否滿或短氣好眠諸候非一故云諸痰

流飲候

流飲者由飲水多水流走於腸胃之間漉漉有聲謂之流飲遇血氣否澁經絡不行水不宣通停聚溢於膀胱之間即令人短氣將息遇冷亦能虛脹久不瘥結聚而成癖也

流飲宿食候

流飲宿食者由飲水過多水氣流行在脾胃之間脾得濕氣則不能消食令人噫則有宿食之氣腹脹滿亦壯熱或吞酸皆其候也

留飲候

留飲者由飲酒後飲水多水氣停留於胷膈之間而不宣散乃令人脅下痛短氣而渴皆其候也

留飲宿食候

留飲宿食者由飲酒後飲水多水氣停留於脾胃之間脾得濕氣則不能消食令人噫氣酸臭腹脹滿吞酸所以謂之留飲宿食也

癖飲候

此由飲水多水氣停聚兩脅之間遇寒氣相搏則結聚而成塊謂之癖飲在脅下弦亙起按之則作水聲



諸飲候

諸飲者皆由榮衛氣否澀三焦不調而因飲水多停積而成痰飲其爲病也或兩脅脹滿或心胷煩悶或眼暗口乾或嘔逆短氣諸候非一故云諸飲其湯熨針石別有正方補養宣導今附於後

養生方導引法云行左之右之側卧閉目氣不息十二通治諸飲不消右有飲病左不息排下消之

又云鶩行氣低頭倚壁不息十二通以意排之痰飲宿食從下部出息鶩行氣者身直頸曲排氣下行而一通愈宿食久行息然能出不須孔塞也

支飲候

支飲謂飲水過多停積於胷鬲之間支乘於心故云支飲其病令人咳逆喘息身體如腫之狀謂之支飲也

溢飲候

溢飲謂因大渴而暴飲水水氣溢於腸胃之外在於皮膚之間故言溢飲令人身體疼重而多汗是其候也

懸飲候

懸飲謂飲水過多留注脇下令脇間懸痛咳唾引脇痛故云懸飲

## 癖病諸候　凡十一論

癖候

夫五藏調和則榮衛氣理榮衛氣理則津液通流雖復多飲水漿不能爲病若攝養乖方三焦否隔三焦否隔則腸胃不能宣行因飲水漿過多便令停滯不散更遇寒氣積聚而成



癖癖者謂僻側在於兩脅之間有時而痛是也其湯熨針石別有正方補養宣導今附於後

養生方云卧覺勿飲水更眠令人作水癖

又云飲水忽急咽久成水癖

又云舉兩膝夾兩頰邊兩手據地蹲坐故久行之愈伏梁伏梁者宿食不消成癖腹中如杯如盤宿癰者宿水宿氣癖數生癰久行腸化爲筋骨變爲實

久癖候

久癖謂因飲水過多水氣壅滯遇寒熱氣相搏便成癖在於兩脇下經久不瘥乃結聚成形段而起按之乃水鳴積有歲年故云久癖

癖結候

此由飲水聚停不散復因飲食相搏致使結積在於脇下時

有弦亘起或脹痛或喘息短氣故云癖結脉緊實者癖結也

癖食不消候

此由飲水結聚在於膀胱遇冷熱氣相搏因而作癖癖者冷氣也冷氣久乘於脾脾得濕冷則不能消穀故令食不消使人羸瘦不能食時泄利腹内痛氣力乏弱顏色黧黑是也關脉細微而絶者腹内有癖不能食也

寒癖候

寒癖之爲病是水飲停積脇下弦強是也因遇寒即痛所以謂之寒癖脉弦而大者寒癖也

飲癖候

飲癖者由飲水過多在於脇下不散又遇冷氣相觸而痛即呼爲飲癖也其狀脇下弦急時有水聲

痰癖候



痰癖者由飲水未散在於胷府之間因遇寒熱之氣相搏沈滯而成痰也痰又停聚流移於脇肋之間有時而痛即謂之痰癖

懸癖候

懸癖者謂癖氣在脇肋之間弦亘而起欬唾則引脇下懸痛所以謂之懸癖

酒癖候

夫酒癖者因大飲酒後渴而引飲無度酒與飲俱不散停滯在於脇肋下結聚成癖時時而痛因即呼爲酒癖其狀脇下氣急而痛

酒癖宿食不消候

此由飲酒多食魚膾之類腹内否滿因而成渴渴又飲水水氣與食結聚蘊積遇寒寒氣相加所以成癖癖氣停積乘於脾胃胃得癖氣不能消化故令宿食不消腹内脹滿噫氣酸臭吞酸氣急所以謂之酒癖宿食不消也

飲酒人瘀癖菹痰候

夫飲酒人大渴渴而飲水水與酒停聚胷膈之上蘊積不散而成癖也則令嘔吐宿水色如菹汁小豆汁之類酸苦者故謂之酒癖菹痰也

## 否噎病諸候　凡八論

八否候

夫八否者榮衛不和陰陽隔絶而風邪外入與衛氣相搏血氣壅塞不通而成否也否者塞也言府藏否塞不宣通也由憂恚氣積或墜墮内損所致其病腹内氣結脹滿時時壯熱是也其名有八故云八否而方家不的顯其證狀范汪所録



華佗太一决疑雙丸方云治八否五疝積聚伏熱留飲往來寒熱亦不說八否之名也

諸否候

諸否者榮衛不和陰陽隔絶府藏否塞而不宣通故謂之否但方有八否五否或六否以其名狀非一故云諸否其病之候但腹内氣結脹滿閉塞不通有時壯熱與前八否之勢不殊故云諸否其湯熨針石別有正方補養宣導今附於後

養生方導引法云正坐努腰胷仰舉頭將兩手指相對向前捺席使急身如共頭胷向下欲至席還起上下來去二七去胷肋否藏冷臑疼悶腰脊悶也

噎候

夫陰陽不和則三焦隔絶三焦隔絶則津液不利故令氣塞不調理也是以成噎此由憂恚所致憂恚則氣結氣結則不

宣流使噎噎者噎塞不通也

五噎候

夫五噎謂一曰氣噎二曰憂噎三曰食噎四曰勞噎五曰思噎雖有五名皆由陰陽不和三焦隔絶津液不行憂恚嗔怒所生謂之五噎噎者噎塞不通也

氣噎候

此由陰陽不和藏氣不理寒氣填於胷鬲故氣噎塞不通而謂之氣噎令人喘悸胷背痛也

食噎候

此由藏氣冷而不理津液澀少而不能傳行飲食故飲食入則噎塞不通故謂之食噎胷內痛不得喘息食不下是故噎也

久寒積冷候

此患由血氣衰少府藏虛弱故令風冷之氣獨成盛於內其冷氣久積不散所以謂之久寒積冷也其病令人羸瘦不能飲食久久不瘥更觸犯寒氣乃變成積聚吐利而嘔逆也

腹內結強候

此由榮衛虛弱三焦不調則令虛冷在內蓄積而不散也人飲食氣與冷氣相搏結強而成塊有上有下或沈或浮亦有根亦無根或左或右也故謂之腹內結強久而不瘥積於年歲轉轉長大乃變成癥瘕病也

重刊巢氏諸病源候總論卷之二十

重刊巢氏諸病源候總論卷之二十一

# 脾胃諸病　凡五門

脾胃氣虛弱不能飲食候

脾者藏也胃者府也脾胃二氣相為表裏胃為水谷之海主受盛飲食者也脾氣磨而消之則能食今脾胃二氣俱虛弱故不能飲食也尺脉浮滑不能飲食速疾者食不消脾不磨也

脾胃氣不和不能飲食候

脾者藏也胃者府也脾胃二氣相為表裏胃受谷而脾磨之二氣平調則谷化而能食若虛實不等水谷不消故令腹內虛脹或泄不能飲食所以謂之脾胃氣不和不能飲食也其湯熨針石別有正方補養宣導今附於後

養生方導引法云欹身兩手一向偏側急努身舒頭共手竸扒相牽漸漸一時盡勢氣共力皆和來去左右亦然各三七項前後兩角緩舒手如是似向外扒放縱身心搖三七遍牙亦然去太倉不和臂腰虛悶也

胃反候

榮衛俱虛其血氣不足停水積飲在胃脘則藏冷藏冷則脾不磨脾不磨則宿穀不化其氣逆而成胃反也則朝食暮吐暮食朝吐心下牢大如杯往往寒熱甚者食已即吐其脉緊而絃緊則為寒絃則為虛虛寒相搏故食已即吐名為胃反

五藏及身躰熱候

榮衛不調陰陽否隔若陽氣虛陰氣盛則生寒冷之病令陰氣虛陽氣實故身躰五藏皆生熱其狀翕翕而熱脣口乾小便赤也

肺萎候

肺主氣爲五藏上蓋氣主皮毛故易傷於風邪風邪傷於府藏而血氣虛弱又因勞役大汗之後或經大下而亡津液津液竭絶肺氣壅塞不能宣通諸藏之氣因成肺萎也其病欬唾而嘔逆涎沫小便數是也欬唾咽燥欲飲者必愈欲欬而不能欬唾乾沫而小便不利者難治診其寸口脉數肺萎也甚則脉浮弱

# 嘔噦諸病　凡六論

乾嘔候

乾嘔者胃氣逆故也但嘔而欲吐吐而無所出故謂之乾嘔

嘔噦候

嘔噦之病者由脾胃有邪穀氣不治所爲也胃受邪氣則嘔脾受邪氣脾脹氣逆遇冷折之氣不通則噦也



噦候

脾胃俱虛受於風邪故令新穀入胃不能傳化故穀之氣與新穀相干胃氣則逆胃逆則脾脹氣逆因遇冷折之則噦也右手關上脉沈而虛者善噦也

嘔吐候

嘔吐者皆由脾胃虛弱受於風邪所爲也若風邪在胃則嘔鬲間有停飲胃內有久寒則嘔而吐其狀長大息心裏澹澹然或煩滿而大便難或溏泄並其候

養生方云八月勿食薑一云被霜瓜向冬發寒熱及溫病食欲吐或心中停飲不消或爲反胃其湯熨針石別有正方補養宣導今附於後

養生方導引法云正坐兩手向後捉腕反拓席盡勢使腹弦弦上下七七左右換手亦然除腹肚冷風宿氣積胃口冷食飲進退吐逆不下

又云偃臥展脛兩手左蹻兩足踵以鼻內氣自極七息除腰中病食苦嘔

又云坐直舒兩脚以兩手挽兩足自極十二通愈腸胃不能受食吐逆以兩手直叉兩脚底兩脚痛舒以頭枕膝上自極十二通愈腸胃不能受食吐逆

噫醋候

噫醋者由上焦有停痰脾胃有宿冷故不能消穀穀不消則脹滿而氣逆所以好噫而吞酸氣息醋臭

惡心候

惡心者由心下有停水積飲所爲也心主火脾主土土性剋水今脾虛則土氣衰弱不能剋消水飲水飲之氣不散上乘於心復遇冷氣所加之故令火氣不宣則心裏澹澹然欲吐名爲惡心也



# 宿食不消病諸候　凡四論

宿食不消候

宿食不消由藏氣虛弱寒氣在於脾胃之間故使穀不化也宿穀未消新穀又入脾氣既弱故不能磨之則經宿而不消也令人腹脹氣急噫氣醋臭時復增寒壯熱是也或頭痛如瘧之狀寸口脉浮大按之反澀尺脉亦微而澀者則宿食不消也其湯熨針石別有正方補養宣導今附於後

養生方導引法云凡食訖覺腹內過飽腸內先有宿氣常須食前後兩手撩膝左右欹身肚腹向前努腰就肚左三七右二七轉身按腰脊極勢去太倉腹內宿氣不化脾痺腸瘦藏

府不和得令腹脹滿日日消除

又云閉口微息正坐向王氣張鼻取氣逼置齊下小口微出十二通氣以除結聚低頭不息十二通以消飲食令身輕強行之冬月不寒

又云端坐生腰舉右手承左脇鼻内氣七息除胃中寒食不消

又云端坐生腰舉右手仰掌以左手承左脇以鼻内氣自極七息所除胃寒食不變則愈

又云鶩行氣低頭倚壁不息十二通以意排痰飲宿食從下部出自愈鶩行氣者身直頸曲排氣下行十二通愈宿食

又云鴈行氣低臂推膝踞以繩自縛拘左低頭不息十二通消食輕身益精神惡氣不入去万邪一本云正坐仰天呼吸天精解酒食飲飽出氣吐之數十須臾立饑且醒夏月行之令人清凉



食傷飽候

夫食過於飽則脾不能磨消令氣急煩悶睡卧不安寸口脉盛而緊者傷於食脉緩大而實者傷於食也其湯熨鍼石別有正方補養宣導今附於後

養生方導引法云若腹中滿食飲若飽端坐生腰以口内氣數十滿吐之以便爲故不便復爲之有寒氣腹中不安亦得之

又云端坐生腰口内氣數十除腹中滿食飲過飽寒熱腹中痛病

穀勞候

脾胃虚弱不能傳消穀食使府藏氣否塞其狀令人食已則卧支躰煩重而嗜眠是也

卒食病似傷寒候

此由脾胃有伏熱因食不消所以發熱狀似傷寒但言身不疼痛爲異也

## 水腫病諸候　凡二十二論

水腫候

腎者主水脾胃俱主土土性剋水脾與胃合相爲表裏胃爲水穀之海今胃虚不能傳化水氣使水氣滲液經絡浸漬府藏脾得水濕之氣加之則病脾病則不能制水故水氣獨歸於腎三焦不寫經脉閉塞故水氣溢於皮膚而令腫也其狀目裹上微腫如新卧起之狀頸脉動時欬股間冷以手按腫処隨手而起如物裹水之狀口苦舌乾不得正偃偃則欬清水不得卧卧則驚驚則欬甚小便黄澁是也水病有五不可治第一脣黒傷肝第二缺盆平傷心第三臍出傷脾第四足下平滿傷腎第五背平傷肺凡此五傷必不可治脉沈者水也脉洪大者可治微細者死

養生方云十一月勿食經夏自死肉脯内動於腎喜成水病其湯熨鍼石別有正方補養宣導今附於後

養生方導引法云蝦蟇行氣正坐動摇兩臂不息十二通以治五勞水腫之病又云人卧勿以脚懸蹹高処不久遂致成腎水也



水通身腫候

水病者由腎脾俱虚故也腎虚不能宣通水氣脾虚又不能制水故水氣盈溢滲液皮膚流偏四支所以通身腫也令人上氣躰重小便黄澁腫処按之隨手而起是也

風水候

風水病者由脾腎氣虚弱所爲也腎勞則虚虚則汗出汗出逢風風氣内入還客於腎脾虚又不能制於水故水散溢皮

膚又與風濕相搏故云風水也令人身浮腫如裹水之狀頸脉動時欬按腫上凹而不起也骨節疼痛而惡風是也脉浮大者名曰風水也

十水候

十水者青水赤水黄水白水黒水懸水風水石水暴水氣水也青水者先從面目腫徧一身其根在肝赤水者先從心腫其根在心黄水者先從腹腫其根在脾白水者先從脚腫上氣而欬其根在肺黒水者先從脚趺腫其根在腎懸水者先從面腫至足其根在膽風水者先從四支起腹滿大目盡腫其根在胃石水者先從四支小腹腫獨大其根在膀胱暴水者先腹滿其根在小腸氣水者乍盛乍虚乍來乍去其根在大腸皆由營衛否澁三焦不調府藏虚弱所生雖名證不同並令身體虚腫喘息上氣小便黄澁也



大腹水腫候

夫水腫病者皆由營衛否澁腎脾虚弱所爲而大腹水腫者或因大病之後或積虚勞損或新熱食竟入於水自漬及浴令水氣不散流溢腸外三焦閉塞小便不通水氣結聚於内乃腹大而腫故四支小陰下濕手足逆冷腰痛上氣欬嗽煩疼故云大腹水腫

身面卒洪腫候

身面卒洪腫者亦水病之候腎脾虚弱所爲腎主水腎虚故水妄行脾主土脾虚不能剋制水故水流溢散於皮膚令身體卒然洪腫股間寒足䯒壅是

石水候

腎主水腎虚則水氣妄行不依經絡停聚結在臍間小腹腫大鞕如石故云石水其候引脇下脹痛而不喘是也脉沉者名曰石水尺脉微大亦爲石水腫起臍下至小腹垂垂然上至胃脘則死不治

皮水候

肺主於皮毛腎主於水腎虚則水妄行流溢於皮膚故令身體面目悉腫按之没指而無汗也腹如故而不滿亦不渴四支重而不惡風是也脉浮者名曰皮水也

水腫欬逆上氣候

腎主水肺主氣腎虚不能制水故水妄行浸溢皮膚而身體腫滿流散不已上乘於肺肺得水而浮浮則上氣而欬嗽也

水腫從脚起候

腎者陰氣主於水而又主腰脚腎虚則腰脚血氣不足水之流溢先從虚而入故腰脚先腫也

水分候

水分者言腎氣虚弱不能制水令水氣分散流布四支故云水分但四支皮膚虚腫聶聶而動者名水分也



毛水候

夫水之病皆由腎虚所爲腎虚則水流散經絡始溢皮毛今此毛水者乃肺家停積之水流溢於外肺主皮毛故餘經未傷皮毛先腫因名毛水也

疸水候

水病無不由脾腎虚所爲脾腎虚則水妄行盈溢皮膚而令身體腫滿此疸水者言脾胃有熱熱氣流於膀胱使小便澁而身面盡黄腹滿如水狀因名疸水也

燥水候

燥水謂水氣溢於皮膚因令腫滿以指畫肉上則隱隱成文字者名曰燥水也

濕水候

濕水者謂水氣溢於皮膚因令腫滿以指畫肉上隨畫隨散不成文字者名曰濕水故也

犯土腫候

犯土之病由居住之處穿鑿地土犯之土氣而致病也令人身之肌肉頭面徧身尽腫滿氣急故謂之犯土也

不伏水土候

不伏水土者言人越在他境乍離封邑氣候既殊水土亦別因而生病故云不伏水土病之狀身躰虛腫或下利而不能食煩滿氣上是也

二十四水候

夫水之病皆生於府藏方家所出立名不同亦有二十四水或十八水或十二水或五水不的顯名證尋其病根皆由榮



衛不調經脉否澁脾胃虛弱使水氣流溢盈散皮膚故令遍身腫滿喘息上氣目果浮腫頸脉急動不得眠卧股間冷小便不通是其候也

水癥候

水癥者由經絡否澁水氣停聚在於腹内大小腸不利所為也其病腹内有結塊鞕強在兩脇間膨膨脹滿徧身腫所以謂之水癥

水瘕候

水瘕者由經絡否澁水氣停聚在於心下腎經又虛不能宣利溲便致令水氣結聚而成形叚在於心腹之間抑按作水聲但欲飲而不用食徧身虛腫是也

水蠱候

此由水毒氣結聚於内令腹漸大動摇有聲常欲飲水皮膚麤黑如似腫狀名水蠱也

水癖候

水癖由飲水漿不消水氣結聚而成癖在於兩脇之側轉動便痛不耐風寒不欲食而短氣是也癖者謂癖側在於脇間故受名也

重刊巢氏諸病源候總論卷之二十一

重刊巢氏諸病源候總論卷之二十二

# 霍亂病諸候凡二十四論

## 霍亂候

霍亂者由人温凉不調陰陽清濁二氣有相干亂之時其亂在於腸胃之間者因遇飲食而變發則心腹絞痛其有先心痛者則先吐先腹痛者則先利心腹並痛者則吐利俱發挾風而實者身發熱頭痛體疼而復吐利虛者但吐利心腹刺痛而已亦有飲酒食肉腥膾生冷過度因居處不節或露卧濕地或當風取凉而風冷之氣歸於三焦傳於脾胃脾胃得冷則不磨不磨則水穀不消化亦令清濁二氣相干脾胃虛弱便則吐利水穀不消則心腹脹滿皆成霍亂霍亂有三名一名胃反言其胃氣虛逆反吐飲食也二名霍亂言其病揮霍之間便致繚亂也三名走哺言其哺食變逆者也診其脉來代者霍亂又脉代而絶者亦霍亂也霍亂脉大可治微細不可治霍亂吐下脉微遲氣息劣口不欲言者不可治

養生方云七月食蜜令人暴下發霍亂

## 霍亂心腹痛候

冷熱不調飲食不節使人陰陽清濁之氣相干而變亂於腸胃之間則成霍亂霍亂而心腹痛者是風邪之氣客於藏府之間冷氣與眞氣相擊或上攻心或下攻腹故心腹痛也

## 霍亂嘔吐候

冷熱不調飲食不節使人陰陽清濁之氣相干而變亂於腸胃之間則成霍亂霍亂而嘔吐者是冷氣客於府藏之間或上攻於心則心痛或下攻於腹則腹痛若先心痛者則先吐先腹痛者則先利而此嘔吐是冷入於胃胃氣變亂冷邪既盛穀氣不和胃氣逆上故嘔吐也

## 霍亂心腹脹滿候

冷熱不調飲食不節使人陰陽清濁之氣相干而變亂於腸胃之間則成霍亂霍亂而心腹脹滿者是寒氣與藏氣相搏眞邪相攻不得吐利故令心腹脹滿其有吐利過多藏虛邪猶未盡邪搏於氣氣不宣發亦令心腹脹滿

## 霍亂下利候

冷熱不調飲食不節使人陰陽清濁之氣相干而變亂於腸胃之間則成霍亂霍亂而下利是冷氣先入於腸胃腸胃之氣得冷則交擊而痛故霍亂若先腹痛者則先利也

## 霍亂下利不止候

冷熱不調飲食不節使人陰陽清濁之氣相干而變亂於腸胃之間則成霍亂霍亂而下利不止者因腸胃俱冷而挾宿虛穀氣不消腸滑故洞下不止也利不止虛冷氣極冷入於筋則變轉筋其胃虛冷氣乘之亦變嘔噦

## 霍亂欲死候

冷熱不調飲食不節使人陰陽清濁之氣相干而變亂於腸胃之間則成霍亂霍亂欲死者由飲食不消冷氣內搏或未得吐利或雖得吐利冷氣未歇致眞邪相干陰陽交爭氣厥不理則煩悶逆滿困之故欲死也

## 霍亂嘔噦候

冷熱不調飲食不節使人陰陽清濁之氣相干而變亂於腸胃之間則成霍亂霍亂而嘔噦者由吐利後胃虛而逆則嘔噦氣逆遇冷折之氣不通則噦

## 霍亂煩渴候

冷熱不調飲食不節使人陰陽清濁之氣相干而變亂於腸

胃之間則成霍亂霍亂而煩渴者由大吐逆上焦虛氣不調理氣乘於心則煩悶大利則津液竭津液竭則藏燥藏燥則渴煩渴不止則引飲引飲則利亦不止也

霍亂心煩候

冷熱不調飲食不節使人陰陽清濁之氣相干而變亂於腸胃之間則成霍亂霍亂而心煩者由大吐大利府藏氣暴極夫吐者胃氣逆也利者腸虛也若大吐大利虛逆則甚三焦不理五藏未和冷搏於氣逆上乘心故心煩亦有未經吐利心煩者是冷氣入於腸胃水穀得冷則不消蘊瘀不宣氣亦逆上故亦心煩

霍亂乾嘔候

冷熱不調飲食不節使人陰陽清濁之氣相干而變亂於腸胃之間則成霍亂霍亂乾嘔者由吐下之後脾胃虛極三焦



不理氣否結於心下氣時逆上故乾嘔乾嘔者謂欲嘔而無所出也若更遇冷冷折於胃氣胃氣不通則變成噦

霍亂心腹築悸候

冷熱不調飲食不節使人陰陽清濁之氣相干而變亂於腸胃之間則成霍亂霍亂而心腹築悸者由吐下之後三焦五藏不和而水氣上乘於心故也腎主水其氣通於陰吐下三焦五藏不和故腎氣亦虛不能制水水不下宣與氣俱上乘心其狀起齊下上從臨至心氣築築然而悸動不定也

霍亂嘔而煩候

冷熱不調飲食不節使人陰陽清濁之氣相干而變亂於腸胃之間則成霍亂霍亂嘔而煩者由吐下後胃虛而氣逆故嘔也氣逆乘心故煩所以嘔而煩也

乾霍亂候

冷熱不調飲食不節使人陰陽清濁之氣相干而變亂於腸胃之間則成霍亂霍亂者多吐利也乾霍亂者是冷氣搏於腸胃致飲食不消但腹滿煩亂絞痛短氣其腸胃先挾實故不吐利名為乾霍亂也

霍亂四逆候

冷熱不調飲食不節使人陰陽清濁之氣相干而變亂於腸胃之間則成霍亂霍亂而大吐下後其腸胃俱虛乃至汗出其脉欲絕手足皆冷名為四逆四逆者謂陰陽卒厥絕也

霍亂轉筋候

冷熱不調飲食不節使人陰陽清濁之氣相干而變亂於腸胃之間則成霍亂霍亂而轉筋者由冷氣入於筋故也足之三陰三陽之筋起於人足指手之三陰三陽之筋起於手指並循絡於身夫霍亂大吐下之後陰陽俱虛其血氣虛極則



手足逆冷而榮衛不理冷搏於筋則筋為之轉冷入於足之三陰三陽則脚筋轉入於手之三陰三陽則手筋轉隨冷所入之筋筋則轉轉者皆由邪冷之氣擊動其筋而移轉也

中惡霍亂候

冷熱不調飲食不節使人陰陽清濁之氣相干而變乱於腸胃之間則成霍亂而云中惡者謂鬼氣卒中於人也其狀卒然心腹絞痛而客邪內擊與飲食寒冷相搏致陰陽之氣亦相干亂腸胃虛則變吐利煩毒為中惡霍亂也

霍亂諸病候

霍亂之病由冷熱不調飲食不節陰陽錯亂清濁之氣相干在腸胃之間發則心腹絞痛吐利府藏虛弱或煩或渴或嘔噦或手足冷或本挾宿疹今因虛而發也

霍亂後諸病候

冷熱不調飲食不節使人陰陽清濁之氣相干而變亂於腸胃之間則成霍亂霍亂之後榮衛未和調府藏尚虛冷或吐利不止嘔逆未定或宿疹乘虛而發更生諸病也

霍亂後煩躁卧不安候

冷熱不調飲食不節使人陰陽清濁之氣相干而變亂於腸胃之間則成霍亂霍亂之後而煩躁卧不安者由吐下之後府藏虛極陰陽未理血虛氣亂故血氣之行未復常度內乘於府藏故煩躁而不得安卧也

霍亂後不除候

冷熱不調飲食不節使人陰陽清濁之氣相干而變亂於腸胃之間則成霍亂霍亂之後而不除者由吐膈膈宿食不盡或不得吐而但利其冷氣不散因而著食入胃胃氣未和故猶脹痛煩滿謂之不除也



轉筋候

轉筋者由榮衛氣虛風冷氣搏於筋故也手足之三陰三陽之筋皆起於手足指而並絡於身若血氣不足陰陽虛者風冷邪氣中於筋隨邪所中之筋筋則轉轉者謂其轉動也經云足太陽下血氣皆少則喜轉筋喜踵下痛者是血氣少則易虛虛而風冷乘之故也診其左手關上肝脉也沈為陰陰實者肝實也苦肉動轉筋右手尺中名神門以候脉足少陰經也浮為陽陽虛者病苦轉筋其湯熨針石別有正方補養宣導今附於後

養生方導引法云偃卧展兩脛兩手外踵者相向亦鼻內氣自極七息除兩膝寒脛骨疼轉筋

又法覆卧傍視立兩踵生腰鼻內氣去轉筋

又云張脛兩足指號五息令人不轉筋極自用力張脚痛挽兩指號言寬大去筋節急攣躄痛久行身開張

又云覆卧傍視立兩踵生腰以鼻內氣自極七息已除脚中弦痛轉筋脚酸疼一本云治脚弱

筋急候

凡筋中於風熱則弛縱中於風冷則攣急十二經筋皆起於手足指循絡於身也體虛弱若中風寒隨邪所中之筋則攣急不可屈伸其湯熨針石別有正方補養宣導今附於後

養生方導引法云兩手抱足頭不動足向口面不受氣衆節氣散來往三七欲得捉足左右側身各各急挽腰不動去四支腰上下髓內冷血脉冷筋急

又云一足向前互跪押踹極勢一手向前長努拓勢一足向後屈一手搦解谿急挽盡勢膝頭樓席使急面頭漸舉氣融散流向下左右換易四七去腰伏兔掖下悶疼髓筋急



又云長舒一足一脚屈兩手抱膝三里努膝向前身却挽一肘取勢氣內散消如似骨解遞互換足各別三七漸漸去髀脊冷風冷血筋急

又云張脛兩足指號五息止令人不轉筋極自用力張脚痛挽兩足指號言寬大去筋節急攣躄痛久行身開張

又云雙手反向拓腰仰頭向後努急手拓處不動展兩肘頭相向極勢三七去兩臂髆筋急冷血咽骨掘弱

又云一手拓前極勢長努一手向後長舒盡勢身似夫形左右迭互換手亦二七腰脊不動去身內八節骨肉冷血筋髓虛項頸髆急

又云一足蹹地一手向前長舒一足向後極勢長舒一手一足一時盡意急振二七左右亦然去髓疼筋急百脉不和

又云兩手掌倒拓兩髆井前極勢上下傍兩掖急努振搖來

去三七竟手不移處努兩肘向上急勢上下振摇二七欲得捲兩手七自相將三七去項髆筋脉急勞一手前捲向後左一手挺肘頭向內挽之上下一時盡勢屈手散放舒指三左轉手皆極勢四七調肘髆骨筋急張兩手拓向上極勢上下來往三七手不動將兩肘向上極勢七不動手肘臂側身極勢左右迴三七去脛骨冷氣風急

結筋候

凡筋中於風熱則弛縱中於風冷則攣急十二經之筋皆起於手足指而絡於身也體虛者風冷之氣中之冷氣停積故結聚謂之結筋也

重刊巢氏諸病源候總論卷之二十二

重刊巢氏諸病源候總論卷之二十三

# 中惡病諸候凡十四論

## 中惡候

中惡者是人精神衰弱爲鬼神之氣卒中之也夫人陰陽順理榮衛調平神守則强邪不干正若將攝失宜精神衰弱便中鬼毒之氣其狀卒然心腹刺痛悶亂欲死凡卒中惡腹大而滿者診其脉緊大而浮者死緊細而微者生又中惡吐血故升脉沉數細者死浮焱如疾者生中惡者差後餘勢停滯發作則變成注

## 中惡死候

中鬼邪之氣卒然心腹絞痛悶絶此是客邪暴盛陰陽爲之離絶上下不通故氣暴厥絶如死良久其眞氣復生也而有乘年之衰逢月之空失時之和謂之三虛三虛而府藏衰弱精神微羸中之則眞氣竭絶則死其得差者若餘勢停滯發作則變成注

## 尸厥候

尸厥者陰氣逆也此由陽脉卒下墜陰脉卒上升陰陽離居榮衛不通眞氣厥亂客邪乘之其狀如死猶微有息而不恒脉尚動而形無知也聽其耳內循循有如嘯之聲而股間煖是也耳內雖無嘯聲而脉動者故當以尸厥治之診其寸口脉沉大而滑沉即爲實滑即爲氣實氣相搏身温而汗此爲入府雖卒厥不知人氣復則自愈也若唇正青身冷此爲入藏亦卒厥不知人即死候其左手關上脉陰陽俱虛者足厥陰足少陽俱虛也病苦恍惚尸厥不知人妄有所見

## 卒死候

卒死者由三虛而遇賊風所爲也三虛謂乘年之衰一也逢月之空二也失時之和三也人有此三虛而爲賊風所傷使陰氣偏竭於内陽氣阻隔於外二氣壅閉故暴絶如死若府藏氣未竭者良久乃蘇然亦有挾鬼神之氣而卒死者皆有頃邪退乃活也凡中惡及卒忤卒然氣絶其後得蘇若其邪氣不盡者停滞心腹或心腹痛或身體沉重不能飲食而成宿疹皆變成注

卒忤候

卒忤者亦名客忤謂邪客之氣卒犯忤人精神也此是鬼厲之毒氣中惡之類人有魂魄衰弱者則爲鬼氣所犯忤喜於道間門外得之其狀心腹絞痛脹滿氣衝心胷或即悶絶不復識人肉色變異府藏虚竭者不即治乃至於死然其毒氣有輕重輕者微治而瘥重者侵尅府藏雖當時救療餘氣停滞久後猶發乃變成注



卒忤死候

犯卒忤客邪鬼氣卒急傷人入於府藏使陰陽離絶氣血暴不通流奄然厥絶如死狀也良久陰陽之氣和乃蘇若府藏虚弱者即死亦有雖瘥而毒氣不盡時發則心腹刺痛連滞變成注

鬼擊候

鬼擊者謂鬼厲之氣擊著於人也得之無漸卒著如人以刀矛刺狀胷脇腹内絞急切痛不可抑按或吐血或鼻中出血或下血一名爲鬼排言鬼排觸於人也人有氣血虚弱精魂衰微忽與鬼神遇相觸突致爲其所排擊輕者困而獲免重者多死

卒魘候

卒魘者屈也謂夢裏爲鬼邪之所魘屈人卧不悟皆是魂魄外遊爲他邪所執録欲還未得致成魘也忌火照火照則神魂遂不復入乃至於死而人有於燈光前魘者是本由明出是以不忌火也其湯熨針石别有正方補養宣導今附於後

養生方導引法云拘魂門制魄户名曰握固法屈大母指著四小指内抱之積習不止眠時亦不復開令人不魘魅

又云人魘忽然明唤之魘死不疑闇唤之唯好得遠唤亦不得近而急唤亦喜失魂魄也

魘不寤候

人眠睡則魂魄外遊爲鬼邪所魘屈其精神弱者魘則久不得寤乃至氣暴絶所以須傍人助唤并以方術治之乃蘇

自縊死候

人有不得意志者多生忿恨往往自縊以繩物係頸自懸挂致死呼爲自縊若覺早雖已死徐徐捧下其陰陽經絡雖暴壅閉而藏府真氣故有未盡所以猶可救療故有得活者若見其懸挂便忽遽截斷其繩舊云則不可救此言氣已壅閉繩忽暴斷其氣雖通而奔迸運悶故則氣不能還即不得復生又云自縊死旦至暮雖已冷必可治暮至旦則難治此謂其晝則陽盛其氣易通夜則陰盛其氣難通



又云夏則夜短又熱則易活又云氣雖已斷而心微温者一日已上猶可活也

溺死候

人爲水所没溺水從孔竅入灌注府藏其氣壅閉故死若早拯救得出即泄瀝其水令氣血得通便得活又云經半日及一日猶可活氣若已絶心上暖亦可活

中熱暍候

夏月炎熱人冒涉途路熱毒入內與五藏相并客邪熾盛或鬱瘀不宣致陰氣卒絕陽氣暴壅經絡不通故奄然悶絕謂之暍然此乃外邪所擊眞藏未壞若便遇治救氣宣則蘇夫熱暍不可得冷得冷便死此謂外卒以冷觸其熱蘊積於內不得宣發故也

冒熱困乏候

人盛暑之時觸冒大熱熱毒氣入藏府則令人煩悶鬱冒至於困乏也

凍死候

人有在於途路逢凄風苦雨繁霜大雪衣服霑濡冷氣入藏致令陰氣閉於內陽氣絕於外榮衛結澀不復流通故致禁絕而死若早得救療血溫氣通則生又云凍死一日猶可治過此則不可



# 尸病諸候 凡十二論

諸尸候

人身內自有三尸諸蟲與人俱生而此蟲忌血惡能與鬼靈相通常接引外邪爲人患害其發作之狀或沉沉默默不的知所苦而無處不惡或腹痛脹急或磥塊踊起或攣引腰脊或精神雜錯變狀多端其病大躰略同而有小異但以一方治之者故名諸尸也

飛尸候

飛尸者發無由漸忽然而至若飛走之急疾故謂之飛尸其狀心腹刺痛氣息喘急脹滿上衝心胷者是也

遁尸候

遁尸者言其停遁在人肌肉血脈之間若卒有犯觸即發動亦令人心腹脹滿刺痛氣息喘急傍攻兩脇上衝心胷瘥後復發停遁不消故謂之遁尸也

沉尸候

沉尸者發時亦心腹絞痛脹滿喘急衝刺心胷攻擊脇肋雖歇之後猶沉痼在人府藏令人四躰無處不惡故謂之沉尸

風尸候

風尸者在人四肢循環經絡其狀冷躍去來沉沉默默不知痛處若衝風則發是也

尸注候

尸注病者則是五尸內之尸注而挾外鬼邪之氣流注身躰令人寒熱淋瀝沉沉默默不的知所苦而無處不惡或腹痛脹滿喘急不得氣息上衝心胷傍攻兩脇或磥塊踊起或攣引腰脊或舉身沉重精神雜錯恒覺惛謬每節氣改變輒致大惡積月累年漸就頓滯以至於死死後復易傍人乃至滅門以其尸病注易傍人故爲尸注



伏尸候

伏尸者謂其病隱伏在人五藏內積年不除未發之時身躰平調都如無患若發動則心腹刺痛脹滿喘急其湯熨鍼石別有正方補養宣導今附於後

養生方導引法云叩齒二七過輒咽氣二七過如此三百通乃止爲之二十日邪氣悉去六十日小病愈百日大病除伏尸皆去面躰光澤

陰尸候

陰尸者由躰虛受於外邪搏於陰氣陰氣壅積初著之狀起於皮膚內卒有物狀似蝦蟇經宿與身內尸蟲相搏如杯大動搖掣痛不可堪忍此多因天雨得之過數日不治即死

冷尸候

冷尸者由是身內尸蟲與外邪相接引爲病發動亦心腹脹滿刺痛氣急但因觸冷即發故謂之冷尸

寒尸候

寒尸者由身內尸蟲與外邪相引接所成發動亦令人心腹脹滿刺痛但以其至冬月感於寒氣則發故謂之寒尸

喪尸候

人有年命衰弱至於喪死之處而心意忽有所畏惡其身內尸蟲性既忌惡便更接引外邪共爲疹病其發亦心腹刺痛脹滿氣急但逢喪處其病則發故謂之喪尸

尸氣候

人有觸值死尸或臨尸其尸氣入腹內與尸蟲相接成病其發亦心腹刺痛脹滿氣急但聞尸氣則發故謂之尸氣



重刊巢氏諸病源候總論卷之二十三

重刊巢氏諸病源候總論卷之二十四

# 注病諸候　凡三十四論

諸注候

凡注之言住也謂邪氣居住人身之內故名爲注此由陰陽失守經絡空虛風寒暑濕勞倦之所致也其傷寒不時發汗或發汗不得真汗三陽傳於諸陰入於五藏不時除差留滯或宿食冷熱不調邪氣流注或乍感生死之氣卒犯鬼物之精皆能成此病其變狀多端乃至三十六種九十九種而方不皆顯其名也又有九種注一曰風注皮肉掣振或遊易不定一年之後頭髮墮落頸項掣痛骨立解鳴兩目疼鼻中酸切牙齒蟲蝕又云其病人欲得解頭却巾頭痛此名溫風病人體熱頭痛骨節兩強此名汗風或遊腫在眼或在手脚此名柔風結以噉食眠臥汗出此名水風或腦轉肉裂目中系痛不欲聞人語聲此名大風或不覺絕倒口有白沫此名絕風或被髮狂走打破人物此名顛風或叫呼罵詈獨語談笑此名狂風或口噤面喎戾四支不隨此名寄風或體上生瘡眉毛墮落此名糾風或頑痺如蟲螫或疼或痒或痛此名蟲風或舉身戰動或鼻塞此名罩風又云人死三年之外魂神因作風塵著人成病則名風注二曰寒注心腹懊痛嘔沫二年之後大便便血吐逆青沫心懊痛鞕腹滿腰脊疼強痛三曰氣注走入神機妄言百日之後體皮腫起乍來乍去一年之後體滿失顏色三年之後變吐作蟲難治四曰生注心脇痛轉移無常三日之後體中痛移易牽掣衝絞心脇一年之後頭目赤精澤青黑二年之後欬逆下痢變作蟲難治五曰凉注心下乍熱乍寒一年之後四支重喜臥噫酢體常浮腫洩

來不時皮肉黑羸瘦生澼口噤爪甲烏口唇青六曰酒注體氣動熱氣從胃中上下無處不痛一年之後四支重喜卧喜噦噫酸體面浮腫往來不時七曰食注心下鞕痛懊憹徹背一年之後令人羸瘦虛腫先從脚起體肉變黑臍內時絞痛八曰水注手脚起腫百日之後體肉變黃髮落目失明一年之後難治三年身體腫水轉盛體生蟲死不可治九曰尸注體痛牽掣非常七日之後體肉變白駮咽喉內吞如有物兩脇裏鞕時痛凡欲知是注非注取紙覆痛處燒頭髮令熱以簇紙上若是注髮黏著紙此注氣引之也若非注髮即不著紙診其注病脉浮大可治細而數難治

養生方云諸濕食不見影食之成卒注

風注候

注之言住也言其連滯停住也風注之狀皮膚游易往來痛無常處是也由體虛受風邪邪氣客於榮衛隨氣行游故謂風注其湯熨針石別有正方補養宣導今附於後

養生方導引法云兩手交拓兩髆頭面兩肘頭仰上極勢身平頭仰同時取勢肘頭上下三七摇之去髆肘風注咽項急血脉不通

鬼注候

注之言住也言其連滯停住也人有先無他病忽被鬼排擊當時或心腹刺痛或悶絶倒地如中惡之類其得差之後餘氣不歇停住積久有時發動連滯停住乃至於死死後注易傍人故謂之鬼注

五注候

注者住也言其連滯停住死又注易傍人也注病之狀或乍寒乍熱或皮膚淫躍或心腹脹刺痛或支節沉重變狀多端而方云三十六種九十九種及此等五注病皆不顯出其名大體與諸注皆同

轉注候

轉注言死又注易傍人轉注之狀與諸注略同以其在於身內移轉無常故謂之轉注

生注候

注者住也言其病連滯停住死又注易傍人也人有陰陽不調和血氣虛弱與患注人同共居處或看侍扶接而注氣流移染易得上與病者相似故名生注

死注候

人有病注死者人至其家染病與死者相似遂至於死復易傍人故謂之死注

邪注候

注者住也言其病連滯停住死又注易傍人也凡云邪者不正之氣也謂人之府藏血氣為正氣其風寒暑濕魅魃魍魎皆謂為邪也邪注者由人體虛弱為邪氣所傷貫注經絡留滯府藏令人神志不定或悲或恐故謂之邪注

氣注候

注者住也言其病連滯停住死又注易傍人也風邪搏於肺氣所為也肺主氣氣通行表裏邪乘虛弱故相搏之隨氣遊走衝擊痛無定所故名為氣注

寒注候

人虛為寒邪所傷又搏於陰陰氣久不泄從外流內結積其病之狀心腹痛而嘔沫爪青休作有時至冬便劇故名為寒注也

寒熱注候

注者住也言其病連滯停住死又注易傍人也陰陽俱虛府藏不和爲風邪搏於血氣血者陰也氣者陽也邪搏於陰則寒搏於陽則熱致使陰陽不調互相乘加故發寒熱去來連年有時暫瘥而復發故謂之寒熱注

冷注候

注者住也言其病連滯停住死又注易傍人也陰陽偏虛爲冷邪所傷留連府藏停滯經絡內外貫注得冷則發腹內時時痛骨節痛疼故謂之冷注其湯熨針石別有正方補養宣導今附於後

養生方導引法云一手長舒合掌一手捉頦挽之向外一時極勢二七左右亦然手不動兩向側勢急挽之二七去頸骨急強頭風腦旋喉痺髆內冷注偏風

蠱注候



注者住也言其病連滯停住死又注易傍人也蠱是聚蛇蟲之類以器皿盛之令其自相噉食餘有一箇存者爲蠱也而能變化人有造作敬事之者以毒害於佗多於飲食內而行用之人中之者心悶腹痛其食五藏盡則死有緩有急急者倉卒十數日之間便死緩者延引歲月遊走腹內常氣力羸備骨節沉重發則心腹煩懊而痛令人所食之物亦變化爲蠱漸侵食府藏盡而死則病流注染著傍人故謂之蠱注

毒注候

注者住也言其病連滯停住死又注易傍人也毒者是鬼毒之氣因飲食入人腹內或上至喉間狀如有物吞吐不出或遊走身體痛如錐刀所刺連滯停久故謂之毒注

惡注候

注者住也言其病連滯停住死又注易傍人也惡注者惡毒之氣人體虛者受之毒氣入於經絡遂流移心腹其狀往來擊痛痛不一處故名爲惡注

注忤候

注者住也言其病連滯停住死又注易傍人也忤者犯也人有卒然心腹擊痛乃至頓悶謂之客忤是觸犯鬼邪之毒氣當時療治雖歇餘毒不盡留住身體隨血氣而行發則四肢肌肉淫奕或五內刺痛時休時作其變動無常是因犯忤得之成注故名爲注忤

遁注候

注者住也言其病連滯停住死又注易傍人也由人體虛受邪毒之氣停遁經絡藏府之間發則四支沉重而腹內刺痛發作無時病亦無定以其停遁不差故謂之遁注

養生方云背汗倚壁成遁注又雜肉合鮑肉食之令人病成



遁注

走注候

注者住也言其病連滯停住死又注易傍人也人體虛受邪氣邪氣隨血而行或淫奕皮膚去來擊痛遊走無有常所故名爲走注

養生方云食米甘甜粥變成走注又兩脇也

溫注候

注者住也言其病連滯停住死又注易傍人也人有染溫熱之病瘥後餘毒不除停滯皮膚之間流入藏府之內令人血氣虛弱不甚變食或起或臥沉滯不瘥時時發熱名爲溫注

喪注候

注者住也言其病連滯停住死又注易傍人也人有臨尸喪體虛者則受其氣停經絡府藏若觸見喪柩便即動則心腹

刺痛乃至變吐故謂之喪注

哭注候

注者住也言其病連滯停住死又注易傍人也人有因哭泣悲傷情性感動府藏致虛凶邪之氣因入腹內使人四肢沉重其後若自哭及聞哭聲悵然不能自禁持悲感不已故謂之哭注

殃注候

注者住也言其病連滯停住死又注易傍人也人有染疫癘之氣致死其餘殃不息流注子孫親族得病證狀與死者相似故名爲殃注

食注候

注者住也言其病連滯停住死又注易傍人也人有因吉凶坐席飲啖而有外邪惡毒之氣隨食飲入五藏沉滯在內流



注於外使人支體沉重心腹絞痛乍瘥乍發以其因食得之故謂之食注

水注候

注者住也言其病連滯停住死又注易傍人也人腎虛受邪不能通傳水液故也腎與膀胱合俱主水膀胱爲津液之府腎氣下通於陰若腎氣平和則能通傳水液若虛則不能通傳脾與胃合俱主土胃爲水穀之海脾候身之肌肉土性本尅水今腎不能通傳則水氣盛溢致令脾胃翻弱不能尅水故水氣流散四皮內潰五藏令人身體虛腫腹內鼓脹淹滯積久乍瘥乍甚故謂之水注

骨注候

注者住也言其病連滯停住死又注易傍人也凡人血氣虛爲風邪所傷初始客在皮膚後重遇氣血勞損骨髓空虛遂流注停滯令人氣血減耗肌肉消盡骨髓間時噏噏而熱或濈濈而汗柴瘦骨立故謂之骨注

血注候

注者住也言其病連滯停住死又注易傍人也人血氣虛爲邪所乘故也心主血脈心爲五藏之主血虛受邪心氣亦不足其狀邪氣與血并心心守虛怳惚不定邪并於血則經脈之內溢奕沉重往來休作有時連注不差故謂之血注

濕痺注候

注者住也言其病連滯停住死又注易傍人也凡有人風寒濕三氣合至而爲痺也濕痺者是濕氣多也名爲濕痺濕痺之狀四支或緩或急骨節疼痛邪氣往來連注不差休作無度故爲濕痺注

勞注候

注者住也言其病連滯停住死又注易傍人也人大勞虛而



血氣空竭爲風邪所乘致不平復小運動便四支躰節沉重虛噏吸乏汗出連滯不差小勞則極故謂之勞注

微注候

注者住也言其病連滯停住死又注易傍人也人血氣虛損爲微風所乘搏人血氣在於皮膚絡脉之間隨氣遊走與氣相擊而痛去來無有常處但邪勢浮薄去來幾微而連滯不瘥故謂之微注

泄注候

注者住也言其病連滯停住死又注易傍人也人府藏虛弱真氣外泄致風邪內侵邪搏於氣乘心之經絡則心痛如蟲嚙氣上搏喉間如有物之狀吞吐不去發作有時連注不差故謂之泄注

石注候

注者住也言其病連滯停住死又注易傍人也人血氣虚爲風冷邪氣客在皮膚折於血氣或痛或腫其牢強如石故謂之石注

産注候

注者住也言其病連滯停住死又注易傍人也人産後經絡空虚血氣傷竭爲風邪所搏致不平復虚之羸極血氣減少形躰柴瘦沉痼不已因産後得之故謂之産注

土注候

注者住也言其病連滯停住死又注易傍人也夫五行金木水火土六甲之辰並有禁忌人禀陰陽而生含血氣而長人之五藏配合五行土内主於脾氣爲五行五藏之主其所禁忌尤難觸犯人有居住穿鑿地土不擇便利觸犯禁害土氣與人血氣相感便致疾病其狀土氣流注皮膚連入府藏骨節沉重遍身虚腫其腫自破故謂之土注

飲注候

注者住也言其病連滯停住死又注易傍人也人飲水漿多水氣不消停積爲飲而重因躰虚受風冷風冷搏於飲則成結實風飲俱乘於府藏使陰陽不宣寒熱來往沉滯積月累時故名爲飲注

重刊巢氏諸病源候總論卷之二十四



重刊巢氏諸病源候總論卷之二十五

## 蠱毒病諸候上　凡九論

### 蠱毒候

凡蠱毒有數種皆是變惑之氣人有故造作之多取蟲蛇之類以器皿盛貯任其自相噉食唯有一物獨在者即謂之爲蠱便能變惑隨逐酒食爲人患禍患禍於佗則蠱主吉利所以不羈之徒而畜事之又有飛蠱去來無由漸狀如鬼氣者得之卒重凡中蠱病多趨於死以其毒害勢甚故云蠱毒著蠱毒面色青黄者是蛇蠱其脉洪壯病發之時腹内熱悶胷脇支滿舌本脹強不喜言語身躰恒痛又心腹似如蟲行顔色赤唇口乾燥經年不治肝鬲爛而死其面色赤黄者是蜥蜴蠱其脉浮滑而短病發之時腰背微滿手脚唇口悉皆習習而疾脉急舌上生瘡二百日不治噉人心肝盡爛下膿血羸瘦顔色枯黑而死其面色青白又云其脉沉濡病發時咽喉塞不欲聞人語腹内鳴喚或下或上天陰雨轉劇皮内如蟲行手脚煩熱嗜醋食欬唾膿血顔色乍白乍青腹内脹滿狀如蝦蟇若成蟲吐出成科斗形是蝦蟇蠱經年不治噉人脾胃盡唇口裂而死其脉緩而散者病發之時身躰乍冷乍熱手脚煩疼無時節吐逆小便赤黄腹内悶胷痛顔色多青毒或吐出似蜣蜋有足翅是蜣蜋蠱經年不治噉人血脉枯盡而死欲知是蠱與非當令病人唾水内沉者是蠱浮者非蠱又云旦起取井花水未食前當令病人唾水内唾如柱脚直下沉者是蠱毒沉散不至下者草毒又云含大豆若是蠱豆脹皮脱若非蠱豆不爛脱又云以鵠皮置病人卧下勿令病人知若病劇者是蠱也又云取新生雞子煮熟去皮留黄白

令完全日晚口含以齒微微隱之勿令破作兩炊時夜吐九上著霜露内旦看大青是蠱毒也昔有人食新變鯉魚中毒病心腹痛心下鞕發熱煩寃欲得水洗沃身體摇動如魚得水狀有人診云是蠱其家云野間相承無此毒不作蠱治遂死其湯熨針石别有正方補養宣導今附於後

養生方導引法云兩手著頭相叉坐地緩舒兩脚以兩手從外抱膝中痛低頭入兩膝間兩手交叉頭十二通愈蠱毒及三刀毒腰中大氣

又云常度日月星辰清淨以雞鳴安身卧嗽口三咽之調五藏殺蠱蟲令人長生治心腹痛

又云治百病邪蠱當正偃卧閉目閉氣内視丹田以鼻徐徐内氣令腹極滿徐徐以口吐之勿令有聲令入多出少以微爲故存視五藏各如其形色又存胃中令解明潔白如素爲之淺極汗出乃止以粉粉身摩捋形體汗不出而倦者亦可止明日復爲之又當存作大雷電隆晃走入腹中爲之不止病自除



## 蠱吐血候

蠱是合聚蟲蛇之類以器皿盛之任其相噉食餘一存者名爲蠱能害人食人府藏其狀心切痛如被物齧或鞕面目青黄病變無常是先傷於鬲上則吐血也不即治之食藏府盡則死

## 蠱下血候

蠱是合聚蟲蛇之類以器皿盛之任其自相食噉餘留一存者爲蠱能變化爲毒害人有事之以毒害多因飲食内行之人中之者心腹懊痛煩毒不可忍食人五藏下血瘀黑如爛雞肝

## 氐羌毒候

氐羌毒者猶是蠱毒之類於氐羌界域得之故名焉然其發病之狀猶如中蠱毒心腹刺痛食人五藏吐血利血故是蠱之類也

## 猫鬼候

猫鬼者云是老狸野物之精變爲鬼蜮而依附於人人畜事之猶如事蠱以毒害人其病狀心腹刺痛食人府藏吐血利血而死

## 野道候

野道者是無主之蠱也人有畜事蠱以毒害人爲惡既積乃至死滅絶其蠱則無所依止浮游田野道路之間有犯害人者其病發猶是蠱之狀但以其於田野道路得之故以謂之野道



## 射工候

江南有射工毒蟲一名短狐一名蜮常在山澗水内此蟲口内有横骨狀如角弓其蟲形正黑狀如大蜚生齧髮而有雌雄者口邊兩角角端有椏能屈伸冬月並在土内蟄其上氣蒸休休冬月有雪落其上不凝夏月在水内人行水上及以水洗浴或因大雨潦時仍逐水便流入人家或遇道上牛馬等跡内即停住其含沙射人影便病初得時或如傷寒或似中惡或口不能語或身體苦強或惡寒熱四支拘急頭痛骨悁屈伸張口欠欬或清朝小蘇晡夕則劇劇者不過三日則齒間有血出不即治殺人又云初始證候先寒熱惡冷欠欬筋急頭痛目疼狀如傷寒亦如中尸便不能語朝旦小蘇晡夕輒劇寒熱悶亂是也始得三四日可治急者七日皆死緩者二七日遠不過三七日皆死其毒中人初未有瘡但惡風

疹瘮寒熱或如針刺及其成瘡初如豆粒黑子或如火燒或如蠼螋尿瘡皆肉內有穿空如大針孔也其射中人頭面尤急腰以上去人心近者多死中人腰以下者小寬不治亦死雖不死皆百日內乃可保瘥又云瘡有數種其一種中人瘡正黑如黶子狀或周徧悉赤衣被犯之如有芒刺痛其一種作瘡久即穿陷或鎮寒熱其一種如火炙人肉熛起作瘡此最急數日殺人其一種突起如石癤狀俱能殺人自有遲速耳大都此病冬令人寒熱欠伸張口閉眼此蟲冬月蟄在土內人有識之者取帶之溪邊行亦佳若得此病毒仍以爲屑漸服之夏月在水中者則不可用



沙蝨候

山內水間有沙蝨其蟲甚細不可見人入水浴及汲水澡浴此蟲著身及陰雨日行草間亦著人便鑽入皮裏其診法初得時皮上正赤如小豆黍粟以手摩赤上痛如刺過三日之後令百節疼強痛寒熱赤上發瘡此蟲漸入至骨則殺人人在山澗洗浴竟巾拭𧀬𧀬如芒毛針刺熟看見處以竹簪挑拂去之已深者用針挑取蟲子正如疥蟲著爪上映光易見行動也挑不得灸上三七壯則蟲死病除若止兩三不能爲害多處不可盡挑灸挑灸其上而猶覓昏昏是其已大深便應須依土俗作方術拂出之並作諸藥湯浴皆得一二升出都盡乃止此七日內宜瘥不尔則續有飛蠱來入攻啖心藏便死飛蠱白色如韭葉大長四五寸初著腹脇腫痛如刺即破雞搶之蠱出食雞或得三四數過與取盡乃止兼取麝香犀角護其內作此治可瘥勿謂小小不速治則殺人彼土呼此病爲呼蚃（吳音呼沙作蚃讀如鳥長呼蚃蚃音也）言此蟲能招呼沙蝨入人體內人行有得沙蝨還至即以火自灸爀令徧則此蟲自墮地也

水毒候

自三吳已東及南諸山郡山縣有山谷溪源處有水毒病春秋輒得一名中水一名中溪一名中灑（蘇蔽反）一名水中病亦名溪溫令人中溪以其病與射工診候相似通呼溪病其實有異有瘡是射工無瘡是溪病初得惡寒頭微痛目匡疼心內煩懊四支振焮腰背骨節皆強兩膝疼或翕翕熱但欲睡旦醒暮劇手足指逆冷至肘膝二三日則腹生虫食下部肛內有瘡不痒不痛令人不覺視之乃知不即治六七日下部便膿潰虫上食五藏熱盛煩毒注下不禁八九日死一云十餘日死水毒有陰陽覓之急視下部若有瘡正赤如截肉者爲陽毒最急若瘡如鱧魚齒者爲陰毒猶小緩皆殺人不過二十日又云水毒有雌雄脉洪大而數者爲陽是雄溪易治宜先發汗及浴脉沈細遲者爲陰是雌溪難治欲知審是中



水者手足指冷即是若不冷非也其冷或一寸或至腕或至肘膝冷至二寸爲微至肘膝爲劇又云作數斗湯以蒜四五升擣碎投湯內消息視之莫令大熱絞去滓適寒溫以自浴若身體發赤斑文者是也又云若有發瘡處但如黑點繞邊赤狀似雞眼在高處難治下處易治無復餘異診但同覓寒熱頭痛腰背急強手脚冷欠故欲眠朝瘥暮劇便判是溪病不假蒜湯及視下部瘡也此證若至困時亦不皆洞利及齒間血出惟熱勢猛者則心腹煩亂不食而狂語或有下血物如爛肝十餘日至二十日則死不測虫食五藏肛傷以不死又云溪病不歇仍飛蠱來入或皮膚腹脇間突起如燒痛如刺登破生雞搶上輒得白虫狀似蛆長四五六七寸或三四六八枚無定此即應是所云虫啜食五藏及下部之事又云中溪及射工法急救令七日內瘥不尔則有飛蠱來入人身

以攻敵五藏便死彼土辟却之法略與射工相似

重刊巢氏諸病源候總論卷之二十五

重刊巢氏諸病源候總論卷之二十六

## ○蠱毒病諸候下　凡二十七論

### 解諸毒候

凡藥有大毒不可入口鼻耳目即殺人者一曰鉤吻生朱崖二曰鴆又名䲹日狀如黑雄雞生山中三曰陰命赤色著木懸其子生山海四曰海薑狀如龍赤色生海中五曰鴆羽狀如雀黑項赤喙食蝮蛇生海內但被此諸毒藥發動之狀皆似勞黃頭項強直背痛而欲寒四支酸灑手悴色枯肌肉纏急神情不樂又欲似瘴病或振寒如瘧或壯熱似時行或吐或利多苦頭痛又言人齒色黑舌色赤多黑少並著藥之候也嶺南俚人別有不強藥有藍藥有焦銅藥金藥菌藥此五種藥中人者亦能殺人但此毒初著人不能知欲知是毒非毒者初得便以灰磨洗好熟銀令淨復以水楊枝洗口齒含此銀一宿卧明旦吐出看之銀黑者是不強藥銀青黑者是藍藥銀紫斑者是焦銅藥此三種但以不強藥最急毒若熱酒食裏著者六七日便覺異若冷酒食裏著經半月始可知耳若含銀銀色不異而病候與著藥之狀不殊心疑是毒欲得即知者可食鯉魚鱠食竟此毒即發亦空腹取銀口含之可兩食頃出著露下明旦看銀色若變黑即是藥毒又言取雞子煮去殼令病人齒齧雞子白處亦著露下若齒齧痕處黑即是也又言覓四大不調即須空腹食炙雞炙㹠鴨等肉觸犯令藥發即治之便瘥若久不治毒侵腸胃難復攻治若定知著藥而四大未羸者取大戟長三寸許食之必大吐利若色青者是焦銅藥色赤者是金藥吐菌子者是菌藥此外雜藥利亦無定色但小異常利耳又有兩種毒藥並名當孤

草其一種著人時脉浮大而洪病發時嗇嗇惡寒頭微痛乾嘔背迫急口噤不覺嚼舌大小便秘澀眼眶唇口指甲顏色皆青是也又一種當孤草毒者其病發時口噤而乾舌不得言咽喉如錐刀刺胷中甚熱髀胛滿不至百日身體唇口手脚指甲青而死又著烏頭毒者其病發時咽喉強而眼睛疼鼻中艾臭手脚沉重常嘔吐腹中熱悶唇口習習顏色乍青乍赤經百日死凡人若色黑大骨及肥者皆胃厚則勝毒若瘦者則胃薄不勝毒也

解諸藥毒候

凡藥物云有毒及有大毒者皆能變亂於人為害亦能殺人但毒有大小自可隨所犯而救解之但著毒重者亦令人發病時咽喉強直而兩眼睛疼鼻乾手脚沉重常嘔吐腹裏熱悶唇口習習顏色乍青乍赤經百日便死其輕者乃身體習



習而痺心胷涌涌然而吐或利無度是也但從酒得者難治言酒性行諸血脉流徧周體故難治因食得者易愈言食與藥俱入胃胃能容雜毒又逐大便泄毒氣毒氣未流入血脉故易治若但覺有前諸候便以解毒藥法救之

食鯸鮐魚中毒候

此魚肝及腹内子有大毒不可食食之往往致死

食蟹中毒候

此蟹食水莨水莨有大毒故蟹亦有毒中其毒則悶亂欲死若經霜已後遇毒即不能害人未被霜蟹煑食之則多有中毒令人悶亂精神不安

食諸菜蕈菌中毒候

凡園圃所種之菜本無毒但蕈菌等物皆是草木變化所生出於樹者為蕈生於地者為菌並是鬱蒸濕氣變化所生故或有毒者人食遇此毒多致死甚疾速其不死者猶能令煩悶吐利良久始醒

食諸蟲中毒候

野菜芹荇之類多有毒蟲水蛭附之人誤食之便中其毒亦能悶亂煩躁不安

飲食大醉連日不解候

飲酒過多酒毒漬於腸胃流溢經絡使血脉充滿令人煩毒惛亂嘔吐無度乃至累日不醒往往有腹背穿穴者是酒熱毒氣所為故須摇動其身以消散也

飲酒中毒候

凡酒性有毒人若飲之有不能消便令人煩毒悶亂其湯熨針石別有正方補養宣導今附於後

養生方云正坐仰天呼出酒食醉飽之氣出氣之後立飢且



醒

飲酒腹滿不消候

夫酒性宣通而不停聚故醉而復醒隨血脉流散故也今人有榮衛否澀痰水停積者因復飲酒不至大醉大吐故酒與痰相搏不能消散故令腹滿不消

惡酒候

酒者水穀之精也其氣慓悍而有大毒入於胃則酒脹氣逆上逆於胷内醺於肝膽故令肝浮膽横而狂悖變怒失於常性故云惡酒也

飲酒後諸病候

酒性有毒而復大熱飲之過多故毒熱氣滲溢經絡浸溢腑臟而生諸病也或煩毒壯熱而似傷寒或洒淅惡寒有同溫瘧或吐利不安或嘔逆煩悶隨臟氣虚實而生病焉病候非

一故云諸病

服藥失度候

凡合和湯藥自有限劑至於圭銖分兩不可乖違若增加失宜便生他疾其為病也令人吐下不已嘔逆而悶亂手足厥冷腹痛轉筋久不以藥解之亦能致死速治即無害

諸飲食中毒候

凡人往往因飲食忽然困悶少時致甚乃至死者名為飲食中毒言人假以毒物投食裏而殺人但其病頰內或懸癰內初如酸棗大漸漸長大是中毒也急治則差久不治毒入腹則死但診其脉浮之無陽微細而不可知者中毒也

食諸肉中毒候

凡可食之肉無甚有毒自死者多因疫氣所斃其肉則有毒若食此毒肉便令人困悶吐利無度是中毒



食牛肉中毒候

凡食牛肉有毒者由毒蛇在草牛食因誤噉蛇則死亦有蛇吐毒著草牛食其草亦死此牛肉則有大毒又因疫病而死者亦有毒食此牛肉則令人心悶身體痺甚者乃吐逆下利腹痛不可堪因而致者非一也

食馬肉中毒候

凡駿馬肉及馬鞍下肉皆有毒不可食之食之則死其有凡馬肉則無毒因疫病死者肉亦有毒此毒中人多洞下而煩亂

食六畜肉中毒候

六畜者謂牛馬猪羊雞狗也凡此等肉本無毒不害人其自死及著疫死者皆有毒中此毒者亦令人心煩悶而吐利無度

食六畜百獸肝中毒候

凡禽獸六畜自死者肝皆有毒不可食往往傷人其疫死者彌甚被其毒者多洞利嘔吐而煩悶不安

食鬱肉中毒候

鬱肉毒者謂諸生肉及熟肉內器中密閉頭其氣壅積不泄則為鬱肉有毒不幸而食之乃殺人其輕者亦吐利煩亂不安有脯炙之不動得水而動食之亦殺人

食狗肉中毒候

凡狗肉性甚躁熱其疫死及狂死者皆有毒食之難消故令人煩毒悶亂

食猪肉中毒候

凡猪肉本無毒其野田間放或食雜毒物而遇死者此肉則有毒人食之則毒氣攻藏故令人吐利困悶不安

食射菵肉中毒候

射獵人多用射菵藥塗箭頭以射蟲鹿傷皮則死以其有毒



故也人獲此肉除箭處毒肉不盡食之則被毒致死其不死者所誤食肉處去毒箭遠毒氣不深其毒則輕雖不死猶能令人困悶吐利身體痺不安菵藥者以生烏頭擣汁日作之是也

食鴨肉成病候

鴨肉本無毒不能損人偶食觸冷不消因結聚成腹內之病

食漏脯中毒候

凡諸肉脯若為久故茅草屋漏所濕則有大毒食之三日乃成暴癥不可治亦有即殺人者凡脯炙之不動得水則動亦殺人

食魚鱠中毒候

凡人食魚鱠者皆是便生冷之物食之甚利口人多嗜之食傷多則難消化令人心腹否滿煩亂不安

食諸魚中毒候

凡食諸魚有中毒者皆由魚在水中食毒蟲惡草則有毒人食之不能消化即令悶亂不安也

食鱸魚肝中毒候

此魚肝有毒人食之中其毒者即面皮剥落雖爾不至於死

重刊巢氏諸病源候總論卷之二十六

重刊巢氏諸病源候總論卷之二十七　凡九論

# 血病諸候

## 吐血候

夫吐血者皆由大虛損及飲酒勞損所致也但肺者五藏上蓋也心肝又俱主於血上焦有邪則傷諸藏藏傷血下入於胃胃得血則悶滿氣逆氣逆故吐血也但吐血有三種一曰內衄二曰肺疽三曰傷胃內衄者出血如鼻衄但不從鼻孔出是近心肺間津出還流入胃內或如豆汁或如衄血凝停胃裏因即滿悶便吐或去數升乃至一斛是也肺疽者言飲酒之後毒滿便吐吐已後有一合二合或半升一升是也傷胃者是飲食大飽之後胃內冷不能消化則便煩悶強嘔吐之所食之物與氣共上衝蹙因傷損胃口便吐血色鮮正赤是也凡吐血之後體恒惛惛然心裏煩躁悶亂紛紛顛倒不安寸口脉微而弱血氣俱虛則吐血關上脉微而芤亦吐血脉細沉者生喘欬上氣脉數浮大者死久不瘥面色黃黑無復血氣時寒時熱

養生方云思慮傷心心傷則吐衄發則髮焦也

## 吐血後虛熱胸中否口燥候

吐血之後藏府虛竭榮衛不理陰陽隔絶陽乘於上故身體虛熱胸中否則口燥

## 嘔血候

夫心者主血肝者藏血愁憂思慮則傷心恚怒氣逆上而不下則傷肝肝心二藏傷故血流散不止氣逆則嘔而出血

## 唾血候

唾血者由傷損肺肺者為五藏上蓋易為傷損若為熱氣所

加則唾血唾上如紅縷者此傷脉也脇下痛唾鮮血者此傷肝關上脉微芤則唾血脉沈弱者生牢實者死其湯熨針石別有正方補養宣導今附於後

養生方導引法云伸兩脚兩手指著足五指上愈腰折不能低若唾血久疼爲之愈長伸兩脚以兩手捉五指七遍愈腰折不能低仰若唾血久疼血病久行身則可卷轉也

舌上出血候

心主血脉而候於舌若心藏有熱則舌上出血如涌泉

大便下血候

此由五藏傷損所爲藏氣既傷則風邪易入熱氣在內亦大便下血鮮而腹痛冷氣在內亦大便血下其色如小豆汁出時疼而不甚痛前便後下血者血來遠前下血後便者血來近遠近者言病在上焦下焦也令人面無血色時寒時熱脉浮弱按之絕者下血

小便血候

心主於血與小腸合若心家有熱結於小腸故小便血也下部脉急而弦者風邪入於少陰則尿血尺脉微而芤亦尿血

養生方云人食甜酪勿食大酢必變爲尿血

九竅四支出血候

凡榮衛大虛府藏傷損血脉空竭因而恚怒失節驚忿過度暴氣逆溢致令腠理開張血脉流散也言九竅出血喘欬而上氣逆其脉數有熱不得卧者死

汗血候

肝藏血心之液爲汗言肝心俱傷於邪故血從膚腠而出也



## ○髮毛病諸候 凡十三論

鬚髮禿落候

足少陽膽之經也其榮在鬚足少陰腎之經也其華在髮衝任之脉爲十二經之海謂之血海其別絡上脣口若血盛則榮於頭髮故鬚髮美若血氣衰弱經脉虛竭不能榮潤故鬚髮禿落

養生方云熱食汗出勿湯風令髮墮落其湯熨針石別有正方補養宣導今附於後

養生方云欲理髮向王地既櫛髮之始而微呪曰泥丸玄華保精長存左爲隱月右爲日根六合清煉百神受恩呪畢嚥唾三過能常行之髮不落而生

又云當數易櫛櫛之取多不得使痛亦可令侍者櫛取多血液不滯髮根常牢

令生髭候

手陽明爲大腸之經其支絡缺盆上頸貫頰入下齒間髭者是血氣之所生也若手陽明之經血盛則髭美而長血氣衰少則不生

白髮候

足少陰腎之經也腎主骨髓其華在髮若血氣盛則腎氣強腎氣強則骨髓充滿故髮潤而黑若血氣虛則腎氣弱腎氣弱則骨髓枯竭故髮變白也其湯熨針石別有正方補養宣導今附於後

養生方導引法云解髮東向坐握固不息一通舉左右手導引手掩兩耳治頭風令髮不白以手復持頭五通脉也

又云清旦初起左右手交互從頭上挽兩耳舉又引鬚髮即流通

又云坐地直兩脚以兩手指脚脛以頭至地調脊諸椎利髮根令長美坐舒兩脚相去一尺以拖脚兩脛以頂至

地十二通調身脊無患害致精氣潤澤髮根長美也令青黑柔濡滑澤髮恒不白　又云　伏解髮東向握固不息一通舉手左右導引掩兩耳令髮黑不白伏者雙膝著地額直至地解髮破髻舒頭長敷在地向東者向長生之術握固兩手如嬰兒握不令氣出不息不使息出極悶已三噓而長細引一通者一爲之令此身囊之中滿其氣引之者引此舊身内惡邪伏氣隨引而出故名導引舉左右手各一通掩兩耳塞鼻孔三通除白髮患也　又云　蹲踞以兩手舉足五趾低頭自極則五臟氣偏至治耳不聞目不明久爲之則令髮白復黑　又云　正月十日沐髮髮白更黑　又云　千過梳頭頭不白　又云　正月一日取五香煮以作湯沐頭不白　又云　十日沐浴頭不白　又云　十四日沐浴令齒牢髮黑　又云　常向本命櫛髮之始叩齒九通陰咒曰太帝散靈五老反眞泥丸玄華保精長存左迴拘月右引日根六合清煉百疾愈因咽唾三過常數行之使人齒不痛髮牢不白一云頭腦不痛　又云　思心氣上下四布正赤通天地自於大且長令人氣力增益髮白更黑齒落再生



令長髮候

髮是足少陰之經血所榮也血氣盛則髮長美若血虛少則髮不長須以藥治之令長

令髮潤澤候

足少陰之經血外養於髮血氣盛髮則光潤若虛則血不能養髮故髮無潤澤也則須以藥令其潤澤

髮黃候

足少陰之經血外養於髮血氣盛髮則潤黑虛竭者不能榮髮故令髮變黃

鬚黃候

足少陽之經血外榮於鬚血氣盛鬚則美而長若虛少不足不能榮潤於外故令鬚黃

令生眉毛候

足太陽之經其脈起於目内眥上額交巔血氣盛則眉美有毫血少則眉惡又眉爲風邪所傷則眉脫皆是血氣傷損不能榮養故須以藥生之

火燒處髮不生候

夫髮之生血氣所潤養也火燒之處瘡痕緻密則氣血下沈不能榮官腠理故髮不生

令毛髮不生候

足少陰之血氣其華在髮足太陽之血氣盛則眉美足少陽之血氣盛則鬚美足陽明之血氣盛則髮美手陽明之血氣盛則髭美諸經血氣盛則眉髭鬚髮美澤若虛少枯竭則變黃白悴禿若風邪乘其經絡血氣改變則異毛惡髮妄生也則須以藥傳令不生也



白禿候

凡人皆有九蟲在腹内值血氣虛則能侵食而蟯蟲發動最能生瘡乃成疽癬瘑疥之屬無所不爲言白禿者皆由此蟲所作謂在頭生瘡有蟲白痂甚痒其上髮並禿落不生故謂之白禿

赤禿候

此由頭瘡蟲食髮禿落無白痂有汁皮赤而痒故謂之赤禿

鬼舐頭候

人有風邪在於頭有偏虛處則髮禿落肌肉枯死或如錢大或如指大髮不生亦不痒故謂之鬼舐頭

## 面體病諸候　凡五論

蛇身候

蛇身者謂人皮膚上如蛇皮而有鱗甲世謂之蛇身也此由血氣否澀不通潤於皮膚故也

面皰候

面皰者謂面上有風熱氣生皰頭如米大亦如穀大白色者是

養生方云醉不可露卧令人面發瘡皰

又云飲酒熱未解以冷水洗面令人面發瘡輕者皶皰

面皯䵟候

人面皮上或有如烏麻或如雀卵上之色是也此由風邪客於皮膚痰飲漬於府藏故生皯䵟

養生方云飽食而坐不行步有所作務不但無益乃使人得積聚不消之病及手足痹面目梨皯

酒皶候

此由飲酒熱勢衝面而遇風冷之氣相搏所生故令鼻面生皶赤皰帀帀然也

嗣面候

嗣面者云面皮上有滓如米粒者也此由膚腠受於風邪搏於津液津液之氣因虛作之也亦言因傅胡粉而皮膚虛者粉氣入腠理化生之也

重刊巢氏諸病源候總論卷之二十七

重刊巢氏諸病源候總論卷之二十八

## 目病諸候　凡三十八論

目赤痛候

凡人肝氣通於目言肝氣有熱熱衝於目故令赤痛

目胎赤候

胎赤者是人初生洗目不淨令穢汁浸漬於眥使瞼赤爛至大不瘥故云胎赤

目風赤候

目者肝之竅風熱在內乘肝其氣外衝於目故見風淚出目瞼皆赤

目赤爛眥候

此由冒觸風日風熱之氣傷於目而眥瞼皆赤爛見風彌甚世亦云風眼

目數十年赤候

風熱傷於目眥則眥赤爛其風熱不去故眥常赤爛積年不瘥

目風腫候

目為肝之外候肝虛不足為冷熱之氣所干故氣上衝於目外復遇風冷所擊冷熱相搏而令瞼內結腫或如杏核大或如酸棗之狀腫而因風所發故謂之風腫

目風淚出候

目為肝之外候若被風邪傷肝肝氣不足故令目淚出其湯熨針石別有正方補養宣導今附於後

養生方導引法云踞伸右脚兩手抱左膝頭生腰以鼻內氣自極七息除難屈伸拜起去脛中痛痹風目耳聾

又云踞伸左脚兩手抱右膝生腰以鼻內氣自極七息展左足著外除難屈伸拜起去脛中疼一本云除風目暗耳聾

又云以鼻內氣左手持鼻除目暗泣出鼻內氣口閉自極七息除兩脅下積血氣

又云端坐生腰徐以鼻內氣以右手持鼻除目暗淚若出閉目吐氣鼻中息肉耳聾亦然除傷寒頭痛洗洗皆當以汗出爲度

## 目淚出不止候

夫五臟六腑皆有津液通於目者爲淚若臟氣不足則不能收制其液故目自然淚出亦不因風而出不止本無赤痛

## 目膚翳候

陰陽之氣皆上注於目若風邪痰氣乘於腑臟腑臟之氣虛實不調故氣衝於目久不散變生膚翳膚翳者明眼睛上有



物如蠅翅者即是

## 目膚翳覆瞳子候

此言肝臟不足爲風熱之氣所干故於目睛上生翳翳久不散漸漸長侵覆瞳子

## 目息肉淫膚候

息肉淫膚者此由邪熱在臟氣衝於目熱氣切於血脉蘊積不散結而生息肉在於白睛膚瞼之間即謂之息肉淫膚也

## 目暗不明候

夫目者五臟六腑陰陽精氣皆上注於目若爲血氣充實則視瞻分明血氣虛竭則風邪所侵令目暗不明

養生方云恣樂傷魂魂通於目損於肝則目暗其湯熨針石別有正方補養宣導今附於後

養生方導引法云蹲踞以兩手舉足五趾頭自極則五臟氣徧至治耳不聞人語聲目不明久爲之則令髮白復黑

又云兩足指五息止引腰背痹偏枯令人耳聞聲久行眼耳諸根無有罣礙

又云伸左脛屈右膝內壓之五息止引肺去風虛令人目明依經爲之引肺中氣去風虛病令人目明夜中見色與晝無異

又云雞鳴以兩手相摩令熱以熨目三行以指抑目左右有神光令目明不病痛

又云東向坐不息再通以兩手中指口唾之二七相摩拭目令人目明以甘泉漱之洗目去其翳垢令目清明上以內氣洗身中令內睛潔此以外洗去其塵障

又云臥引爲三以手爪項邊脉五通令人目明臥正偃頭下却亢引三通以兩手指爪項邊大脉爲五通除目暗患久行令人眼夜能見色爲久不已通見十方無有劑限

## 目青盲候

青盲者謂眼本無異瞳子黑白分明直不見物耳但五臟六腑之精氣皆上注於目若臟虛有風邪痰飲乘之有熱則赤痛無熱但內生鄣是腑臟血氣不榮於睛故外狀不異只不見物而已是之謂青盲



養生方云勿塞故井及水瀆令人耳聾目盲

又云正月八日沐浴除目盲

## 目青盲有翳候

白黑二睛無有損傷瞳子分明但不見物名爲青盲更加以風熱乘之氣不外泄蘊積於睛間而生翳似蠅翅者覆瞳子上故謂青盲翳也

## 目茫茫候

夫目是五臟六腑之精華宗脉之所聚肝之外候也腑臟虛損爲風邪痰熱所乘氣傳於肝上衝於目故令視瞻不分明

謂之茫茫也凡目病若肝氣不足兼胷膈風痰勞熱則目不能遠視視物則茫茫漠漠也若心氣虛亦令目茫茫或惡見火光視見蜚蠅黃黑也診其左手尺中脉沉爲陰陰實者目視茫茫其脉浮大而緩者此爲逆必死其湯熨針石別有正方補養宣導今附於後

養生方導引法云雞鳴欲起先屈左手噉鹽指以指相摩呪曰西王母女名曰益愈賜我目受之於口即精摩形常雞鳴二七著唾除目茫茫致其精光徹視萬里徧見四方咽二七唾之以熱指摩目二七令人目不瞑

雀目候

人有晝而睛明至瞑則不見物世謂之雀目言其如鳥雀瞑便無所見也

目珠管候



目是五臟六腑之精華宗脉之所聚肝之外候也肝藏血若腑藏氣血調和則目精彩明淨若風熱痰飲漬於臟腑使肝藏血氣蘊積衝發於眼津液變生結聚狀如珠管

目珠子脫出候

目是臟腑陰陽之精華宗脉之所聚上液之道肝之外候凡人風熱痰飲漬於臟腑陰陽不和肝氣蘊積生熱熱衝於目使目睛疼痛熱氣衝擊其珠子故令脫出

目不能遠視候

夫目不能遠視者由目爲肝之外候腑臟之精華若勞傷腑臟肝氣不足兼受風邪使精華之氣衰弱故不能遠視

目澀候

目肝之外候也腑臟之精華宗脉之所聚上液之道若悲哀內動腑臟則液道開而泣下其液竭者則目澀又風邪內乘其腑臟外傳於液道亦令泣下而數欠泣竭則目澁若腑臟勞熱熱氣乘於肝而衝發於目則目熱而澁也甚則赤痛

目眩候

目者五臟六腑之精華宗脉之所聚也筋骨血氣之精與脉并爲目系系上屬於腦若腑臟虛風邪乘虛隨目系入於腦則令腦轉而目系急則目眴而眩也

目視一物爲兩候

目是五臟六腑之精華凡人腑臟不足精虛而邪氣乘之則精散故視一物爲兩也

目偏視候

目是五臟六腑之精華人腑藏虛而風邪入於目而瞳子被風所射睛不正則偏視此患亦有從小而得之者亦有長大方病之者皆由目之精氣虛而受風邪所射故也

目飛血候



目肝之外候也肝藏血足厥陰也其脉起足大趾之聚毛入連於目系其經脉之血氣虛而爲風熱所乘故血脉生於白睛之上謂之飛血

目黑候

目黑者肝虛故也目是臟腑之精華肝之外候而肝藏血腑藏虛損血氣不足故肝虛不能榮於目致精彩不分明故目黑

目暈候

五臟六腑之精華皆上注於目目爲肝之外候肝藏血血氣不足則肝虛致受風邪風邪搏於精氣故精氣聚生於白睛之上繞於黑睛之際精彩昏濁黑白不明審謂之目暈

睊目候 睊公縣切

睊目者是風氣客於瞼眥之間與血氣津液相搏使目眥痒而淚出目眥恒濕故謂之睊目

目眵䁾候

目是腑臟之精華肝之外候夫目上液之道腑臟有熱氣熏於肝衝發於目眥瞼使液道熱澀滯結成眵䁾也

睢目候

目是腑臟血氣之精華肝之外候然則五臟六腑之血氣皆上榮於目也若血氣虛則膚腠開而受風風客於瞼膚之間所以其皮緩縱垂覆於目則不能開世呼為睢目亦名侵風

目眇候

目者腑臟之精華宗脉之所聚肝之外候也風邪停飲在於臟腑侵於肝氣上衝於眼則生鄣翳珠管息肉其經絡有偏虛者翳鄣則偏覆一瞳子故偏不見物謂之眇目



目蜡候 蜡音即

蜡目者是蠅蛆目眥成瘡故謂之蜡目

目肥候

肥目者白睛上生點注或如浮萍或如榆莢有如胡粉色者有作青黑色者似羹上脂致令目暗世呼為肥目五臟六腑之精華皆上注於目為肝之外候宗脉所聚上液之道此由腑臟氣虛津液為邪所搏變化而生也

目皰瘡候

目肝之候也五臟六腑之精華上榮於目腑臟有熱氣乘於肝衝發於目熱氣結聚故睛上生皰瘡也

目膿漏候

目是肝之外候上液之道風熱客於瞼眥之間熱搏於血液令眥內結聚津液乘之不止故成膿汁不盡謂之膿漏

目封塞候

目肝之外候也肝氣通於目風邪毒氣客於瞼膚之間結聚成腫腫而瞼合不開故謂之封塞然外為風毒結腫內則蘊積生熱若腫不即消熱勢留滯則變生膚翳息肉白鄣也

目內有丁候

目肝之外候也臟腑熱盛熱乘於腑氣衝於目熱氣結聚而目內變生狀如丁也

針眼候

人有眼內眥頭忽結成皰三五日間便生膿汁世呼為偷針此由熱氣客在眥間熱搏於津液所成但其勢輕者故止小小結聚汁潰熱歇乃瘥

割目後除痛止血候

夫目生淫膚息肉其根皆從目眥染漸而起五臟六腑之精華上注於目目宗脉之所聚肝之外候也肝藏血十二經脉有起內眥兌眥者風熱氣乘其臟腑臟腑生熱熱氣熏肝衝發於目熱搏血結故生淫膚息肉割之而傷經脉者則令痛不止血出不住即須方藥除療之



重刊巢氏諸病源候總論卷之二十八

重刊巢氏諸病源候總論卷之二十九

# 鼻病諸候　凡十一論

## 鼻衄候

經云脾移熱於肝則為驚衄脾土也肝木也木本剋土今脾熱為土氣翻盛逆往乘木是木之虛不能制土故受脾之移熱也肝之神為魂而藏血虛熱則魂神不定故驚也凡血與氣內榮腑臟外循經絡相隨而行於身周而復始血性得寒則凝澀熱則流散而氣肺之所生也肺開竅於鼻熱乘於血則氣亦熱也血氣俱熱血隨氣發出於鼻為鼻衄診其寸口微芤者衄血寸脈微苦寒為是衄血寸脈微弱尺脈澀發熱弱為無血必厥其人微嘔夫厥當眩不眩而反頭痛痛為實下虛上實必衄也肝脈大喜為衄脈陰陽錯而浮必衄血脈細而數數反在上法當吐而不吐其面顴上小赤眼中白膚上自有細赤脈如髮其趣至黑瞳子上者當衄病人面無血色寒熱脈沉弦者衄也衄發從春至夏為太陽衄從秋至冬為陽明衄連日不止者其脈輕輕在肌尺中自浮目精暈黃衄必未止若目精了慧知衄今止脈滑小弱者生實大者死診人衄其脈小滑者生大躁者死不治也鼻衄脈沉細者生浮大而牢者死

養生方云思慮則傷心心傷則吐衄血

## 鼻衄不止候

肝藏血肺主氣開竅於鼻血之與氣相隨而行內榮腑臟外循經絡腑臟有熱熱乘血氣血性得熱即流溢妄行發於鼻者為鼻衄臟虛血盛故衄不止

## 鼻大衄候

鼻衄由氣虛熱故也肝藏血肺主氣而開竅於鼻血之與氣相隨而行循於經絡榮於腑臟若勞傷過度腑臟生熱熱乘血氣血性得熱則流散妄行從鼻出者謂之衄其云鼻大衄者是因鼻衄而口耳鼻皆出血故云鼻大衄也

## 鼻久衄候

鼻衄由熱乘血氣也肝藏血肺主氣開竅於鼻勞損臟腑血氣生熱血得熱則流散妄行隨氣發於鼻者名為鼻衄臟虛不復勞熱停積故衄經久不瘥

## 鼻齆候

肺主氣其經手太陰之脈也其氣通鼻若肺臟調和則鼻氣通利而知臭香若風冷傷於臟腑而邪氣乘於太陰之經其氣蘊積於鼻者則津液壅塞鼻氣不宣調故不知香臭而為齆也其湯熨針石別有正方補養宣導今附於後



養生方導引法云東向坐不息三通手捻鼻兩孔治鼻中患交腳踑坐治鼻中患通腳癰瘡去其涕唾令鼻道通得聞香臭久行不已徹聞十方

## 鼻生瘡候

鼻是肺之候肺氣通於鼻其臟有熱氣衝於鼻故生瘡也其湯熨針石別有正方補養宣導今附於後

養生方導引法云踞坐合兩膝張兩足不息五通治鼻瘡

## 鼻息肉候

肺氣通於鼻肺臟為風冷所乘則鼻氣不和津液壅塞而為鼻齆冷搏於血氣停結鼻內故變生息肉其湯熨針石別有正方補養宣導今附於後

養生方導引法云端坐生腰徐徐以鼻內氣以右手捻鼻除目闇淚苦出徐徐閉目吐氣鼻中息肉耳聾亦能除傷寒頭

痛洗洗皆當以汗出爲度

又云東向坐不息三通以手捻鼻兩孔治鼻中息肉

### 鼻窒塞氣息不通候

肺氣通於鼻其藏爲冷風所傷故鼻氣不宣利壅塞成齆冷氣結聚搏於血氣則生息肉冷氣盛者則息肉生長氣息窒塞不通也

### 鼻涕候

夫津液涕唾得熱即乾燥得冷則流溢不能自收肺氣通於鼻其藏有冷冷隨氣入乘於鼻故使津涕不能自收

### 鼻痛候

肺氣通於鼻風邪隨氣入於鼻內搏於血氣邪正相擊氣道不宣故鼻痛

### 食諸物誤落鼻內候



頏顙之間通於鼻道氣入有食物未及下喉或因言語或因嚏咳而氣則逆故食物因氣逆者誤落鼻內

## 耳病諸候　凡九論



### 耳聾候

腎爲足少陰之經而藏精氣通於耳耳宗脉之所聚也若精氣調和則腎藏強盛耳聞五音若勞傷血氣兼受風邪損於腎藏而精脫精脫者則耳聾然五藏六府十二經脉有絡於耳者其陰陽經氣有相并時并則有藏氣逆名之爲厥厥氣相搏入於耳之脉則令聾其腎病精脫耳聾者候頰顴其色黑手少陽之脉動而氣厥逆而耳聾者其候耳內煇煇焞焞也手太陽厥而聾者其候聾而耳內氣滿

養生方云勿塞故井及水瀆令人耳聾目盲其湯熨針石別有正方補養宣導今附于後

養生方導引法云坐地交叉兩脚以兩手從曲脚中入低頭叉項上治久寒不能自溫耳不聞聲

又云脚著項上不息十二通必愈大寒不覺暖熱久頑冷患耳聾目眩久行即成法法身五六不能變

### 耳風聾候

足少陰腎之經宗脉之所聚其氣通於耳其經脉虛風邪乘之風入於耳之脉使經氣否塞不宣故爲風聾風隨氣脉行於頭腦則聾而時頭痛故謂之風聾

### 勞重聾候

足少陰腎之經宗脉之所聚其氣通於耳勞傷於腎宗脉虛損血氣不足故爲勞聾勞聾爲病因勞則甚有時將適得所血氣平和其聾則輕



### 久聾候

足少陰腎之經宗脉之所聚其氣通於耳勞傷於腎宗脉虛損血氣不足爲風邪所乘故成耳聾勞傷甚者血虛氣極風邪停滞故爲久聾

### 耳鳴候



腎氣通於耳足少陰腎之經宗脉之所聚勞動經血而血氣不足宗脉則虛風邪乘虛隨脉入耳與氣相擊故爲耳鳴診其右手脉寸口名曰氣口以前脉浮則爲陽手陽明大腸脉也沈則爲陰手太陰肺脉也陰陽俱虛者此爲血氣虛損宗脉不足病苦耳鳴嘈嘈眼時妄見光此是肺與大腸俱虛也左手尺中名曰神門其脉浮爲陽足太陽膀胱脉也虛者膀胱虛也腎與膀胱合病苦耳鳴忽然不聞時惡風膀胱虛則三焦實也膀胱爲津液之府若三焦實則剋消津液剋消津

液故膀胱虛也耳鳴不止則變成聾

聤耳候

耳者宗脉之所聚腎氣之所通足少陰腎之經也勞傷而氣熱乘虛也入於其經邪隨血氣至耳熱氣聚則生膿汁故謂之聤耳

耳疼痛候

凡患耳中策策痛者皆是風入於腎之經也不治流入腎則卒然變脊強背直成痙也若因痛而腫生癰癤膿潰邪氣歇則不成痙所以然者足少陰爲腎之經宗脉之所聚其氣通於耳上焦有風邪入於頭腦流至耳内與氣相擊故耳中痛耳爲腎候其氣相通腎候腰脊主骨髓故邪流入腎脊強背直

耳聤聹候

耳聤聹者耳裏津液結聚所成人耳皆有之輕者不能爲患若加以風熱乘之則結鞕成丸核塞耳亦令耳暴聾

耳瘡候

足少陰爲腎之經其氣通於耳其經虛風熱乘之隨脉入於耳與血氣相搏故耳生瘡



## ○一牙齒病諸候　凡二十一論

牙齒痛候

牙齒痛者是牙齒相引痛牙齒是骨之所終髓之所養手陽明之支脉入於齒若髓氣不足陽明脉虛不能榮於牙齒爲風冷所傷故疼痛也又有蟲食於牙齒則齒根有孔蟲居其間又傳受餘齒亦皆疼痛此則針灸不瘥傅藥蟲死乃痛止

牙痛候

牙齒皆是骨之所終髓氣所養而手陽明支脉入於齒脉虛髓氣不足風冷傷之故疼痛也又蟲食於齒則根有孔蟲於其間又傳受餘齒亦痛掣難忍若蟲痛非針灸可瘥傅藥蟲死乃痛止

齒痛候

手陽明之支脉入於齒齒是骨之所終髓之所養若風冷客於經絡傷於骨髓冷氣入齒根則齒痛若蟲食齒而痛者齒根有孔蟲在其間此則針灸不瘥傅藥蟲死痛乃止其湯熨針石別有正方補養宣導今附于後

養生方云常向本命日櫛髮之始叩齒九通陰呪曰太帝散靈五老反真泥丸玄華保精長存左迴拘月右引日根六合清練百疾愈因咽唾三過常數行之使齒不痛髮牢不白頭腦不痛

又云東向坐不息四通琢齒二七治齒痛病大張口琢齒二七一通二七又解四通中間其二七大勢以意消息瘥病而已不復疼痛解病鮮白不梨亦不踈離久行不已能破金剛

又云東向坐不息四通上下琢齒三十六下治齒痛



風齒候

手陽明之支脉入於齒頭面有風陽明之脉虛風乘虛隨脉流入於齒者則令齒有風微腫而根浮也其湯熨針石別有正方補養宣導今附于後

養生方導引法云凡人覺脊背皆崛強不問時節縮咽髆内仰面努髆井向上頭左右兩向按之左右三七一住待血行氣動定然始更用初緩後急不得先急後緩若無病人常欲得日起午時日没三辰如用辰別三七除寒熱病脊腰頸項痛風痺口内生瘡牙齒風頭眩終盡除也

齒齗腫候

手陽明之支脉入於齒頭面有風風氣流入於陽明之脉與齗間血氣相搏故成腫

養生方云水銀不得近牙齒發腫善落齒

齒間血出候

手陽明之支脉入於齒頭面有風而陽明脉虛風挾熱乘虛入齒齗搏於血故血出也

牙齒蟲候

牙齒蟲是蟲食牙又食於齒亦令牙齒疼痛皆牙齒根有孔蟲居其內食牙齒盡又度食餘牙齒

牙蟲候

牙蟲是蟲食於牙牙根有孔蟲在其間亦食牙疼痛食一牙盡又度食餘牙



齒蟲候

齒蟲是蟲食於齒齒根有孔蟲在其間亦令齒疼痛食一齒盡又度食餘齒

養生方云鷄鳴時常叩齒三十六下長行之齒不蠹蟲令人齒牢

又云朝未起早漱口中唾滿口乃吞之輒琢齒二七遍使人丁壯有顏色去蟲而牢齒

又云人能恒服玉泉必可丁壯妍悅去蟲牢齒謂口中唾也

齒齲注候

手陽明之支脉入於齒足太陽脉有入於頰遍於齒者其經虛風氣客之絡搏齒間與血氣相乘則齗腫熱氣加之膿汁出而臭侵食齒齗謂之齲齒亦曰風齲

養生方云朝夕琢齒齒不齲



又云食畢當漱口數過不爾使人病齲齒

齒䘌候

齒䘌者是蟲食齒至齗膿爛汁臭如蝕之狀故謂之䘌齒

齒挺候

手陽明之支脉入於齒頭面有風冷傳入其脉令齒齗間津液化為膿汁血氣虛竭不能榮於齒故齒根露而挺出

齒動搖候

手陽明之支脉入於齒足陽明之脉又遍於齒齒為骨之所終髓之所養經脉虛風邪乘之血氣不能榮潤故令搖動

齒落不生候

齒牙皆是骨之所終髓之所養手陽明足陽明之脉並入於齒若血氣充實則骨髓強盛其齒損落猶能更生若血氣虛耗風冷乘之致令齒或齲或齗落者不能復生



齒音離候

齒音離者是風冷客於齒齗間令齒齗落而膿出其齒則疎語則齒間有風過之聲世謂齒音離也

牙齒歷蠹候

牙齒皆是骨之所終髓之所養也手陽明足陽明之脉皆入於齒風冷乘其經脉則髓骨血損不能榮潤於牙齒故令牙齒黯黑謂之歷蠹

齒漏候

手陽明之支脉入於齒風邪客於經脉流滯齒根使齗腫膿汁出愈而更發謂之齒漏

齒齗候

齒者骨之所終髓之所養髓弱骨虛風氣客之則齒齗

拔齒損候

手陽明足陽明之脉並入於齒拔齒而損脉者則經血不止藏虛而眩悶

齘齒候

齘齒者是睡眠而相磨切也此由血氣虛風邪客於牙車筋脉之間故因睡眠氣息喘而邪動引其筋脉故上下齒相磨切有聲謂之齘齒

齒黄黑候

齒者骨之所終髓之所養手陽明足陽明之脉皆入於齒風邪冷氣客於經脉髓虛血弱不能榮養於骨枯燥無潤故令齒黄黑也

重刊巢氏諸病源候總論卷之二十九

重刊巢氏諸病源候總論卷之三十

# 唇口病諸候 凡十七論

口舌瘡候

手少陰心之經也心氣通於舌足太陰脾之經也脾氣通於口府藏熱盛熱乘心脾氣衝於口與舌故令口舌生瘡也診其脉浮則爲陽陽數者口生瘡其湯熨針石別有正方補養宣導今附於後

養生方導引法云凡人覺脊背崛強不問時節縮咽髆內仰面努髆井向上頭左右兩向挼之左右三七一住待血氣行動定然始更用初緩後急不得先急後緩若無病人常欲得旦起午時日沒三辰如用辰別二七除寒熱病脊腰頸項痛風痺口内生瘡牙齒風頭眩終盡除也

緊唇候

脾與胃合胃爲足陽明其經脉起鼻環於唇其支脉入絡於脾胃脾胃有熱氣發於唇則唇生瘡而重被風邪寒濕之氣搏於瘡則微腫濕爛或冷或熱乍瘥乍發積月累年謂之緊唇亦名瀋唇

唇瘡候

脾與胃合足陽明之經胃之脉也其經起於鼻環於唇其支脉入絡於脾脾胃有熱氣發於唇則唇生瘡

唇生核候

足陽明爲胃之經其支脉環於唇入絡於脾然脾胃爲表裏有風熱邪氣乘之而衝發於唇與血氣相搏則腫結外爲風冷乘其結腫不消則成核

口吻瘡候

足太陰爲脾之經其氣通於口足陽明爲胃之經手陽明爲大腸之經此二經脉並夾於口其府藏虚爲風邪濕熱所乘氣發於脉與津液相搏則生瘡恒濕爛有汁世謂之肥瘡亦名鷰口

脣口面皴候

脣口面皴者寒時觸冒風冷冷折腠理傷其皮膚故令皴劈經絡之氣諸陽之會皆在於面其脉有環脣夾於口者若血氣實者雖勁風嚴寒不能傷之虚則腠理開而受邪故得風冷而皴劈也又冬時以暖湯洗面及向火外假熱氣動於腠理而觸風冷亦令病皴

兎缺候

人有生而脣缺似兎脣故謂之兎缺世云由婦人妊娠時見兎及食兎肉使然

口臭候

口臭由五藏六府不調氣上胷鬲然府藏氣臊腐不同蘊積胷鬲之間而生於熱衝發於口故令臭也

養生方云空腹不用見臭尸氣入脾舌上白黄起口常臭也

口舌乾焦候

手少陰心之經也其氣通於舌足太陰脾之經也其氣通於口府藏虚熱氣乘心脾津液竭燥故令口舌乾焦也診其右手寸口名曰氣口以前脉沉爲陰手太陰肺之經也其脉虚者病苦少氣不足以息嗌乾無津液故也又右手關上脉浮爲陽足陽明胃之經也其脉虚者病苦脣口乾又左手關上脉浮爲陽足少陽膽之經也其脉實者病苦腹中滿飲食不下咽乾

舌腫強候

手少陰爲心之經其氣通於舌足太陰脾之經其氣通於口太陰之脉起於足大指入連舌本心脾虚爲風熱所乘邪隨脉至舌熱氣留心血氣壅澀故舌腫舌腫脉脹急則舌腫強

謇吃候

人之五藏六府稟四時五行之氣陰陽相扶剛柔相生若陰陽和平血氣調適則言語無滯吐納應機若陰陽之氣不和府藏之氣不足而生謇吃此則禀性有闕非針藥所療治也若府藏虚損經絡受邪亦令語言謇吃所以然者心氣通於舌脾氣通於口脾脉連舌本邪乘其藏而搏於氣發言氣動邪隨氣而干之邪氣與正氣相交搏於口舌之間脉則否澀氣則壅滯亦令言謇吃此則可治

養生方云憤滿傷神神通於舌損心則謇吃

重舌候

舌心之候也脾之脉起於足大指入連於舌本心脾有熱熱氣隨脉衝於舌本血脉脹起變生如舌之狀在於舌本之下謂之重舌

懸癰候

懸癰爲音聲之關也喉嚨氣之所上下五藏六府有伏熱上衝於喉咽熱氣乘於懸癰或長或腫

咽喉垂倒候

喉嚨者氣之所上下也五藏六府呼吸之道路府藏有風邪熱氣上衝咽喉則腫垂故謂之垂倒

失欠頷車蹉候

腎主欠陰陽之氣相引則欠諸陽之筋脉有循頷車者欠則動於筋脉筋脉挾有風邪邪因欠發其急疾故令失欠頷車蹉也

數欠候

腎主欠而腎爲陰也陽氣主上陰氣主下其陰積於下者而陽未盡陽引而上陰引而下陰陽相引二氣交爭而挾有風者欠則風動風動與氣相擊故欠數

失枕候

失枕頭項有風在於筋脉間因卧而氣血虛者值風發動故失枕

## 咽喉心胷病諸候 凡十一論

喉痹候

喉痹者喉裏腫塞痹痛水漿不得入也人陰陽之氣出於肺循喉嚨而上下也風毒客於喉間氣結蘊積而生熱致喉腫塞而痹痛脉沉者爲陰浮者爲陽若右手關上脉陰陽俱實者是喉痹之候也亦令人壯熱而惡寒七八日不治則死其湯熨針石別有正方補養宣導今附於後

養生方導引法云兩手拓兩頰手不動摟肘使急腰內亦然住定放兩肋頭向外肘髆腰氣散盡勢大悶始起來去七通去喉痹

又云一手長舒合掌仰一手捉頦挽之向外一時極勢二七左右亦然手不動兩向側勢急挽之二七去頭骨急強頭風腦旋喉痹髆內冷注偏風

馬喉痹候

馬喉痹者謂熱毒之氣結於喉間腫連頰而微壯熱煩滿而數吐氣呼之爲馬喉痹

喉中生穀賊不通候

穀賊者禾裏有短穗而強澀者是也誤作米而人食之則令喉裏腫結不通令風熱氣入於喉間與血氣相搏則生腫結如食穀賊者也故謂之喉中生穀賊不急治亦能殺人

狗咽候

喉內忽有氣結塞不通世謂之狗咽此由風熱所作與喉痹之狀相似但俗云誤吞狗毛所作

又云治此病者以一摶飯共狗分食便瘥所以謂之狗咽

咽喉瘡候

咽喉者脾胃之候也由脾胃熱其氣上衝喉咽所以生瘡其瘡或白頭或赤根皆由挾熱所致

尸咽候

尸咽者謂腹內尸蟲上食人喉咽生瘡其狀或痒或痛如甘䘌之候

喉咽腫痛候

喉咽者脾胃之候氣所上下脾胃有熱熱氣上衝則喉咽腫痛夫生腫痛者皆挾熱則爲之若風毒結於喉間其熱盛則腫塞不通而水漿不入便能殺人臟氣微熱其氣衝喉亦能腫痛但不過重也

喉癰候

六府不和血氣不調風邪客於喉間爲寒所折氣壅而不散故結而成癰凡結腫一寸爲癤二寸至五寸爲癰

咽喉不利候

府藏冷熱不調氣上下哽澀結搏於喉間吞吐不利或塞或痛故言喉咽不利

心痹候

思慮煩多則損心心虛故邪乘之邪積而不去則時害飲食心裏愊愊如滿蘊蘊而痛是謂之心痹診其脉沉而弦者

痺之候也

胷痺候

寒氣客於五藏六府因虛而發上衝胷間則胷痺胷痺之候胷中愊愊如滿噎塞不利習習如痒喉裏澀唾燥甚者心裏強否急痛肌肉苦痺絞急如刺不得俛仰胷前皮皆痛手不能犯胷滿短氣欬唾引痛煩悶白汗出或徹背膂其脉浮而微者是也不治數日殺人其湯熨針石別有正方補養宣導今附於後

養生方云以右足踐左足上除胷痺食熱嘔

## 四肢病諸候　凡十四論

代指候

代指者其指先腫焮焮熱痛其色不黯然後方緣爪甲邊結膿極者爪甲脫也亦名代甲亦名糟指亦名土盡（蠹一作犬）爪甲筋之餘也由筋骨熱盛氣澀不通故腫結生膿而爪甲脫

手足發胝候

人手足忽然皮厚澀而圓短如繭者謂之胼胝此由血氣沉行不榮其表故皮澀厚而成胝

手足逆臚候

手足爪甲際皮剝起謂之逆臚風邪入於腠理血氣不和故也

肉刺候

腳趾間生肉如刺謂之肉刺肉刺者由著靴急小趾相揩而生也

肉裂候

肉裂者皮急肉坼破也由腠理虛風邪乘之與血相衝擊噴



所擊處而肉坼裂也

手足皸裂候（皸音軍）

皸裂者肌肉破也言冬時觸冒風寒手足破故謂之皸裂

尸腳候

尸腳者腳跟坼破之名也亦是冬時觸犯寒氣所以然又言腳蹋死屍所卧地亦令腳坼破

足尰候

尰病者自膝已下至踝及趾俱腫直是也皆由血氣虛弱風邪傷之經絡否澀而成也亦言江東諸山縣人多病尰云彼土有草名

草人行誤踐觸之則令病尰

五指筋攣不得屈伸候

筋攣不得屈伸者是筋急攣縮不得伸也筋得風熱則弛縱得風冷則攣急

四支痛無常處候

四支痛無常處者手足支節皆卒然而痛不在一處其痛處不腫色亦不異但肉裏掣痛如錐刀所刺由體虛受於風邪風邪隨氣而行氣虛之時邪氣則勝與正氣交爭相擊痛隨虛而生故無常處也

腳跟頹候

腳跟頹者腳跟忽痛不得著地世呼為腳跟頹

腳中忽有物牢如石如刀錐所刺候

言腳下有結物牢鞕如石痛如錐刀所刺此由腎經虛風毒之氣傷之與血氣相擊故痛而結鞕不散

土落腳趾內候

此由腳趾先有瘡而土落瘡裏更令瘡腫痛亦令人增寒壯熱

脚破候

脚破者脚心坼開也世謂之脚破脚心腎脉所出由腎氣虛風邪客於腠理致使津液不榮故坼破也

重刊巢氏諸病源候總論卷之三十



重刊巢氏諸病源候總論卷之三十一

# ○癭瘤等病諸候　凡一十五論

## 癭候

癭者由憂恚氣結所生亦曰飲沙水沙隨氣入於脉搏頸下而成之初作與癭核相似而當頸下也皮寬不急垂搥搥然是也恚氣結成癭者但垂核搥搥無脉也飲沙水成癭者有核瘰瘰無根浮動在皮中又云有三種癭有血癭可破之有息肉癭可割之有氣癭可具針之

養生方云諸山水黑土中出泉流者不可久居常食令人作癭病動氣增患

## 瘤候

瘤者皮肉中忽腫起初梅李大漸長大不痛不痒又不結強言留結不散謂之為瘤不治乃至塸大則不復消不能殺人亦慎不可輒破

## 腦濕候

腦濕謂頭上忽生肉如角謂之腦濕言腦濕氣濕蒸衝擊所生也

## 黑痣候

黑痣者風邪搏於血氣變化生也夫人血氣充盛則皮膚潤悦不生疵瘕若虛損則黑痣變生然黑痣者是風邪變其血氣所生也若生而有之者非藥可治面及體生黑點為黑痣亦云黑子

## 赤疵候

面及身體皮肉變赤與肉色不同或如手大或如錢大亦不痒痛謂之赤疵此亦是風邪搏於皮膚血氣不和所生也

白癜候

白癜者面及頸項身體皮肉色變白與肉色不同亦不痒痛謂之白癜此亦是風邪搏於皮膚血氣不和所生也

癧瘍候

癧瘍者人頸邊胷前掖下自然斑剝點相連色微白而圓亦有烏色者亦無痛痒謂之癧瘍風此亦是風邪搏於皮膚血氣不和所生也

疣目候

疣目者人手足邊忽生如豆或如結筋或五箇或十箇相連肌裏粗強於肉謂之疣目此亦是風邪搏於肌肉而變生也

鼠乳候

鼠乳者身面忽生肉如鼠乳之狀謂之鼠乳也此亦是風邪搏於肌肉而變生也

多忘候

多忘者心虛也心主血脉而藏於神若風邪乘於血氣使陰陽不和時相并隔乍虛乍實血氣相亂致心神虛損而多忘

養生方云丈夫頭勿北首臥神魂不安多愁忘

嗜眠候

嗜眠者由人有腸胃大皮膚澁者則令分肉不開解其氣行則於陰而遲留其陽氣不精神明爽昏塞故令嗜眠其湯熨針石別有正方補養宣導今附於後

養生方導引法云踑踞交兩手內並腳中入且兩手急引之愈久寐精氣不明交腳踑踞凡故言踑踞以兩手從內盈腳中入左手從右趺踠上入左足隨孔下右手從左足踠上入右足隨孔下出抱兩腳急把兩手極引二通愈久寐精神不明久行則不睡長精明

一手拓頦向上極勢一手向後長舒急努四方顯手掌一時俱極勢四七左右換手皆然拓頸手兩向共頭欹側二七去臂髆風眠睡尋用永吉日康

鼾眠候

鼾眠者眠裏喉咽間有聲也人喉嚨氣上下也氣血若調雖寤寐不妨宣暢氣有不和則衝擊喉咽而作聲也其有肥人眠作聲者但肥人氣血沉厚迫隘喉間澁而不利亦作聲

體臭候

人有體氣不和使精液雜穢故令身體臭也其湯熨針石別有正方補養宣導今附於後

養生方云以手掩口鼻臨目微氣久許時手中生液速以手摩面目常行之使人體香

狐臭候

人腋下臭如葱豉之氣者亦言如狐狸之氣者故謂之狐臭此皆血氣不和蘊積故氣臭

漏腋候

腋下常濕仍臭生瘡謂之漏腋此亦是氣血不和為風邪所搏津液蘊瘀故令濕臭

## 丹毒病諸候　凡一十三論

丹候

丹者人身體忽然焮赤如丹塗之狀故謂之丹或發手足或發腹上如手掌大皆風熱惡毒所為重者亦有疽之類不急治則痛不可堪久乃壞爛去膿血數升若發於節間便流之四支毒入腸則殺人小兒得之最忌

白丹候

白丹者初發痒痛微虛腫如吹軫軫起不痛不赤而白色由挾風冷故使色白也

黑丹候

黑丹者初發亦痒痛或熛腫起微黑色由挾風冷故色黑也

赤丹候

赤丹者初發軫起大者如連錢小者如麻豆肉上粟如雞冠肌理由風毒之重故使赤也亦名茱萸丹

丹軫候

丹軫者肉色不變又不熱但起隱軫相連而微痒故謂為丹軫也

室火丹候

室火丹初發時必在腓腸如指大長三二寸瘦色赤而熱是也



天竈火丹候

天竈火丹發時必在於兩股裏漸引至陰頭而赤腫是也

廢竈火丹候

廢竈火丹發時必於足趺上而皮色赤者是也

尿竈火丹候

尿竈火丹發於胷腹及臍連陰頭皆赤是也

熛火丹候

熛火丹者發於背亦在於臂皮色赤是也

瘑火丹候

瘑火丹者發於髀而散走無常處著皮赤是也

螢火丹候

螢火丹者發於髆至胷皮赤是也

石火丹候

石火丹者發通身似纈目突如粟是也皮色青黑

## 腫病諸候　凡一十七論

諸腫候

腫之生也皆由風邪寒熱毒氣客於經絡使血澁不通壅結皆成腫也其風邪所作者腫無頭無根浮在皮上如吹之狀也不赤不痛或腫或散不常腫其寒氣與血相搏作者有頭有根色赤腫痛其熱毒作者亦無正頭但急腫久不消熱氣結盛壅則為膿其候非一故謂之諸腫

風腫候

凡人忽發腫或著四支或在胷背或著頭項水牢如胖大虛腫回回如吹之狀不痛不赤著四支者乃欲不遂令人煩滿短氣身體常冷皆由冬月遇溫風入人肌裏至春復適大寒



風不得出氣壅肌間不自覺至夏取風涼濕氣聚不散而成腫久不差氣結盛生熱乃化為膿血並皆爛敗則殺人右手關上脉浮而虛者病腫

卒風腫候

人卒有腫不痛不赤移無常處而兼痒由先無患偶腠理虛而逢風所作也

風毒腫候

風毒腫者其先赤痛飈熱腫上生瘭漿如火灼是也

毒腫候

毒腫之候與風腫不殊時令人壯熱其邪毒甚者入腹殺人

毒腫入腹候

此候與前毒腫不殊但言腫熱不減入腹故也毒入腹之候先令人嗇嗇惡寒心煩悶而嘔逆氣急而腹滿如此者殺人

惡核腫候

惡核者肉裏忽有核累累如梅李小如豆粒皮肉㵾痛左右走身中卒然而起此風邪挾毒所成其亦似射工毒初得無常處多惻惻痛不即治毒入腹煩悶惡寒即殺人久不瘥則變作瘻

腫核候

凡腫挾風冷則不消而結成核也

氣腫候

氣腫者其狀如癰無頭虛腫色不變皮上急痛手纔著便即痛此風邪搏於氣所生也

氣痛候

人身忽然有一處痛如打不可堪耐亦乍走身間發作有時痛發則小熱痛靜便如冰霜所加故云氣痛亦由體虛受風



邪所侵遇寒氣而折之邪氣不出故

惡脉候

惡脉者身裏忽有赤絡脉起蘢樅聚如死蚯蚓狀看如似有水在脉中長短皆逐其絡脉所生是也由春冬受惡風入絡脉中其血瘀結所生久不瘥緣脉結而成瘻

惡肉候

惡肉者身裏忽有肉如小豆突出細細長乃如牛馬乳亦如雞冠之狀不痒不痛久不治長不已由春冬被惡風所傷風入肌肉結瘀血積而生也

腫有膿使潰候

腫壯熱結盛則血化爲膿若不早出膿膿食筋爛骨則不可治也

腫潰後候

凡癰腫既潰訖膿汁須及時而盡若汁不盡還復結腫如初腫之候無異即稍難治

遊腫候

遊腫之候青黄赤白无復定色遊走皮膚之間肉上微光是也

日遊腫候

日遊腫其候與前遊腫相似但手近之微痛如復小痒爲異世言犯觸日遊神之所作

流腫候

流腫凡有兩候有熱有冷冷腫者其痛隱隱然沈深著臂髆在背上則腫起憑憑然而急痛若手按及針灸之即腫起是也熱腫者四支熱如火炙之狀移無常處或如手或如盤著背腹是劇則皆熱如火徧身熠熠然五心煩熱脣口乾燥如注之狀此皆風邪搏血氣所生以其移無常處故謂流腫



## 丁瘡病諸候　凡一十三論

丁瘡候

丁瘡者風邪毒氣於肌肉所生也凡有十種一者瘡頭烏而強凹二者瘡頭白而腫實三者瘡頭如豆垽色四者瘡似葩紅色五者瘡頭內有黑脉六者瘡頭赤紅而浮虛七者瘡頭葩而黄八者瘡頭如金薄九者瘡頭如茱萸十者瘡頭如石榴子亦有初如風軫氣搔破青黄汁出裏有赤黑脉而小腫亦有全不令人知忽以衣物觸及摸著則痛若故取便不知處亦有肉突起如魚眼之狀赤黑慘痛徹骨久結皆變至爛成瘡瘡下深孔如大針穿之狀初作時突起如丁蓋故謂之丁瘡令人惡寒四支強痛兼忉忉然牽疼一二日瘡便變焦

黑色腫大此起根脚㓨全不得近酸痛皆其候也在手足頭面骨節間者最急其餘處則可也毒入腹則煩悶恍惚不佳或如醉患此者三二日便死

養生方云人汗入諸食內食之作丁瘡

雄丁瘡候

雄丁瘡者大如錢孔烏黶似灸瘡四畔泡漿色赤又有赤粟乃言瘡而不腫刺之不痛而兼熱者名爲雄丁瘡

雌丁瘡候

雌丁瘡者頭小黃向裏黶亦似灸瘡四畔泡漿外赤大如錢孔而多汁腫而不痛瘡內有十字畫而兼冷者謂之雌丁瘡

紫色火赤丁瘡候

此瘡色紫赤如火之色即謂紫色火赤丁瘡也

牛丁瘡候



牛丁瘡皮色不異但腫而頭黑挑之黃水出四邊赤似茱萸房者名爲牛丁瘡

魚臍丁瘡候

此瘡頭黑深破之黃水出四畔浮漿起狹長似魚臍故謂之魚臍丁瘡

赤根丁瘡候

瘡形狀如赤豆或生掖下如鴨子大者世人不識但見其赤即謂之赤根丁瘡

犯丁瘡候

犯丁瘡謂丁瘡欲瘥更犯觸之若大嗔及食豬魚麻子并狐臭人氣熏之皆能觸犯之則更極乃甚於初更令熱焮腫先寒後熱四支沉重頭痛心驚嘔逆煩悶則不可治

丁瘡腫候

丁瘡腫謂此瘡熱氣乘之與其毒相搏而成腫

犯丁瘡腫候

犯丁瘡腫謂瘡腫欲瘥更犯觸之瘡勢轉劇乃甚於初或腫熱疼掣或心悶恍惚或四肢沉重或嘔逆煩心此皆犯瘡之候多能殺人

丁腫候

此由是丁瘡而帶焮腫而無根者也

丁瘡久不瘥候

瘡久不瘥謂此丁瘡膿汁不止亦平陷不滿皆由過冷所作也

犯丁腫候

犯丁腫謂再丁腫而或飲食或居處觸犯之令腫增極也



重刊巢氏諸病源候總論卷之三十

重刊巢氏諸病源候總論卷之三十二

# ○癰疽病諸候上　凡一十六論

## 癰候

癰者由六腑不和所生也六腑主表氣行經絡而浮若喜怒不測飲食不節陰陽不調則六腑不和榮衛虛者腠理則開寒客於經絡之間經絡爲寒所折則榮衛稽留於脉榮者血也衛者氣也榮血得寒則澀而不行衛氣從之與寒相搏亦壅遏不通氣者陽也陽氣蘊積則生於熱寒熱不散故聚積成癰腑氣浮行主表故癰浮淺皮薄以澤久則熱勝於寒熱氣蘊積傷肉而敗肌故血肉腐壞化而爲膿其患在表浮淺則骨髓不焦枯腑臟不傷敗故可治而愈也又少苦消渴年四十已外多發癰疽所以然者體虛熱而榮衛否澀故也有鬲痰而渴者年盛必作黃疸此由脾胃虛熱故也年衰亦發癰疼腑臟虛熱血氣否澀故也又腫一寸至二寸癤也二寸至五寸癰也五寸至一尺癰疽也一尺至三尺者名曰竟體癰癰成九竅皆出諸氣憤鬱不遂志欲者血氣蓄積多發此疾診其寸口脉外結者癰腫腎脉濇甚爲大癰脉滑而數滑即爲實數即爲熱滑即爲榮數即爲衛榮衛相逢則結爲癰熱之所過即爲膿也脉弱而數者此爲戰寒必發癰腫脉浮而數身體無熱其形默默若胃中微躁不知痛所在此主當發癰腫脉來細而沉時直者身有癰腫若腹中有伏梁脉肺肝俱到即發癰疽四支沉重肺脉多即死凡癰疽脉洪麁難治脉微澀者易愈諸浮數之脉應當發熱而反洗淅惡寒若痛處當有癰也此或附骨有膿也脉弦洪相薄外肉急熱故欲發癰疽凡發癰腫高者疹源淺腫下者疹源深大熱者易治小熱者難治初便大痛傷肌晚乃大痛傷骨諸癰發於節者不可治也發於陽者百日死發於陰者四十日死也尻太陽脉有腫癰在足心少陽脉八日死發膿血八十日死頭陽明脉有腫癰在尻六日死發膿血六十日死股太陽有腫癰在足太陽七十日死發膿血百日死髆太陽太陰脉有腫癰在脛八日死發膿血四百日死足少陽脉有腫癰在脇八日死發膿血六百日死手陽明脉有腫癰在掖淵一歲死發膿血二歲死發腫牢如石走皮中無根瘰癧也久不消因得他熱乘之時有發者亦爲癰也又手心主之脉氣發有腫癰在股脛六日死發膿血六十日死又有癰在腓腸中九日死也

養生方云五月勿食不成核果及桃棗發癰癤不爾發寒熱變爲黃疸又爲泄利



人汗入諸食中食之則作丁瘡癰癤等

## 癰有膿候

此由寒氣搏於肌肉折於血氣結聚乃成癰凡癰經久不復可消者若按之都牢鞕者未有膿也按之半鞕半軟者有膿也又以手掩腫上不熱者爲無膿若熱甚者爲有膿凡覺有膿宜急破之不爾侵食筋骨也

## 癰潰後候

此由寒氣客於肌肉折於血氣結聚乃成癰凡破癰潰之後有逆有順其眼白睛青黑而眼小者一逆也內藥而嘔二逆也傷痛渴甚者三逆也髆項中不便者四逆也音嘶色脫者五逆也除此者並爲順也此五種皆死候凡發癰疽則熱流入內五臟焦燥者渴而引飲兼多取冷則腸胃受冷而變下利利則腸胃俱虛而冷搏於胃氣逆則變嘔逆氣不通遇冷

折之則變嗽也

石癰候

石癰者亦是寒氣客於肌肉折於血氣結聚所成其腫結確實至牢有根核皮相親不甚熱微痛熱時自歇此寒多熱少鞕如石故謂之石癰也久久熱氣乘之乃有膿也

附骨癰腫候

附骨癰亦由體癰熱而當風取涼風冷入於肌肉與熱氣相搏伏結近骨成癰其狀無頭但腫痛而闊其皮薄澤謂之附骨癰也

癰虛熱候

此是寒客於經絡使血氣否澀乃結腫成癰熱氣壅結則血化為膿膿潰癰瘥之後餘熱未盡而血氣已虛其人噏噏苦熱惙惙虛乏故謂之虛熱



癰煩渴候

癰由寒搏於血血澀不通而熱歸之壅結所成熱氣不得宣泄內熏五藏故煩躁而渴凡癰腫熱渴引飲冷氣入腸胃即變下痢并變嘔噦所以然者本內虛熱氣逆故嘔嘔而氣逆外冷乘之氣不通故噦也

發癰欬嗽候

夫肺主氣候於皮毛氣虛腠理受寒寒客經絡則血否澀熱氣乘之則結成癰也肺氣虛寒寒復乘肺成於寒則成欬嗽故發癰而嗽也

癰下利候

此由寒氣客於經絡折於氣血壅結不通結成癰腫發癰而利者由內熱而引飲取冷太過冷入腸胃故令下利也下利不止則變嘔噦所以然者脾與胃合俱象土脾候身之肌肉胃為水穀之海脾虛肌肉受邪胃虛則變下利下利不止則變嘔噦也

發癰大小便不通候

此由寒客於經絡寒搏於血血澀不通壅結成癰藏熱不泄熱入大小腸故大小便不通

發癰內虛心驚候

此由體虛受寒寒客於經絡血脈否澀熱氣蘊積結聚成癰結熱不散熱氣內迫於心故心虛熱則驚不定也

癰腫久愈汁不絕候

此由寒客於經絡則血澀不通與寒相搏則結成癰腫熱氣乘之則血化為膿膿潰之後熱腫乃散餘寒不盡肌肉未生故有惡液澳汁清而色黃不絕也

癰瘥後重發候



此由寒氣客於經絡血澀不通壅結成癰凡癰膿潰之後須著排膿藥令熱毒膿血俱散盡若有惡肉亦傅藥食之則好肉得生真氣得復若膿血未盡猶挾餘毒瘡口便合當時雖瘥而後終更發

久癰候

此由寒氣客於經絡血澀不通壅結成癰發癰之後熱毒未盡重有風冷乘之冷搏於腫蘊結不消故經久一瘥一發久則變成瘻也

疽候

疽者五臟不調所生也五臟主裏氣行經絡而沉若喜怒不測飲食不節陰陽不和則五臟不調榮衛虛者腠理則開寒客經絡之間經絡為寒所折則榮衛稽留於脈榮者血也衛者氣也榮血得寒則澀而不行衛氣從之與寒相搏亦壅遏

不通氣者陽也陽氣蘊積則生於熱寒熱不散故積聚成疽臟氣沉行主裏故疽腫深厚其上皮強如牛領之皮久則熱勝於寒熱氣淳盛蘊結傷肉也血肉腐壞化而爲膿乃至傷骨爛筋不可治而死也又少苦消渴年至四十已上多發癰疽所以然者體虛熱而榮衛否澀故也又有服散而渴者年盛必作黄疸此由脾胃虛熱故也年衰亦發癰疽藏虛血氣否澀故也又腫一寸至二寸癤也二寸至五寸癰也五寸至一尺癰疽也一尺至三尺者名曰竟體癰癰成九竅皆血諸氣憤鬱不遂志欲者血氣蓄積多發此疾診其脉弦洪相薄外急内熱欲發癰疽脉來細而沉時直者身有癰腫若腹中有伏梁脉肺肝俱到即發癰疽四支沉重肺脉多即死凡癰疽脉洪麁難治脉微澀者易愈諸浮數之脉應當發熱而反洗淅惡寒若痛處當有癰也此或附骨有膿也身有五部伏



菟一脇二背三五藏之俞四項五五部有疽者死又疽發於嗌中名曰猛疽猛疽不治化爲膿膿不瀉塞咽半日死其化作膿瀉之則已發於頸名曰掖疽其腫大以赤黑不急治則熱氣下入掖淵前傷任脉内熏肝肺熏肝肺十餘日而死傷陽氣大發消澀留項名曰腦鑠其色不樂項痛而刺以鍼煩心者死不可治發於髆及臑名曰疵疽其狀赤黑急治之此令人汗出至足不害五藏癰發四五日爇焫之也發於掖下赤鞹者名曰米疽也鞹而不潰者爲馬刀也發於胷名曰井疽也其狀如大豆三四起不早治下入腹中不治十日死發於膺名曰甘疽其狀如穀實瓠瓜常苦寒熱急治之去其寒熱不治十歲死死後出膿發於股陽名曰兌疽其狀不甚變而膿附骨不急治四十日死發於脇名曰敗訾敗訾者女子之病也又云癰發女子陰傍名曰敗訾疽又不治其中生

息肉如赤小豆脉黍也發於尻名曰兌疽其狀赤鞹大急治之不治四十日死若發尻尾名曰兌疽若不急治便通洞一身十日死發於股陰名曰赤弛不急治之六日死在兩股内者不治六十日當死發於膝名曰疵疽其狀大癰色不變寒熱而堅勿石石之則死須其色異柔乃石之生也發於脛名曰兔齧疽其狀赤至骨急治之不治害人也發於踝名曰走緩色不變數灸而止其寒熱不死發於足上下名曰四淫不急治之百日死發於足傍名曰厲疽其狀不大初小指發急治之其狀黑者不可消百日死也發於足趾名曰兌疽其狀赤黑死不赤黑不死治之不衰急斬去之活也不斬者死矣

赤疽發額不瀉十餘日死其五日可刺也其膿赤多血死未有膿可治人年二十五三十一六十九十五百神皆在額不可見血見血者死



赤疽發身腫牢核而身熱不可以坐不可以行不可以屈伸成膿刺之即已　赤疽發胷可治　赤疽發髀樞六月内可治不治出歲死　赤疽發陰股牢者死濡者可治　赤疽發掌中可治　赤疽發脛死不可治　白疽發髆若肘後痒目痛傷精及身熱多汗五六處死　黑疽發腫居背大骨上八日可刺也過時不刺爲骨疽骨疽膿出不可止者出碎骨六十日死　黑疽發掖淵死　黑疽發耳中如米此名文疽死　黑疽發缺盆中名曰伏癰死　黑疽發肘上下不死可治　黑疽發腓腸死　黑疽發膝臏牢者死濡者可治　黑疽發趺上牢者死　倉疽發身痒後痛此故傷寒氣入藏篤發爲倉疽九日可治九十日死　釘疽發兩髆此起有所逐惡血結留内外榮衛不通發爲釘疽三日身腫痛甚口噤如痙狀十一日可刺不治二十日死疽起於肉上如丁蓋下有脚至骨名釘疽也　鋒疽發

背起心俞若髆髃二十日不瀉死其八日可刺也其色赤黑膿見青者死不治人年六十八二十四四十五十六六十七六十一九十八神皆在髆不可見血見血必死　陰疽發髀若陰股如發腰強内不能自止數飲不能多五日牢痛如此不治三歲死刺疽發起肺俞若肝俞不瀉一十日死其八日可刺也發而赤其上肉如椒子者死不可治人年十九二十五三十三四十九五十七六十七十三八十一九十七神皆在背不可見血見血者死　脉疽發環項始病身隨而熱不欲動悁悁或不能食此有所大畏恐怖而不精上氣嗽其發引耳不可以腫二十日可刺如不刺八十日死　龍疽發背起胃俞若腎俞二十日不瀉死九日可刺其上赤下黑若青黑者死發血膿者不死　首疽發背發熱八十日大熱汗頭引身盡如嗽身熱同同如沸者皮澤頗腫處淺刺之不刺入



腹中二十日死　俠榮疽發脅起若兩肘頭二十五日不瀉死其九日可刺發赤白間其膿多白而無赤可治也人年一十六二十六三十二四十八五十八六十四八十九十六神皆在脅不可見血見血者死　勇疽發股起太陰若伏兎二十五日不瀉死其十日可刺勇疽發清膿赤黑死白者尚可治人年十一十五二十三十一三十二四十六五十九六十三七十五九十一神皆在尻尾不可見血見血者死　標叔疽熱同同耳聾後六十日腫如腫水狀如此可刺之但出水後乃有血血出即除也人年五十七六十五七十三八十一九十七神皆在背不可見血見血者死　㾮疽發足趺若足下三十日不瀉死其十二日可刺㾮疽發赤白膿而不大多其上痒赤黑死不可治人年十三二十九三十五六十一七十三九十三神皆在足不可見血見血者死　衝疽發在小

腹痛而戰寒熱冒五日悁悁六日而變可刺之五十日死敦敦疽發兩指頭若五指頭十八日而瀉死其四日可刺其發而黑癰不甚亦過節可治也　疥疽發掖下若臂兩掌中振寒熱而嗌乾者飲多即嘔煩心悁悁六卒胗者如此可汗不汗者死　筋疽發背俠脊兩邊大筋其色蒼八日可刺也陳乾疽發膺三四日痛不可動五十日身熱而赤六十日可刺之如刺之肺熱血三四日病已　蚤疽發手足五指頭起節色不變十日之内可刺也過時不刺後爲食癰在掖三歲死

養生方云銅器蓋食汗入食食之令人發惡瘡内疽

又云鯽魚膾合豬肝肺食之發疽

又云烏雞肉合食發疽

又云魚腹内有白如膏合烏雞肉食之亦發疽也

又云魚金鯉食發疽也

又云已醉強飽食不幸發疽其湯熨針石別有正方補養宣導今附於後



養生方導引法云正倚壁不息行氣從頭至足止愈疽行氣者鼻内息五入方一吐爲一通滿十二通愈

又云正坐倚壁不息行氣從口輙令氣至頭而止治疽痺氣不足

## 疽潰後候

此由寒氣客於經絡折於氣血血澁不通乃成疽發疽潰之後有逆有順其眼白睛青黑而眼小者一逆也内藥而嘔者二逆也傷痛渴甚者三逆也髆項中不便者四逆也音嘶色脫者五逆也除此者並爲順矣此五種皆死候凡發癰疽則熱流入五藏焦燥渴而引飲兼多取冷則腸胃受冷而變下利利則腸胃俱虚而冷搏胃氣氣逆則變嘔逆氣不通遇冷折之則噦也

重刊巢氏諸病源候總論卷之三十二

重刊巢氏諸病源候總論卷之三十三

# 癰疽病諸候下　凡二十九論

## 緩疽候

緩疽者由寒氣客於經絡致榮衛凝澁氣血壅結所成其寒盛者則腫結痛深而回回無頭尾大者如拳小者如桃李冰冰與皮肉相親著熱氣少其腫與肉相似不甚赤積日不潰久乃變紫黯色皮肉俱爛如牛領瘡漸至通體青黯不作頭而穿潰膿出是也以其結腫積久而肉腐壞遲故名緩疽亦名肉色疽也緩疽急者一年殺人緩者數年乃死

## 熛疽候

熛疽之狀肉生小黯點小者如粟豆大者如梅李或赤或黑乍青乍白有實核燥痛應心或著身體其著手指者似代指人不別者呼為代指不急治毒逐脈上入臟則殺人南方人得此疾皆截去指恐其毒上攻臟故也 又云 十指端忽策策痛入心不可忍向明望之晃晃黃赤或黯黯青黑是熛疽直截後節十有一冀 又云 風胗痛不可忍者熛疽發五臟俞節解相應通洞熛疽也諸是熛疽皆死又齒間臭熱血出不止熛疽也七日死治所不瘥以灰掩覆其血不爾著人 又云 諸是熛疽皆死唯痛取利十有一活耳此皆毒氣客於經絡氣血否澁毒變所生也

## 疽發口齒候

寒氣客於經絡血澁不通結而成疽五臟之氣皆出於口十二經脈有入齒者有連舌本者榮衛之氣無處不行虛則受邪挾毒乘虛而入脈故也其發口齒者多血出不可禁皆死

## 行疽候

行疽候者發瘡小者如豆大者如錢往來匝身及生面上謂之行疽此亦寒熱客於腠理與血氣相搏所生也

## 風疽候

腫起流之血脈而攣曲疾痛所以發瘡歷年謂之風疽此由風濕之氣客於經絡與氣相搏所成也

養生方云 大解汗當以粉粉身若令自乾者成風疽也

## 石疽候

此由寒氣客於經絡與血氣相搏血澁結而成疽也其寒毒偏多則氣結聚而皮厚狀如痤癤鞕如石故謂之石疽也

## 禽疽候

禽疽發如胗者數十處其得四日腫合牢核痛其狀若攣十日可刺其初發身戰寒齒如噤欲坐如是者十五日死也此是寒濕之氣客於肌肉所生也



## 杼疽候

杼疽者發項及兩耳下不瀉十六日死其六日可刺其色黑見膿如癰者死不可治人年二十十九二十三三十五三十九五十一五十五六十一八十七九十九神皆在兩耳下不可見血見血者死此是寒濕之氣客於肌肉折於血氣之所生也

## 水疽候

此由寒濕之氣客於皮膚搏於津液使血氣否澁濕氣偏多則發水疽其腫狀如物裹水多發於手足此是隨肌膚虛處而發也亦有發身體數處而壯熱遂至死

## 肘疽候

肘疽是疽發於肘謂之肘疽凡諸疽發節解並皆斷筋節而發肘者尤為重也此亦是寒濕之氣客於肌肉折於血氣所

生也

附骨疽候

附骨疽者由當風入骨解風與熱相搏復遇冷濕或秋夏露臥爲冷所折風熱伏結壅遏附骨成疽喜著大節解間丈夫及產婦女人喜著鼠䐢髂頭䏶膝間嬰孩嫩兒亦著髆肘背脊也其大人老人著急者則先覺痛不得轉動按之應骨痛經日便覺皮肉生急洪洪如肥狀則是也其小兒不知字名抱之纔近其便嗁喚則是支節有痛處便是其候也大人老人著緩者則先覺如肥洪洪耳經日便覺痺痛不隨也其小兒則覺四支偏有不動不動搖者如不隨狀看支節解中則有肥洪洪處其名不知是隨骨疽乃至大合身成膿不潰至死皆覺身體變青黯也其大人老人皆不悟是疽乃至於死也亦有不別是附骨疽呼爲急賊風其緩者謂風腫而已

久疽候

此由寒氣客於經絡折於氣血血澁不通乃結成疽凡疽發諸節及腑臟之俞則卒急也其久疽者發於身體閑處故經久積年致膿汁不盡則瘡內生蟲而變成瘻也

疽虛熱候

此由寒搏於熱結壅血澁乃成疽疽膿雖潰瘥之後餘熱未盡而血已虛其人噏噏苦熱惙惙虛乏故謂虛熱也

疽大小便不通候

此由寒氣客於經絡寒搏於血血澁不通壅結成疽腑臟熱不泄熱入大小便故大小便不通也

癰發背候

夫癰發於背者多發於諸腑俞也六腑不和則生癰諸腑俞皆在背其血氣經絡於身腑氣不和腠理虛者經絡爲寒所客寒折於血則壅不通故結成癰發其俞也熱氣加於血則肉血敗化故爲膿癰初結之狀腫而皮薄以澤又云背上忽有赤腫而頭白搖根入應胷裏動是癰也又發背若熱手不可得近者內先服王不留行散外摩背膏大黃貼若在背生破無苦良不得膿以食肉膏散著兊頭內癰口中人體熱氣歇服术散五日後癰欲瘥者服排膿內塞散

癰發背潰後候

此由寒氣客於經絡折於血氣血澁不通乃結成癰發背癰膿出之後眼白睛青黑而眼小一逆也內藥而嘔二逆也傷痛渴甚三逆也髆項中不仁四逆也音嘶色脫五逆也此等五逆者皆不可治也或熱或渴非倉卒而急可得漸治之也凡發背則熱氣流入腑臟膿潰之後血氣則虛腑臟燥熱渴而引飲飲冷入腸胃則變下利胃虛氣逆則變嘔也嘔逆若遇冷折之氣不通則噦也其瘡若膿汁不盡而瘡口早合雖瘥更發惡汁連滯則變成瘻也

癰發背後下利候

此是寒氣客於經絡折於氣血血澁不通乃結成癰癰發後利者由內熱而引飲取冷太過冷入腸胃故令下利不止則變嘔所以然者脾與胃合俱象土脾候身之肌肉胃爲水穀之海脾虛則肌肉受邪胃虛則變下利下利不止氣逆故變嘔嘔而遇冷折氣逆不通則噦也

癰發背渴候

此由寒氣客於經絡折於氣血血澁不通乃結成癰也癰發背五臟熱盛虛燥故渴而冷飲入腸胃則變利也

癰發背兼嗽候

肺主氣候於皮毛氣虛腠理受寒客於經則血否澁熱氣乘

之則成癰也肺氣虛其寒復乘肺肺感於寒則成欬嗽故發
癰而兼嗽也

癰發背大便不通候

此由寒客於經絡血氣否澁則生熱蘊結成癰氣壅在臟腑熱入腸胃故令大便不通也

癰發背惡肉不盡候

此由寒氣客於經絡折於血血澁不通乃結成癰發背膿潰之後外有風氣搏之變生而惡肉壅塞瘡者則毒氣內侵須傅藥以食之

疽發背候

疽發背者多發於諸臟俞也五臟不調則發疽五臟俞皆在背其血氣經絡於身腑臟不調腠理虛者經脉為寒所客寒折於血血壅不通故乃結成疽其發臟俞也熱氣施於血則肉血敗腐為膿也疽初結之狀皮強如牛領之皮是也疽重於癰發者多死又發起脚俞若肺俞不瀉二十日死其八日可刺也發而赤其上肉如椒子者死不可理人年十九二十五三十三四十九五十七六十七十二八十一九十七神皆在背不可見血見血者死

蜂疽發背起心俞若髆髃二十日不瀉即死其八日可刺也其色赤黑膿見青者死不治人年六歲十八二十四四十五十六六十七六十二九十八神皆在髆不可見血見血者死

疽發背潰後候

此由寒氣客於經絡折於氣血血澁不通乃結成疽發背疽膿出之後眼白睛青黑而眼小一逆也內藥而嘔二逆也傷痛渴甚三逆也髆項中不便四逆也音嘶色脫五逆也皆不可治自餘或熱渴或刺嘔非倉卒之急也可得漸治凡發背則熱氣流入腑臟膿潰之後血氣則虛腑臟積熱渴而引飲飲冷入於腸胃則變下利胃虛氣逆則變嘔也嘔逆若遇冷折之氣不通則噦也其瘡若膿汁不盡而瘡口早合雖瘥更發惡汁連滯則變成瘻也

疽發背熱渴候

此由寒氣客於經絡折於氣血氣血澁不通乃結成疽疽發背則腑臟皆熱熱則臟燥故渴也而冷飲入腸胃則變利也

腸癰候

腸癰者由寒溫不適喜怒無度使邪氣與榮衛相干在於腸內遇熱加之血氣蘊積結聚成癰熱積不散血肉腐壞化而為膿其病之狀小腹重而微強抑之即痛小便數似淋時時汗出復惡寒其身皮皆甲錯腹皮急如腫狀診其脉洪數者已有膿也其脉遲緊者未有膿也甚者腹脹大轉側聞水聲或繞臍生瘡穿而膿出或膿自臍中出或大便去膿血惟宜急治之〔又〕大便膿血似赤白下而實非者是腸癰也卒得腸癰而不曉治之錯者殺人寸脉滑而數滑則為實數則為熱滑則為榮數則為衛衛下降榮上升遇熱榮衛相干血為濁敗小腹否鞕小便或難汗出或復惡寒膿為已成設脉遲緊聚為瘀血血下則愈膿成引白又諸浮數脉當發熱而反洗淅惡寒若有痛處當積有膿脉滑濇相小腸癰出血者也

養生方云六畜卒疫死及夏病者腦不中食喜生腸癰也

內癰候

內癰者由飲食不節冷熱不調寒氣客於內或在胃管或在腸胃寒折於血血氣留止與寒相搏壅結不散熱氣乘之則化為膿故曰內癰也胃內痛少氣而發熱以手按左眼而其

右眼見光者胷內結癰也若不見光標疽內若吐膿血者不可治也急以灰掩其膿血不爾者著人腸內有結痛或在胷下或在臍左近結成塊而壯熱必作癰膿診其脉數而身無熱者內有癰

養生方云四月勿食螺雞肉作內癰在胷腋下出瘻孔

肺癰候

肺癰者由風寒傷於肺其氣結聚所成也肺主氣候皮毛勞傷血氣腠理則開而受風寒其氣虛者寒乘虛傷肺寒搏於血蘊結成癰熱又加之積熱不散血敗爲膿肺處胷間初肺傷於寒則微嗽肺癰之狀其人欬胷內滿隱隱痛而戰寒診其肺部脉緊爲肺癰又肺癰喘而胸滿又寸口脉數而實咽乾口內辟辟燥不渴時時出濁唾腥臭久久吐膿如粳米粥者難治也又肺癰有膿而嘔者不須治其嘔膿止自愈又寸口脉微而數微則爲風數則爲熱微則汗出數則惡寒風中於衞呼氣不入數過於榮吸而不出風傷皮毛熱傷血脉風舍於肺其人則欬口乾喘滿咽燥不渴唾而濁沫時時戰寒熱之所過血爲凝滯蓄結癰膿吐如米粥始萌可救膿成則死又欲知有膿者其脉緊數膿爲未成其脉緊去但數膿爲已成又肺病身當有熱欬嗽短氣唾出膿血其脉當短濇而反浮大其色當白而反赤者此是火之剋金大逆不治也

腀病候

腀病者由勞役肢體熱盛自取風冷而爲涼濕所折入於肌肉筋脉結聚所成也其狀赤脉起如編繩急痛壯熱其發於脚者喜從鼠膁起至踝赤如編繩故謂腀病也發於臂者喜腋下起至手也可即治取消其潰洗勝則筋攣也其著脚若置不治不消復不潰其熱歇氣不散變作尰腫瘡濇相搏腫腀已成膿也

瘰癧候

瘰癧者由風濕冷氣搏於血結聚所生也人運役勞動則陽氣發泄因而汗出遇風冷濕氣搏於經絡經絡之血得冷所折則結澁不通而生瘰癧腫結如梅李也又云腫一寸二寸癧也其不消而潰者即宜熟捻去膿至清血出若膿汁未盡其瘡合者則更發若著耳下頷頸腋下若膿汁不盡多變成瘻也

養生方云人汗入諸食中食之作癰癧

又云五月勿食不成核果及桃棗發癰癧也

重刊巢氏諸病源候總論卷之三十三

重刊巢氏諸病源候總論卷之三十四

# 瘻病諸候　凡三十五論

## 諸瘻候

諸瘻者謂瘻病初發之由不同至於瘻成形狀亦異有以一方而治之者故名諸瘻非是諸病共成一瘻也而方說九瘻者是狼瘻鼠瘻螻蛄瘻蜂瘻蚍蜉瘻蠐螬瘻浮疽瘻瘰癧瘻轉脉瘻此顯之九瘻也　狼瘻者年少之時不自謹慎或大怒氣上不下之所生也始發之時在於頸項有根出缺盆上轉連耳本其根在肝　鼠瘻者飲食之時不擇蟲蛆變化所生也使人寒熱其根在肺　螻蛄瘻者食果蓏子不避有蟲即便噉之外絕於綱內絕於腸有毒不去變化所生也始發之時在於頸上狀如蝸形癮胗而出也其根在大腸　蜂瘻者食飲勞倦渴之多飲流水即得蜂毒不去變化所生也始發之時其根在頸歷歷三四處俱腫以潰生瘡狀如癰形瘥而復移其根在脾　蚍蜉瘻者因寒腹中臚脹所得寒毒不去變化所生也始發之時在其頸項使人壯熱若傷寒有似疥癬婁婁孔出其根在肺　蠐螬瘻者恐懼愁憂思慮哭泣不止餘毒變化所生也始發之時在其頸項無頭尾如棗核或移動皮中使人寒熱心滿其根在心　浮疽瘻者因恚結馳思往反變化所生也始發之時在於頸亦在掖下如兩指無頭尾使人寒熱欲嘔吐其根在膽　瘰癧瘻者因強力入水坐濕地或新沐浴汗入頭中流在頸上之所生也始發之時在其頸項恒有膿使人寒熱其根在腎　轉脉瘻者因飲酒大醉夜臥不安驚欲嘔轉側失枕之所生也始發之時在其頸項濯脉轉身如振使人寒熱其根在小腸　復有三十六種瘻方不可次第顯其名而有蜣蜋蚰蜒等諸瘻非九瘻之名此即應是三十六種瘻之數也但瘻病之生或因寒暑不調故血氣壅結所作或由飲食乖節狼鼠之精入於府藏毒流經脉變化而生皆能使血脉結聚寒熱相交久則成膿而潰漏也其生身體皮肉者亦有始結腫與石癰相似所可異者其腫之中按之累累有數脉喜發於頸邊或兩邊俱起便是瘻證也亦發兩掖下及兩顳顬間初作喜不痛不熱若失時治即生寒熱也所發之處而有輕重重者有兩種一則發口上嘐有結核大小無定或如桃李大此蟲之窠窟止在其中二則發口之下無有結核而穿潰成瘡又蟲毒之居或府藏無定故瘻發身體亦有數處其相應通者多死其瘻形狀起發之由今辯於後章

養生方云六月勿食自落地五果經宿蚍蜉螻蛄蜣蜋遊上喜爲九瘻

又云十二月勿食狗鼠殘肉生瘡及瘻出頸項及口裏或生咽內

## 鼠瘻候

鼠瘻者由飲食不擇蟲蛆毒變化入於府藏出於脉稽留脉內而不去使人寒熱其根在肺出於頸掖之間其浮於脉中而未內著於肌肉而外爲膿血者易去也決其生死者反其目視之其中有赤脉從上下貫瞳子見一脉一歲死見一脉半一歲半死見二脉二歲死見二脉半二歲半死見三脉三歲死赤脉而不下貫瞳子可治也

養生方云正月勿食鼠殘食作鼠瘻發於頸項或毒入腹下血不止或口生瘡如有蟲食

## 蜂瘻候

蜂瘻者由飲食勞倦渴乏多飲流水即得蜂毒流入於藏其根在脾出發於頸項歷歷三四處或累累四五處蜂臺或發胷前俱腫以潰生瘡狀如癰形瘥而復移

蟻瘻候

蟻瘻者由飲食有蟻精氣毒入於五藏流出經絡多著頸項戢戢然小腫核細乃遍身軆

蚍蜉瘻候

蚍蜉瘻者由飲食内有蚍蜉毒氣入於藏流於經脉使身寒似傷寒腹虛臚脹其根在肺發於頸項如疥癬㶣㶣孔出初生痒搔之生痕不治一百日生蚍蜉瘻

蠅瘻候

此由飲食内有蠅窠子因誤食之入於腸胃流注入血脉變化生瘻發於頸下初生痒市市如蠅窠子狀使人寒熱久其中化生蠅也

蠼螋瘻候

蠼螋瘻者由食果蓏子不避有蟲即便噉之有蟲毒氣入於腹内外發於頸其根在大腸初生之時其狀如風矢亦如蝸形瘾胗而痒搔之則引大如四寸更其中生道乃有數十中生蠼螋亦有十數不治二年殺人

蠐螬瘻候

此由恐懼愁憂思慮哭泣不止氣毒變化所生内動藏外藏於頸項其根在心又方根在膀胱初生之時無頭尾腫如棗核或移動皮肉使人寒熱心滿狀似蜂瘻而深坎蜂瘻則高而圓蠐螬瘻方五寸作坑邊有孴畔而痒搔之則引大如六寸更疼痛日夜令人呻號三年生孔道乃有十數中生蠐螬乃有百數不治五年殺人

鵰鳥鶴瘻候

鵰鳥鶴瘻者初腫如覆手疼痛一年生孔道數十處黃水出二年化生[illegible]水鳥首而生口觜是也

尸瘻候

人皆有五尸在人腹内發動令心腹脹氣息喘急衝擊心胷攻刺脇肋因而寒熱頸腋之下結瘰癧膿潰成瘻時還衝擊腹内則脹痛腰脊攣急是也

風瘻候

此由風邪在經脉經脉結聚所成或諸瘡得風不即瘥亦作其瘡得風者是因瘡遇冷膿汁不盡乃成也其風在經脉者初生之時其狀如腫有似覆手搔之則皮脫赤汁出作腫作減漸漸生根結實且附骨間不知首尾即潰成瘻若至五十日不消不潰變成石腫名爲石癰久久不治令寒熱惡氣入腹絕悶刺心及咽項悉皆壅經一年不治者死

鞠瘻候

腫痛初生癰如大桃狀亦如瘤膿潰爲瘡不治成石瘻化生鞠作竅傍行世呼爲石鞠瘻

蟯蜋瘻候

此由飲食居處有蟯蜋毒氣入於藏府流於經脉所生也初生之時其狀如鼠竅直下腫如覆手而痒搔之疼痺至百日有十八竅深三寸中生蟯蜋乃有一百數蟯蜋成尾自覆刺人大如羊血升至三年殺人

骨疽瘻候

骨疽瘻者或寒熱之氣搏經脉所成或蟲蚔之氣因飲食入人府藏所生以其膿潰侵食於骨故名骨疽瘻也初腫後乃破成而還合邊傍更生如是或六七度中有膿血至日西痛

螫如有針刺

蚯蚓瘻候

蚯蚓瘻者由居處飲食有蚯蚓之氣或飲食入腹內流於經脉所生其根在大腸其狀腫核潰漏

花瘻候

花瘻者風濕客於皮膚與血氣相搏因而成瘡風濕氣多其肉突出外如花開之狀世謂之反花瘡不瘥生蟲成瘻故謂之花瘻也

蠍瘻候

此由飲食居處有蝎蟲毒氣入於府藏流於經脉或生掖下或生頸邊腫起如蝎蟲之形寒熱而潰成瘻久則瘡裏生細蠍蟲也

蚝瘻候

蚝瘻者由飲食居處有蚝蟲毒氣入於府藏流於經脉變化而生著面頰邊即脫肉結腫初如蚝蟲之窠後潰成瘻而蚝生是也



腦瘻候

腦瘻者頭頸逐氣上下疼痛而後腦瘻

癰瘻候

癰瘻者是癰潰瘡後其不瘥膿汁不盡因變生蟲成瘻故爲癰瘻也

櫪瘻候

櫪瘻者其瘡橫闊作頭狀如杏子形亦似瘰癧處出血是也

蟲瘻候

諸瘻皆有蟲而此獨以蟲爲名者是諸瘡初本無蟲經久不瘥而變生蟲故以爲名也

石瘻候

石瘻之狀初起兩頭如梅李核鞕實按之強如石而寒熱熱後潰成瘻是也

蛙瘻候

此由飲食居處有蛙之毒氣入於府藏流經脉而成瘻因服藥隨小便出物狀似蛙形是也

蝦蟆瘻候

此由飲食有蝦蟆之毒氣入府藏流於經脉結腫寒熱因潰成瘻服藥有物隨小便出如蝦蟆之狀故謂之蝦蟆瘻也

蛇瘻候

蛇瘻者由居處飲食有蛇毒氣入於府藏流於經脉寒熱結腫出處無定因潰成瘻服藥有物隨小便出如蛇形狀謂之蛇瘻



蠐螬瘻候

蠐螬瘻者由居處飲食有蠐螬毒氣入府藏流於經脉所生初得之時如棗核許戾契或滿百日或滿周年不定一處成竅而膿汁潰瘻也故謂之蠐螬瘻

赤白瘻候

人有患瘡色赤白分明因而成瘻謂之赤白瘻

內瘻候

人有發瘡色黑有結內有膿久乃積生侵食筋骨謂之內瘻

雀瘻候

此由居處飲食有雀毒氣入於藏流於脉發無定處腫因潰成瘻服藥有物隨小便出狀如雀鷇故謂之雀瘻

膿瘻候

諸瘻皆有膿汁此瘻獨以膿爲名者是諸瘡久不瘥成瘻而

重爲熱毒氣衝積生膿常不絶故謂之膿瘻也

冷瘻候

冷瘻者亦是謂瘡得風冷久不瘥因成瘻膿汁不絶故爲冷瘻也

久瘻候

久瘻者是諸瘻連滯經久不瘥或暫瘥復發或移易三兩處更相應通故爲久瘻也

瘰癧瘻候

此由風邪毒氣客於肌肉隨虚處而停結爲瘰癧或如梅李棗核等大小兩三相連在皮間而時發寒熱是也久則變膿潰成瘻也其湯熨針石別有正方補養宣導今附於後

養生方導引法云踑踞以兩手從曲脚入據地曲脚加其上舉尻其可用行氣愈瘰癧乳痛



㿗瘻候

㿗病之狀陰核腫大有時小歇歇時終大於常勞冷陰雨便發發則脹大使人腰背攣急身體惡寒骨節沉重此病由於損腎也足少陰之經腎之脉也其氣下通於陰陰宗脉之所聚積陰之氣也勞傷舉重傷於少陰之經其氣不衝於陰氣脹不通故成㿗也其湯熨針石別有正方補養宣導今附於後

養生方導引法云正偃卧直兩手兩足念月所在令赤如油囊丹除㿗少腹重不便腹中熱但口內氣息出之數十不須小咽氣即腸中不熱若七息已温熱咽之十數

# 痔病諸候　凡六論

諸痔候

諸痔者謂牡痔牝痔脉痔腸痔血痔也其形證各條如後說又有酒痔肛邊生瘡亦有血出又有氣痔大便難而血出肛亦出外良久不肯入諸痔皆由傷風房室不慎醉飽合陰陽致勞擾血氣而經脉流溢滲漏腸間衝發下部有一方而治之者名爲諸痔非爲諸病共成一痔痔久不瘥變爲瘻也

養生方云忍大便不出久作氣痔其湯熨針石別有正方補養宣導今附於後

養生方導引法云一足踏地一足屈膝兩手抱犢鼻下急挽向身極勢左右換易四七去痔五勞三里氣不下

又云踞坐合兩膝張兩足不息兩通治五痔

又云兩手抱足頭不動足向口受氣衆節氣散來去三七欲得捉左右側身各急挽腰不動去四支腰上下髓內冷血冷筋急悶痔

又云兩足相踏向陰端急蹙將兩手捧膝頭兩向極勢捧之二七竟身側兩向取勢二七前後努腰七去心勞痔病



牡痔候

肛邊生鼠乳出在外者時時出膿血者是也

牝痔候

肛邊腫生瘡而出血者牝痔

脉痔候

肛邊生瘡痒而復痛出血者脉痔也

腸痔候

肛邊腫核痛發寒熱而血出者腸痔也

血痔候

因便而清血隨出者血痔也

重刊巢氏諸病源候總論卷之三十四

重刊巢氏諸病源候總論卷之三十五

# 瘡病諸候　凡六十五論

## 頭面身體諸瘡候

夫內熱外虛爲風濕所乘則生瘡所以然者肺主氣候於皮毛脾主肌肉氣虛則膚腠開爲風濕所乘內熱則脾氣溫脾氣溫則肌肉生熱也濕熱相搏故頭面身體皆生瘡其瘡初如皰須臾生汁熱盛者則變爲膿隨瘥隨發

## 頭面身體諸久瘡候

諸久瘡者內熱外虛爲風濕所乘則頭面身體生瘡其藏內熱實氣盛熱結肌肉其熱留滯不歇故瘡經久不瘥

## 諸惡瘡候

諸瘡生身體皆是體虛受風熱風熱與血氣相搏故發瘡若風熱挾濕毒之氣者則瘡痒痛焮腫而瘡多汁身體壯熱謂之惡瘡也

養生方云銅器盖食汁入食發惡瘡內疽也

又云醉而交接或致惡瘡

又云飲酒熱未解以冷水洗面令惡瘡輕者皶皰

又云五月五日取棗葉三升井華水擣取汁浴永不生惡瘡

又云井華水和粉洗足不病惡瘡其湯熨鍼石別有正方補養宣導今附於後

養生方導引法云龍行氣叩頭下視不息十二通愈風疥惡瘡熱不能入

又云五月一日八月二日九月九日十月七日十一月四日十二月十三日沐浴除惡瘡

## 久惡瘡候

夫體虛受風熱濕毒之氣則生瘡痒痛焮腫多汁壯熱謂之惡瘡而濕毒氣盛體外虛內熱其瘡漸增經久不瘥爲久惡瘡

## 瘑瘡候

瘑瘡者由膚腠虛風濕之氣折於血氣結聚所生多著手足間遞相對如新生茱萸子痛痒抓搔成瘡黃汁出浸淫生長拆裂時瘥時劇變化生蟲故名瘑瘡

## 燥瘑瘡候

膚腠虛風濕搏於血氣則生瘑瘡若濕氣少風氣多者其瘑則乾燥但痒搔之白屑出乾枯拆痛此蟲毒氣淺在皮膚故名燥瘑瘡也

## 濕瘑瘡候

膚腠虛風濕搏於血氣生瘑瘡若風氣少濕氣多其瘡痛痒搔之汁出常濡濕者此蟲毒氣深在於肌肉內故也



## 久瘑瘡候

瘑瘡積久不瘥者由膚腠虛則風濕之氣停滯蟲在肌肉之間則生長常痒痛故經久不瘥

## 癬候

癬病之狀皮肉隱胗如錢文漸漸增長或圓或斜痒痛有匡郭裏生蟲搔之有汁此由風濕邪氣客於腠理復值寒濕與血氣相搏則血氣否澀發此疾

按九蟲論云蟯蟲在人腸內變化多端發動亦能爲癬而癬內實有蟲也

養生方云夏勿露面臥露下墮面皮厚及喜成癬

## 乾癬候

乾癬但有匡郭皮枯索痒搔之白屑出是也皆是風濕邪氣客於腠理復值寒濕與血氣相搏所生若其風毒氣多濕氣

少故風沉入深故無汁爲乾癬也其中亦生蟲

濕癬候

濕癬者亦有匡郭如蟲行浸淫赤濕痒搔之多汁成瘡是其風毒氣淺濕多風少故爲濕癬也其裏亦有蟲

風癬候

風癬是惡風冷氣客於皮折於血氣所生亦作圓文匡郭但抓搔頑痺不知痛痒其裏亦有蟲

白癬候

白癬之狀白色硿硿然而痒此亦是腠理虛受風風與氣并血濇而不能榮肌肉故也

牛癬候

俗云以盆器盛水飲牛用其餘水洗手面即生癬名牛癬其狀皮厚抓之䩕強而痒是也其裏亦生蟲



圓癬候

圓癬之狀作圓文隱起四畔赤亦痒痛是也其裏亦生蟲

狗癬候

俗云狗舐之水用洗手面即生癬其狀微白點緻相連亦微痒是也其裏亦生蟲

雀眼癬候

雀眼癬亦是風濕所生其文細似雀眼故謂之雀眼癬搔之亦痒中亦生蟲

刀癬候

俗云以磨刀水用洗手面而生癬名爲刀癬其形無匡郭縱斜無定是也中亦生蟲

久癬候

久癬是諸癬有蟲而經久不瘥者也癬病之狀皮肉隱胗如錢文漸漸增長或圓或斜痒痛有匡郭搔之有汁又有乾癬枯索痒搔之白屑出又有濕癬如蟲行浸淫赤濕痒瘙之多汁又有風癬搔抓頑痺不知痛痒又有牛癬因飲牛餘水得之其狀皮厚抓之䩕強又有圓癬作圓文隱起四面赤又有狗癬因以狗舐餘水洗手面得之其狀微白點緻相連亦微痒又有雀眼癬作細文似雀眼搔之亦痒痛又有刀癬因以磨刀水洗手面得之其狀無匡郭縱邪無定如此之癬初得或因風濕客於肌膚折於血氣所生或因用牛狗所飲餘水洗手面得之至其病成皆有蟲侵食轉深連滯不瘥故成久癬

疥候

疥者有數種有大疥有馬疥有水疥有乾疥有濕疥多生手足乃至遍身大疥者作瘡有膿汁焮赤痒痛是也馬疥者皮



肉隱嶙起作根墌搔之不知痛此二者則重水疥者㾦瘰如小瘭漿摘破有水出此一種小輕乾疥者但痒搔之皮起作乾痂濕疥者小瘡皮薄常有汁出並皆有蟲人往往以針頭挑得狀如水內瘑蟲此悉由皮膚受風邪熱氣所致也

按九蟲論云蟯蟲多所變化多端或作瘑疥痔瘻無所不爲其湯熨針石別有正方補養宣導今附於後

養生方導引法云龍行氣叩頭下視不息十二通愈風疥惡瘡熱不能入

乾疥候

乾疥但痒搔之皮起作乾痂此風熱氣深在肌肉間故也

濕疥候

濕疥起小瘡皮薄常有水汁出此風熱氣淺在皮膚間故也

熱瘡候

諸陽氣在表陽氣盛則表熱因運動勞役腠理則虚而開爲風邪所客風熱相搏留於皮膚則生瘡初作瘭漿黄汁出風多則痒熱多則痛血氣乘之則多膿血故名熱瘡也

冷瘡候

凡身體發瘡皆是風熱所爲然血虚者亦傷於邪若重觸風寒則冷氣入於瘡令血澀不行其瘡則頑令不知痛痒亦經久難瘥名爲冷瘡

疽瘡候

此疽瘡是瘑之類也非癰疽之疽世云瘑疽即是此也多發於支節脚脛間相對币币作細孔如針頭其裏有蟲痒痛搔之黄汁出隨瘥隨發皆是風邪客於皮膚血氣之所變生亦有因諸淺瘡經久不瘥痒痛抓搔之或衣揩拂之其瘡則經久不瘥而變作疽瘡者裏皆有細蟲



甲疽候

甲疽之狀瘡皮厚甲錯剥起是也其瘡亦痒痛常欲抓搔之汁出其初皆是風邪折於血氣所生而瘡裏亦有蟲

查疽候

查疽之狀隱胗赤起如今查樹子形是也亦是風邪客於皮膚血氣之所變生也其瘡内有蟲亦痒痛時焮腫汁出

頑疽候

此由風濕客於皮膚血氣變隱胗生瘡痒而不痛故名頑疽

棖疽候

棖疽是諸雜瘡帶風濕若痒數以手抓搔棖觸便侵食濶久不瘥乃變生蟲故名棖疽

月食瘡候

月食瘡生於兩耳及鼻面間并下部諸孔竅側侵食乃至筋骨月初則瘡盛月末則瘡衰以其隨月生因名之爲月食瘡也又小兒耳下生瘡亦名月食世云小兒見月以手指指之則令病此瘡也其生諸孔竅有蟲久不瘥則變成瘻也

天上病候

天上病者人神采昏塞身體沉重下部生瘡上食五臟甚者至死世人隱避其名故云天上病也此是腑臟虚腸胃之間蟲動侵食人五臟故也

甜瘡候

甜瘡生面上不痒不痛常有肥汁出汁所溜處隨即成瘡亦生身上小兒多患之亦是風濕搏於血氣所生以其不痒不痛故名甜瘡

浸淫瘡候

浸淫瘡是心家有風熱發於肌膚初生甚小先痒後痛而成瘡汁出侵潰肌肉浸淫漸濶乃徧體其瘡若從口出流散四肢者則輕若從四肢生然後入口者則重以其漸漸增長因名浸淫也



反花瘡候

反花瘡者由風毒相搏所爲初生如飯粒其頭破則血出便生惡肉漸大有根膿汁出肉反散如花狀因名反花瘡凡諸惡瘡久不瘥者亦惡肉反出如反花形

瘡建候

人身上患諸瘡熱氣盛者腫焮痛附畔別結聚狀如瘰癧者名爲瘡建亦名瘡根也

王爛瘡候〔王〕音旺

王爛瘡者由腑臟實熱皮膚虚而受風濕與熱相搏故初起作瘭漿漸漸王爛汁流浸漬爛故名王爛也亦名王灼瘡其

初作熛漿如湯火所灼也又名洪燭瘡初生如沸湯洒作瘭
漿赤爛如火燭故名洪燭也
白頭瘡候
白頭瘡者由體虛帶風熱遍身生瘡瘡似大疥痒漸白頭而
有膿四邊赤疼痛是也
無名瘡候
此瘡非癰非疽非癬非疥狀如惡瘡或瘥或劇人不能名故
名無名瘡也此亦是風熱搏於血氣所生也
猪灰瘡候
猪灰瘡者坐處生瘡赤黑有竅深如火豆許四邊青中央訴
作臼陷而不甚痛狀如猪灰因以爲名此亦是風熱搏於血
氣所生也
不痛瘡候
諸瘡久不瘥觸風冷有惡肉則搔針灸不覺痛因以不痛爲
名
病原卅五　七
鴈瘡候
鴈瘡者其狀生於體上如濕癬瘑瘍多著四支乃遍身其瘡
大而熱疼痛得此瘡者常在春秋二月八月鴈來時則發鴈
去時便瘥故以爲名亦鴈過荆漢之域多有此病
蜂窠瘡候
其瘡如疽瘻之類有小孔象於蜂窠因以爲名此亦風濕搏
於血氣之所生也
斷咽瘡候
此瘡繞頸而生皮傷赤若匝頸則害人此亦是風濕搏於血
氣之所生也
毒瘡候

此由風氣相搏變成熱毒而生瘡於指節或指頭初似疥甚
痒經宿乃紫黑也
瓠毒瘡候
俗云人有用瓠花上露水以洗手遇毒即作瘡因以名之
晦瘡候
其瘡生皆兩兩相對頭戴白膿俗云人有誤小便故竈處即
生此瘡小兒多患之也
集瘡候
此瘡十數箇集生一處因以爲名亦是皮膚偏有虛處風濕
搏於血氣變生
屋食瘡候
方云犯屋亦所爲未詳其形狀
烏啄瘡候
烏啄瘡四畔起中央空是也此亦是風濕搏於血氣之所變
生以其如烏鳥所啄因以名之也
病原卅五　八
攝領瘡候
攝領瘡如癬之類生於頸上痒痛衣領拂着即劇云是衣領
揩所作故名攝領瘡也
雞督瘡候
雞督瘡生脇傍此瘡亦是風濕搏於血氣之所變生以其形
似雞屎因以爲名也
斷耳瘡候
斷耳瘡生於耳邊久不瘥耳乃取斷此亦月食之類但不隨
月生長爲異此瘡亦是風濕搏血氣所生以其斷耳因以爲
名也
新婦瘡候

此瘡狀繞腰生如蠼螋尿但不痛爲異耳此瘡亦是風濕搏血氣所生而世人呼之爲新婦瘡也

土風瘡候

土風瘡狀如風胗而頭破乍發乍瘥此由肌腠虛疎風塵入於皮膚故也俗呼之爲土風瘡

逸風瘡候

逸風瘡生則遍體狀如瘑疥而痒此由風氣散逸於皮膚因名逸風瘡也

甑帶瘡候

甑帶瘡者繞腰生此亦風濕搏血氣所生狀如甑帶因以爲名又云此瘡繞腰帀則殺人

兎齧瘡候

凡瘑發於脛名曰兎齧瘡一名血實瘡又隨月生死蓋月食



之類非脛瘡也尋此瘡亦風濕搏於血氣血氣實熱所生故一名血實又名兎齧者亦當以其形狀似於兎齧因以爲名

血瘡候

血瘡者云諸患風濕搏血氣而生瘡其熱氣發逸瘡但出血者名爲血瘡也

瘡中風寒水候

凡諸瘡生之初因風濕搏血氣發於皮膚故生也若久不瘥多中風冷水氣若中風則噤痙中冷則難瘥中水則腫也

露敗瘡候

凡患諸瘡及惡瘡初雖因風濕搏血氣蘊結生熱蒸發皮肉成瘡若觸水露氣動經十數年不差其瘡瘀黑作痂如被霜瓠皮瘡內肉似瀏故名露敗瘡也

瘡惡肉候

諸瘡及癰疽皆是風濕搏血氣血氣蘊結生熱而發肌肉成瘡久不瘥者多生惡肉四邊突起而好肉不生此由毒熱未盡經絡尚壅血氣不到故也

瘡瘥復發候

諸惡瘡皆因風濕毒所生也當時雖瘥其風毒氣猶在經絡者後小勞熱或食毒物則復更發也

漆瘡候

漆有毒人有禀性畏漆但見漆便中其毒喜面痒然後胷臂脛腨皆悉瘙痒面爲起腫繞眼微赤諸所痒處以手搔之隨手輦展起赤瘖𤺋瘖𤺋消已生細粟瘡甚微有中毒輕者證候如此其有重者遍身作瘡小者如麻豆大者如棗杏膿焮疼痛摘破小定有小瘥隨次更生若火燒漆其毒氣則厲著人急重亦有性自耐者終日燒煮竟不爲害也



凍爛腫瘡候

嚴冬之月觸冒風雪寒毒之氣傷於肌膚血氣壅澀因即瘃凍焮赤疼腫便成凍瘡乃至皮肉爛潰重者支節墮落

夏日沸爛瘡候

盛夏之月人膚腠開易傷風熱風熱毒氣搏於皮膚則生沸瘡其狀如湯之沸輕者帀帀如粟粒重者熱汗浸漬成瘡因以爲名世呼爲沸子也

## ○傷瘡病諸候 凡四論

湯火瘡候

凡被湯火燒者初慎勿以冷物及井下泥尿泥及蜜淋搨之其熱氣得冷即却深搏至骨爛人筋也所以人中湯火後喜攣縮者良由此也

灸瘡急腫痛候

夫灸瘡膿潰已後更焮腫急痛者此中風冷故也

灸瘡久不瘥候

夫灸之法中病則止病已則瘡瘥若病勢未除或中風冷故久不瘥也

針灸瘡發洪候

夫針灸皆是節穴俞募之處若病甚則風氣衝擊於瘡凡血與氣相隨而行故風乘於氣而動於血血從灸瘡處出氣盛則血不止名為發洪

重刊巢氏諸病源候總論卷之三十五



重刊巢氏諸病源候總論卷之三十六

## 獸毒病諸候　凡四論

馬嚙蹹人候

凡人被馬嚙蹹及馬骨所傷刺并馬韁靽勒所傷皆為毒瘡若腫痛致煩悶是毒入腹亦斃人

馬毒入瘡候

凡人先有瘡而乘馬汗并馬毛垢及馬屎尿及坐馬皮韉並能有毒毒氣入瘡致焮腫疼痛煩熱毒入腹亦斃人

猘狗嚙候

凡猘狗嚙人七日輒一發過三七日不發則無苦也要過百日方大免耳當終身禁食犬肉及蠶蛹食此發則死不可救矣瘡未愈之間禁食生魚豬雞膩過一年禁之乃佳但於飯下蒸魚及於肥器中便發若人曾食落葵得犬嚙者自難治若瘡瘥十數年後食落葵便發

狗嚙重發候

凡被狗嚙瘡已食落葵及狗肉云雖瘥經一二年但食此者必重發重發者與初被嚙不殊其猘狗嚙瘡重發則令人狂亂如猘狗之狀

## 蛇毒病諸候　凡五論

蛇螫候

凡中蛇不應言蛇皆言蟲及云地索勿正言其名也惡蛇之類甚多而毒有瘥劇時四月五月中青蝰三角蒼虺白頸大蜴六月七月中竹狩艾蝮黑甲赤目黃口反鉤白蝰三角此皆蛇毒之猛者中人不即治多死又有赤連黃頷之類復有

六七種而方不盡記其名水中黑色者名公蠣山中一種亦相似不常聞螫人又有鉤蛇尾如鉤能倒牽人獸入水沒而食之又南方有呴蛇人忽傷之不死終身伺覓其主不置雖百人衆中亦直來取之惟遂去出百里乃免耳又有柂蛇長七八尺如船柂狀毒人必死即削取船柂煑汁漬之便差但蛇例雖多今皆以青條蝤尾白頸艾蝮其毒尤劇大者中人若不即治一日間舉體洪腫皮肉坼爛中者尚可得二三日也凡被蛇螫第一禁第二藥無此二者有全劑雄黄麝香可預辦故山居者宜令知禁法也又惡蛇螫者人即頭解散言此蛇名黑常其發冷如凍凌此大毒甚不治一日即死若頭不散此蛇名赤帝其毒小輕發上冷不治故得七日死凡蛇發未愈禁熱食熱食便發治之依初被螫法也



蝮蛇螫候

凡蝮中人不治一日死若不早治之縱不死者多殘斷人手足蝮蛇形乃長頭褊口尖頸斑身亦艾斑色青黑人犯之頸腹帖著地者是也江東諸山甚多其毒最烈草行不可不慎又有一種狀如蝮而短有四脚能跳來嚙人名曰千歲蝮中人必死然其嚙人竟即跳上樹作聲云斫木者但營棺具不可救若云攜菽者猶可治是音呼藥為菽故也

虺螫候

虺形短而褊身亦青黑色山草自不甚多每六七月中夕時出路上喜入車轍中令車轢腹破而子出人侵晨及冒昏行者每傾意看之其螫人亦往往有死者

青蛙蛇螫候

青蛙蛇者正綠色喜緣樹及竹上自挂與竹樹色一種人看不覺若入林中行有落人頸背上者然自不傷齧人[illegible]

[illegible]兩蛇無正形極大者不過四五寸世人皆呼為青條蛇言其與枝條同色乍看難覺其尾二三寸色黑者名蝎尾毒最猛烈中人立死

[illegible]毒候

此是諸毒蛇息氣毒盛不泄皆齧草木以吐毒著草木上人誤犯者此者其毒如被蛇螫不殊但發腫上有物如蟲蛇眼狀以此別之名為[illegible]毒

## ○雜毒病諸候 凡十四論

蜂螫候

蜂類甚多而方家不具顯其名唯地中大土蜂最有毒一螫中人便即倒悶舉體洪腫諸藥治之皆不能卒止舊方都無其法雖然不肯殺人有禁術封唾亦微効又有瓠蘆蜂抑亦其次餘者猶瘥



蠍螫候

此蟲五月六月毒最盛云有八節九節者彌甚螫人毒勢流行多至牽引四支皆痛過一周時始定

蠆螫候

陶隱居云蠆蟲方家亦不能的辯正云是蝘蜓子或云是小烏蟲尾有兩歧者然皆恐非也疑即是蠍蠍尾歧而曲上故周詩云彼都人士拳髮如蠆

蜈蚣螫候

此則百足蟲也雖復有毒而不甚螫人人誤觸之者故時有中其毒

蜞蜍著人候

江東及嶺南無處不有蜞蜍蜞蜍乃是兩種物蜞者在草裏

名為山蟆在水裏名馬蟆皆長四五寸許黑色身滑人行涉山水則著人肉不甚痛而痒兩頭皆能咂人血血滿腹便自脫地無甚毒害蜍者無不指作文理粗澀多著龜螺殼上若著人肉即於肉裏生子乃至千數枚經日便腫痒隱軫起久久亦成瘡痍

石蛭螫人候

山中草木及路上石上石蛭著人則穿嚙肌皮行人肉中浸淫起瘡灸斷其道則愈凡行山草之中常以膏和　塗足脛則蛭不得著人

蠶嚙候

蠶既是人養之物性非毒害之蟲然時有嚙人者乃令人憎寒壯熱經時不瘥亦有因此而致斃斯乃一時之怪異救解之方愈



甘鼠嚙候

此即鼷鼠也形小而口尖多食傷牛馬不甚痛云其口甜故名甘鼠時有嚙人者

諸魚傷人候

魚類甚多其鯆魮鯸鮐之徒鬐骨芒刺有毒傷人則腫痛

惡[虫風]嚙候（[illegible]多中切）

惡[虫風]一名蒲大如毒蟬似蝗無尾前有兩角觸後則傍後觸前則却行生於樹皮肉及屋壁間又喜在紙書內狀似榆莢其色赤黑背橫理二月生于十月蟄螫人唯以三時五月六月七月尤毒初如蚊狀中央紫黑大如粟粒四傍微腫淅淅色赤或有青色若瘥喜搔之若飲酒房室近不過八九日遠不過十餘日爛潰為膿汁亦殺人

狐尿刺候

云是野狐尿棘刺頭有人犯之者則多中於人手指足指腫痛焮熱有端居不出而著此毒者則不必是狐尿刺也蓋惡毒氣耳故方亦云惡刺毒者也

蚝蟲螫候

此則樹上蚝蟲也故名蚝毛此毒以其毛刺能螫人蓋輕不至深難然亦甚痛螫處作軫起者是也

蠼螋尿候

蠼螋蟲亦能尿人影即令所尿之處慘痛如芒刺亦如蚝蟲所螫然後起細瘖瘰作聚如茱萸子狀其瘖瘰匝赤中央有白膿如粟粒亦令人皮肉拘急惡寒壯熱極者連起多著腰脅及胸若繞腰匝遍者重也

入井塚墓毒氣候

凡古井塚及深坑穽中多有毒氣不可輒入五月六月間最甚以其鬱氣盛故也若事輒必須入者先下雞鴨毛試之若毛旋轉不下即是有毒便不可入



## 金瘡病諸候　凡二十三論

金瘡初傷候

夫被金刃所傷其瘡多有變動若按瘡邊乾急肌肉不生青黃汁出瘡邊寒清肉消臭敗前出赤血後出黑血如熟爛骨及血出不止白汁隨出如是者多凶若中絡脈髀內陰股天聰眉角橫斷腓腸乳上及與鳩尾攢毛小腹尿從瘡出氣如賁豚及腦出諸瘡如是者多凶少愈診金瘡血出太多其脈虛細者生數實大者死小者生浮大者死所傷在陽處者去血四五斗脈微緩而遲者生急疾者死

金瘡血不止候

金瘡血出不斷其脉大而止者三七日死金瘡血出不可止前赤後黑或黃或白肌肉腐臭寒冷鞕急者其瘡難愈亦死

### 金瘡內漏候

凡金瘡通內血多內漏若腹脹滿兩脇脹不能食者死瘀血在內腹脹脉牢大者生沉細者死

### 毒箭所傷候

夫被弓弩所傷若箭鏃有毒藥入人皮脉令人短氣須臾命絕口噤唇乾血爲斷絕腹滿不言其人如醉未死之間爲不可治若榮衛青瘀血應時出瘡邊溫熱口開能言其人乃活毒箭有三種嶺南夷俚用焦銅作箭鏃次嶺北諸處以蛇蟲毒螫物汁着管中漬箭鏃此二種纔傷皮便洪腫沸爛而死唯射豬犬雖困得活以其啖糞故也人若中之便即食糞或飲糞汁并塗瘡即愈不爾須臾不可復救菌箭着寬處者雖



困漸治不一二死若近胷腸便宜速治小緩毒入內則不可救

### 金瘡腸出候

此謂爲矛箭所傷若中於腹則氣激氣激則腸隨瘡孔出也

### 金瘡腸斷候

夫金瘡腸斷者視病深淺各有死生腸一頭見者不可連也若腹痛短氣不得飲食者大腸一日半死小腸三日死腸兩頭見者可速續之先以針縷如法連續斷腸便取雞血塗其際勿令氣泄即推內之腸但出不斷者當作大麥粥取其汁持洗腸以水漬內之當作研米粥飲之二十餘日稍作強糜食之百日後乃可進飯耳飽食者令人腸痛決漏常服錢屑散若腸腹䐈從瘡出有死者有生者但視病取之各有吉凶䐈出如手其下牢核煩滿短氣發作有時不過三日必死䐈下不留安定不煩喘息如故但瘡痛者當以生絲縷繫之

其血瘀當令一宿乃可截之勿閉其口膏稍導之

### 金瘡筋急相引痛不得屈伸候

夫金瘡愈已後肌肉充滿不得屈伸者此由傷絕經筋榮衛不得循行也其瘡雖愈筋急不得屈伸也

### 金瘡傷筋斷骨候

夫金瘡始傷之時半傷其筋榮衛不通其瘡雖愈合後仍令痺不仁也若被瘡截斷諸解身軀肘中及腕膝髀若踝際亦可連續須急及熱其血氣未寒碎骨使更縫連其愈後直不屈伸若碎骨不去令人痛煩膿血不絕不絕者不得安諸中傷人神十死一生

### 箭鏃金刃入肉及骨不出候

箭鏃金刃中骨骨破碎者須令箭鏃出仍應除碎骨盡乃傅藥不爾瘡永不合縱合常疼痛若更犯觸損傷便驚血沸潰



有死者

### 金瘡中風痙候

夫金瘡痙者此由血脉虛竭飲食未復未滿月日榮衛傷穿風氣得入五藏受寒則痙其狀口急背直搖頭馬鳴腰爲反折須臾十發氣息如絕汗出如雨不及時救者皆死凡金瘡卒無汁者中風也邊自出黃汁者中水也並欲作痙急治之又痛不在瘡處者傷經絡亦死

### 金瘡驚腫候

夫金瘡愈閉後忽驚腫動起糜沸跳手大者如盂小者如盃名爲盜血此由肌未定裏不滿因作勞起早故令盜血涌出在人皮中不肯自消亦不成膿反牢核又有加血加血者盜血之滿也其血凝深不可妄破破之者盜血前出不可禁止加血追之出即滿瘡中便留止令人短氣須臾命絕

金瘡因交接血驚出候

夫金瘡多傷經絡去血損氣其瘡未瘥則血氣尚虛若因而房室致情意感動陰陽發泄驚觸於瘡故血汁重出

金瘡驚悸候

金瘡失血多者必驚悸以其損於心故也心主血血虛則心守不安心守不安則喜驚悸悸者心動也

金瘡煩候

金瘡損傷血氣經絡空虛則生熱熱則煩痛不安也

金瘡欬候

金瘡傷血損氣氣者肺之所主風邪中於肺故欬也

金瘡渴候

夫金瘡失血則經絡空竭津液不足腎臟虛燥故渴也

金瘡蟲出候



夫金瘡久不瘥及裹縛不如法瘡内敗壞故生蟲也

金瘡着風候

夫金瘡乾無汁亦不大腫者中風也寒氣得大深者至藏便發作痙多凶少愈中水者則腫多汁或成膿

金瘡着風腫候

此由瘡着於風風氣相搏故腫也

金瘡成癰腫候

夫金瘡冬月之時衣厚絮温故裹欲薄夏月之時衣單日涼故裹欲厚重寒傷榮重熱傷衛筋勞結急肉勞驚腫骨勞髓沸難可屈伸血脈勞者變化作膿榮衛不通留結成癰凡始縫其瘡各有縱橫雞舌隔角橫不相當縫亦有法當次陰陽上下逆順急緩相望陽者附陰陰者附陽腠理皮脈復令復常但亦不曉略作一行陰陽閉塞不必作膿榮衛不通留結爲癰晝夜不臥語言不同碎骨不去其人必凶雞舌隔角旁不相當頭毛解脫忘失故常瘡不再縫膏不再漿

金瘡中風水候

夫金瘡裹縛不密爲風水氣所中則疼痛不止而腫痛内生青黄汁

金瘡下血虛竭候

金刃中於經絡者下血必多腑臟空虛津液竭少無血氣榮養故須補之

金瘡久不瘥候

夫金瘡有久不瘥者膿汁不絕肌肉不生者其瘡内有破骨斷筋伏血腐肉缺刃竹刺久而不出令瘡不愈喜出青汁當破出之瘡則愈

## 腕傷病諸候　凡九論



被打頭破腦出候

夫被打陷骨傷頭腦眩不舉戴眼直視口不能語咽中沸聲如㹠子喘口急手爲妄取日不死三日小

腕折破骨傷筋候

凡人傷折之法即夜盜汗者此髓斷也七日死不汗者不死

卒被損瘀血候

夫有瘀血者其人喜忘不欲聞物聲病人胷滿唇萎舌青口燥但欲漱水不欲咽無熱脈微大來遲腹不滿其人言我腹滿爲有瘀血汗當出不出内結亦爲瘀病人胷滿口乾髆痛渴無寒熱爲弱瘀血腹滿口燥不渴唾如漿狀此有留血尔從高頓仆内有血腹脹滿其脈牢強者生小弱者死得笞掠内有結血脈實大者生虛小者死其湯熨針石別有正方補養宣導今附於後

養生方導引法云端坐生腰舉左手仰掌以右手承右脇以鼻內氣自極七息除瘀血結氣又云鼻內口閉有極七息除兩脇下積血氣又云端坐生腰舉左手右手承右脇鼻內氣七息除瘀血又云端坐右手持腰鼻內氣七息左右突頭各三十止除體瘀血項頸痛又云雙手搦腰手指相對向盡勢前後振搖二七又將手大指向後極勢振搖二七不移手上下對與氣下盡勢來去三七去雲門腰掖血氣閉塞

壓迮墜墮內損候（迮音責）

此爲人卒被重物壓迮或從高墜下致吐下血此傷五內故也

腕傷初繫縛候

夫腕傷重者爲斷皮肉骨髓傷筋脉皆是卒然致損故血氣隔絕不能同榮所以須善繫縛按摩導引令其血氣復

被損久瘀血候

此爲被損傷仍爲風冷搏故令血瘀結在內久不瘥也

腕折中風痓候

夫腕折傷皮肉作瘡者愼不可當風及自扇若風入瘡內犯諸經絡所致痓痓者脊背強直口禁不能言也

腕折中風腫候

此爲風入瘡內而不入經絡其搏於氣故但腫也

刺傷中風水候

此爲竹木所刺傷其瘡中風水者則腫痛乃至成膿

重刊巢氏諸病源候總論卷之三十六

重刊巢氏諸病源候總論卷之三十七

# 婦人雜病諸候一　凡三十二論

風虛勞冷候

風虛勞冷者是人體虛勞而受於冷也夫人將攝順理則血氣調和風寒暑濕不能爲害若勞傷血氣便致虛損則風冷乘虛而干之或客於經絡或入於腹內其經絡得風冷則氣血冷澀不能自溫於肌膚也腹內得風冷則脾胃弱不消飲食也隨其所傷而變成病若大腸虛者則變下利若風冷入於子臟則令臟冷致使無兒若搏於血則血澀壅亦令經水不利斷絕不通

風邪驚悸候

風邪驚悸者是爲風乘於心故也心藏神爲諸藏之主若血氣調和則心神安定若虛損則心神虛弱致風邪乘虛干之故驚而悸動不定也其驚悸不止則變恍惚而憂懼

虛汗候

人以水穀之精化爲血氣津液津液行於腠理若勞傷損動陽氣外虛腠理開血氣衰弱故津液洩越令多汗也其虛汗不止則變短氣柴瘦而羸瘠也亦令血脉減損經水否澀甚者閉斷不通也

中風候

中風者虛風中於人也風是四時八方之氣常以冬至之日候其八方之風從其鄉來者主長養萬物若不從其鄉來名爲虛風則害萬物人體虛者則中之當時雖不即發停在肌膚後或重傷於風前後重沓因體虛則發入腑臟俞皆在背中風多從俞入隨所中之俞而發病若心中風但得偃臥不

得傾側汗出若唇赤汗流者可治急灸心俞百壯若唇或青或白或黃或黑此是心壞爲水面目亭亭時悚動皆不復可治五六日而死若肝中風踞坐不得低頭若遶兩目連額上色微有青者唇青面黃可治急灸肝俞百壯若大青黑面一黃一白者是肝已傷不可復治數日而死若脾中風踞而腹滿身通黃吐鹹水汗出者可治急灸脾俞百壯若手足青者不可復治腎中風踞而腰痛視脇左右未有黃色如餅粢大者可治急灸腎俞百壯若齒黃赤鬢髮直面土色不可復治肺中風偃臥而胸滿短氣冒悶汗出視目下鼻上下兩邊下行至口色白可治急灸肺俞百壯若色黃爲肺已傷化爲血而不可復治其人當妄掇空自拈衣此亦數日而死

中風口噤候

中風口噤是體虛受風風入頷頰夾口之筋也手三陽之筋結入於頷頰足陽明之筋上夾於口而風挾冷乘虛而入其筋則筋攣故引牙關急而口噤

角弓反張候

角弓反張是體虛受風風入諸陽之經也人陰陽經絡周環於身風邪乘虛入諸陽之經則腰背反折攣急如角弓之狀

偏風口喎候

偏風口喎是體虛受風風入於夾口之筋也足陽明之筋上夾於口其筋偏虛而風因乘之使其經筋偏急不調故令口喎僻也

賊風偏枯候

賊風偏枯是體偏受風風客於半身也人有勞傷血氣半身偏虛者風乘虛入客爲偏風也其風邪入深真氣去邪氣留則爲偏枯此由血氣衰損爲風所客令血氣不相周榮於肌肉故令偏枯也

風眩候

風眩是體虛受風風入於腦也諸腑臟之精皆上注於目其血氣與脉并上屬於腦循脉引於目系目系急故令眩也其眩不止風邪甚者變癲倒爲癲疾

癲狂候

癲者卒發仆地吐涎沫口喎目急手足繚戾無所覺知良久乃甦狂者或言語倒錯或自高賢或罵詈不避親疏亦有自定之時皆由血氣虛受風邪所爲人禀陰陽之氣而生風邪入并於陰則爲癲入并於陽則爲狂陰之與陽更有虛有實隨其虛時爲邪所并則發故發癲又發狂又在胎之時其母卒大驚動精氣并居亦令子發癲此則小兒而發癲者是非關長因血氣虛損受風邪所爲又有五癲一曰陽癲二曰陰癲三曰風癲四曰濕癲五曰勞癲此蓋隨其感處之由立名又有牛馬猪雞狗之癲皆死其癲發之時聲形狀似於牛馬等故以爲名也俗云病癲人忌食六畜之肉食者癲發之狀皆悉象之

風瘙痒候

風瘙痒者是體虛受風風入腠理與血氣相搏而俱往來在於皮膚之間邪氣微不能衝擊爲痛故但瘙痒也

風蠱候

風蠱者由體虛受風風在皮膚之間其狀淫淫躍躍若蟲物刺一身盡痛侵傷血氣動作如蠱毒之狀謂之風蠱

癩候

癩病是賊風入百脉傷五臟連注骨髓俱傷而發於外使眉睫墮落皮肉生瘡筋爛節斷語聲嘶破而毒風之變冷熱不

同故腠理發癩形狀亦異

氣候

氣病是肺虛所爲肺主氣五臟六腑皆禀氣於肺憂思恐怒居處飲食不節傷動肺氣者並成病其氣之病有虛有實其肺氣實謂之有餘則喘逆上氣其肺氣虛謂之不足則短乏少氣而有冷有熱熱則四肢煩熱也冷則手足逆冷

心痛候

心痛是臟虛受風風冷邪氣乘於心也其痛發有死者有不死成疹者心爲諸臟主而藏神其正經不可傷傷之而痛者名爲真心痛朝發夕死夕發朝死心之支別絡爲風冷所乘而痛者故痛發乍間乍甚而成疹也

心腹痛候

心腹痛者腑臟虛弱風邪客於其間與真氣相擊故痛其痛



隨氣下上或上衝於心或下攻於腹故心腹痛

腹中痛候

腹痛者由臟腑虛弱風冷邪氣乘之邪氣與正氣相擊則腹痛也

小腹痛候

小腹痛者此由胞絡之間宿有風冷搏於血氣停結小腹因風虛發動與血相擊故痛

月水不調候

婦人月水不調由勞傷氣血致體虛受風冷風冷之氣客於胞內傷衝脉任脉損手太陽少陰之經也衝任之脉皆起於胞內爲經絡之海手太陽小腸之經手少陰心之經此二經爲表裏主上爲乳汁下爲月水然則月水是經絡之餘若冷熱調和則衝脉任脉氣盛太陽少陰所主之血宣流以時而

下若寒溫乖適經脉則虛有風冷乘之邪搏於血或寒或溫寒則血結溫則血消故月水乍多乍少爲不調也診其脾脉沉沉而喘浮之而虛若腸脹煩滿胃中有熱不嗜食食不化大便難四支苦痺時不仁得之房內月事不來來而併又少陰脉澀則血不來此爲居經三月一來又脉微血氣俱虛年少者亡血之脉也乳子下利爲可不調者此爲居經亦三月一來又經水一月再來者經來時其脉欲自如常而反微者不利不汗出者其經二月必來

養生方云病憂恚泣哭以令陰陽結氣不和故令月水時少時多內熱苦渴色惡體肌枯身重

月水不利候

婦人月水不利者由勞傷血氣致令體虛而受風冷風冷客於胞內損傷衝任之脉手太陽少陰之經故也衝脉任脉之



海皆起於胞內手太陽小腸之經也手少陰心之經也此二經爲表裏主下爲月水風冷客於經絡搏於血氣血得冷則壅滯故令月水來不宣利也診其脉從寸口邪入上者名曰解脉來至狀如琴絃苦小腹痛經月不利孔竅生瘡又左手關上脉足厥陰經也沉爲陰陰虛者主月經不利腰腹痛尺脉滑血氣實經絕不利又脉左手尺來而斷絕者月水不利也又脉寸關調如故而尺脉絕不至者月經不利當患小腹引腰絞痛氣積聚上叉胸脇

月水來腹痛候

婦人月水來腹痛者由勞傷血氣以致體虛受風冷之氣客於胞絡損衝任之脉手太陽少陰之經衝脉任脉皆起於胞內爲經脉之海也手太陽小腸之經手少陰心之經也此二經共爲表裏主下爲月水其經血虛受風冷故月水將下之

際血氣動於風冷風冷與血氣相擊故令痛也

### 月水不斷候

婦人月水不斷者由損傷經血衝脉任脉虛損故也衝任之脉為經脉之海手太陽小腸之經也手少陰心之經也此二經為表裏主下為月水勞傷經脉衝任之氣虛損故不能制其經血故令月水不斷也凡月水不止而合陰陽冷氣上入藏令人身體面目萎黄亦令絶子不產也

### 月水不通候

婦人月水不通者由勞損血氣致令體虛受風冷風冷邪氣客於胞內傷損衝任之脉并手太陽少陰之經致胞絡內絶血氣不通故也衝任之脉起於胞內為經脉之海手太陽小腸之經也手少陰心之經也此二經為表裏主下為月水風冷傷其經血血性得溫則宣流得寒則澀閉既為冷所結摶血結在內故令月水不通又云腸中鳴則月事不來病本於胃所以然者風冷干於胃氣胃氣虛不能分別水穀使津液不生血氣不成故也又云醉以入房則內氣竭絶傷肝使月事衰少不來也所以爾者肝藏於血勞傷過度血氣枯竭於內也又先經唾血及吐血下血謂之脫血使血枯亦月事不來也又利血經水亦斷所以爾者津液減耗故也利止津液生其經自下診其腎脉微澀為不利者是月水不來也又左手關後尺內浮為陽絶者無膀胱脉也月事則閉又肝脉沉之而急浮之亦然時小便難苦頭眩痛腰背痛足為寒時疼月事不來時恐得之少之時有所墮墜也月水不通久則血結於內生塊變為血瘕亦作血癥血水相并壅澀不宣通脾胃虛弱變為水腫也所以然者脾候身之肌肉象於土土主能剋消於水水血既并脾氣衰弱不能剋消故水氣流溢浸漬肌肉故腫滿也



### 帶下候

帶下者由勞傷過度損動經血致令體虛受風冷風冷入於胞絡搏其血之所成也衝脉任脉為經絡之海任之為病女子則帶下而手太陽為小腸之經也手少陰心之經也心為藏主於裏小腸為府主於表此二經之血在於婦人上為乳汁下為月水衝任之所統也衝任之脉既起於胞內陰陽過度則傷胞絡故風邪乘虛而入於胞損衝任之經傷太陽少陰之血致令胞絡之間穢液與血相兼帶而下冷則多白熱則多赤故名帶下又帶有三門一曰胞門二曰龍門三曰玉門已產屬胞門未產屬龍門未嫁屬玉門又未嫁女亦有三病一者經水初下陰內熱或當風或因扇得冷二者或因以寒水洗之得又三者或見月水初下驚恐得病皆屬帶下也又婦人年五十所病下利數十日不止暮發熱小腹裏急痛腹滿手掌熱煩唇口乾燥此因曾經半產瘀血在小腹不去此疾必帶下所以知瘀血者唇口燥即是其證又婦人年五十所病但苦背痛時時腹中痛少食多厭診其脉陽微關尺小緊形脉不相應病如此在下焦此必帶下又婦人帶下六極之病脉浮即腸鳴腹滿脉緊即腸中痛脉數則陰中痒痛生瘡脉弦即陰疼掣痛

### 帶五色俱下候

帶下病者由勞傷血氣損動衝脉任脉致令其血與穢液兼帶而下也衝任之脉為經脉之海經血之行內榮五臟五臟之色隨藏不同傷損經血或冷或熱而五藏俱虛損者故其色隨穢液而下為帶五色俱下

### 帶下青候

此由勞傷血氣損動衝脈任脈衝任之脈皆起於胞内爲經脈之海手太陽小腸之經也手少陰心之經也此二經主下爲月水若經脈傷損衝任氣虚不能約制經血則與穢液相兼而成帶下然五臟皆禀血氣其色則隨臟而不同肝臟之色青帶下青者是肝臟虚損故帶下而挾青色

帶下黄候

勞傷血氣損動衝脈任脈衝任之脈皆起於胞内爲經脈之海手太陽小腸之經也手少陰心之經也此二經主下爲月水若經脈傷損衝任氣虚不能約制經血則血與穢液相兼而成帶下然五藏皆禀血氣其色則隨藏不同脾藏之色黄帶下黄者是脾藏虚損故帶下而挾黄色

帶下赤候

勞傷血氣損動衝脈任脈衝任之脈皆起胞内爲經脈之海



手太陽小腸之經也手少陰心之經也此二經主下爲月水若經脈傷損衝任氣虚不能約制經血則與穢液相兼而成帶下然五臟皆禀血氣其色則隨臟不同心臟之色赤帶下赤者是心臟虚損故帶下而挾赤色

帶下白候

勞傷血氣損動衝脈任脈衝任之脈皆起於胞内爲經脈之海手太陽小腸之經也手少陰心之經也此二經主下爲月水若經脈傷損衝任氣虚不能約制經血則血與穢液相兼而成帶下然五臟皆禀血氣其色則隨臟不同肺臟之色白帶下白者肺臟虚損故帶下而挾白色也

帶下黒候

勞傷血氣損動衝脈任脈衝任之脈皆起於胞内爲經脈之海手太陽小腸之經也手少陰心之經也此二經主下爲月水若經脈傷損衝任氣虚不能約制經血則血與穢液相兼而成帶下然五臟皆禀血氣其色則隨臟不同腎臟之色黒帶下黒者是腎臟虚損故帶下而挾黒色也

帶下月水不利候

帶下之病由勞傷血氣損動衝脈任脈衝任之脈起於胞内爲經脈之海經血傷損故血與穢液相兼而成帶下帶下輸瀉則臟虚而重被風冷乘之入傷手太陽少陰之經則使月水不利所以爾者手太陽小腸之經也爲腑主表手少陰心之經也爲臟主裏此二經共合其經血上爲乳汁下爲月水血性得寒則澀既爲風冷所乘故帶下而血澀所以月水不利也

帶下月水不通候

帶下之病由勞傷血氣損動衝脈任脈衝脈任脈起於胞内



爲經脈之海經血傷損故血與穢液相兼而成帶下帶下輸瀉則臟虚而重被風冷乘之入傷手太陽少陰之經則使月水不通所以爾者手太陽小腸之經也爲腑主表手少陰心之經也爲臟主裏此二經共合其經血上爲乳汁下爲月水血性得寒則澀既爲風冷所乘冷氣沉積故血結壅所以帶下月水不通凡月水不通血結積聚變成血瘕血瘕亦變面目浮腫也

重刊巢氏諸病源候總論卷之三十七

重刊巢氏諸病源候總論卷之三十八

# 婦人雜病諸候二 凡一十九論

## 漏下候

漏下者由勞傷血氣衝任之脉虚損故也衝脉任脉爲十二經脉之海皆起於胞内而手太陽小腸之經也手少陰心之經也此二經主上爲乳汁下爲月水婦人經脉調適則月水以時若勞傷者以衝任之氣虚損不能制其經脉故血非時而下淋瀝不斷謂之漏下也診其寸口脉弦而大弦則爲藏大則爲芤藏即爲寒芤即爲虚寒芤相搏其脉爲牢婦人即半産而下漏又尺寸脉虚者漏血漏血脉浮不可治也

養生方云懷娠未滿三月服藥自傷下血下血未止而合陰陽邪氣結因漏治不止狀如腐肉在於子臟令内虚



## 漏五色俱下候

漏下之病由勞傷血氣衝任之脉虚損故也衝脉任脉爲經脉之海起於胞内手太陽小腸之經也手少陰心之經也此二經之血主上爲乳汁下爲月水衝任之脉虚損不能約制其經血故血非時而下淋瀝成漏也五臟皆禀血氣虚則淋瀝漏致五臟傷損五臟之色隨臟不同若五臟皆虚損者則漏五色隨血而下診其尺脉急而弦大者風邪入少陰女子漏白下赤又漏下赤白不止脉小虚滑者生脉大緊實數者死也又漏血下赤白日下血數斗脉急疾者死遅者生

養生方云夫婦自共諍訟訟意未和平强從子臟閉塞留結爲病遂成漏下黄白如膏

## 漏下青候

勞傷血氣衝脉任脉虚損衝任之脉皆起於胞内爲經脉之海手太陽小腸之經也手少陰心之經也此二經主下爲月水傷損經血衝任之氣虚故血非時而下淋瀝不斷而成漏下五臟皆禀血氣肝臟之色青漏下青者是肝臟之虚損故漏下而挾青色也

## 漏下黄候

勞傷血氣衝任之脉皆起於胞内爲經脉之海手太陽小腸之經也手少陰心之經也此二經主下爲月水傷損經血衝任之氣虚故血非時而下淋瀝不斷而成漏下五臟皆禀血氣脾臟之色黄漏下黄者是脾臟之虚損故漏下而挾黄色也

## 漏下赤候

勞傷血氣衝脉任脉皆起於胞内爲經脉之海手太陽小腸之經也手少陰心之經也此二經者主下爲月水傷損經血衝任之氣虚故血非時而下淋瀝不止而成漏下五臟皆禀血氣心臟之色赤漏下赤者是心臟之虚損故漏下而挾赤色也



## 漏下白候

勞傷血氣衝任之脉皆起於胞内爲經脉之海手太陽小腸之經主下爲月水傷損經血衝任之氣虚故血非時而下淋瀝不斷而成漏下五臟皆禀血氣肺臟之色白漏下白者是肺臟之虚損故漏下而挾白色也

## 漏下黑候

勞傷血氣衝任之脉皆起於胞内爲經脉之海手太陽小腸之經也手少陰心之經也此二經主下爲月水傷損經血衝任之氣虚故血非時而下淋瀝不斷而成漏下五臟皆禀血氣腎臟之色黑漏下黑者是腎臟之虚損故漏下而挾黑色也

也

崩中候

崩中者腑臟傷損衝脉任脉血氣俱虛故也衝任之脉爲經脉之海血氣之行外循經絡內榮腑臟若無傷則腑臟平和而氣調適經下以時若勞動過度致腑臟俱傷而衝任之氣虛不能約制其經血故忽然暴下謂之崩中診其寸口脉微遲尺脉微於寸寸遲爲寒在上焦但吐耳今尺脉遲而弦如此小腸痛腰脊痛者必下血也

白崩候

白崩者是勞傷胞絡而氣極所爲肺主氣氣極則肺虛冷也肺臟之色白虛冷勞極其色與胞絡之間穢液相挾崩傷而下爲白崩也

崩中五色俱下候



崩中之病是傷損衝任之脉衝任之脉皆起於胞內爲經脉之海勞傷過度衝任氣虛不能統制經血故忽然崩下謂之崩中五臟皆禀血氣五臟之色隨臟不同傷損之人五臟皆虛者故五色隨崩俱下其狀白崩形如涕赤崩形如紅汁黃崩形如爛瓜汁青崩形如藍色黑崩形如乾血色

崩中漏下候

崩中之狀是傷損衝任之脉衝任之脉皆起於胞內爲經脉之海勞傷過度衝任氣虛不能約制經血故忽然崩下謂之崩中崩而內有瘀血故時崩時止淋瀝不斷名曰崩中漏下

崩中漏下五色候

崩中之病是勞傷衝任之脉衝任之脉起於胞內爲經脉之海勞傷過度衝任氣虛不能統制經血故忽然崩下謂之崩中而有瘀血在內遂淋瀝不斷謂之漏下漏下不止致損於



五臟五臟之色隨臟不同因虛而五色與血俱下其狀白者如涕赤者如紅汁黃者如爛瓜汁青者如藍色黑者如乾血色相雜雜而下也

積聚候

積者五臟所積聚者六腑所成五臟之氣積名曰積六腑之氣聚名曰聚也積痛不離其部聚者其痛無有常處皆由陰陽不和風冷搏於臟腑而生積聚也婦人病積經久則令無子亦令月水不通所以然者積聚起於冷結入子臟故令無子若冷氣入於胞絡冷搏於血血冷則澁結故令月水不通

癖病候

癖病者由冷氣結聚飲食不消停積於脅下則成癖病其狀弦急刺痛得冷則發作也

疝瘕候



疝瘕之病由飲食不節寒溫不調氣血勞傷臟腑虛弱受於風冷冷入腹內與血氣相結所生疝者痛也瘕者假也其結聚浮假而痛推移而動婦人病之有異於丈夫者或因產後臟虛受寒或因經水往來取冷過度非獨關飲食失節多挾有血氣所成也診婦人疝瘕其脉弦急者生虛弱小者死又尺脉濇而浮牢爲血實氣虛也其發腹痛逆滿氣上行此爲婦人胞中絕傷有惡血久成結瘕得病以冬時來其鼻則赤

癥痞候

癥痞者由冷熱不調飲食不節積在腹內或腸胃之間與臟相結搏其牢強推之不移名曰癥言其病形徵可驗也氣壅塞爲痞言其氣痞澁不宣暢也皆得冷則發動刺痛癥痞之病其形冷結若冷氣入於子臟則使無子若冷氣入於胞絡搏於血氣血得冷則澁令月水不通也

八瘕候

八瘕者皆胞胎生產月水往來血脈精氣不調之所生也腎為陰主開閉左為胞門右為子戶主定月水生子之道胞門子戶主子精神氣所出入合於中黃門玉門四邊主持關元禁閉子精臍下三寸名曰關元主藏魂魄婦人之胞三焦之府常所從止然婦人經脈俞絡合調則月水以時來至故能生子而無病婦人榮衛經絡斷絕不通邪氣便得往入合於臟若生血未盡而合陰陽即令婦人血脈攣急小腹重急支滿胸脅腰背相引四支酸痛飲食不調結牢惡血不除月水不時或月前月後因生積聚如懷胎狀邪氣甚盛者令人恍惚多夢寒熱四肢不欲動陰中生氣腫內生風甚者害小便澀澀而痛淋瀝面黃黑成病則不復生子其八瘕者黃瘕青瘕燥瘕血瘕脂瘕狐瘕蛇瘕鱉瘕也



黃瘕者婦人月水始下若新傷墮血氣未止臥寤未定五臟六腑虛羸精神不治因以當向大風便利陰陽開闔節四邊中於濕風氣從下上入陰裏稽留不去名為陰陽虛則生黃瘕黃瘕之聚令人苦四肢寒熱身重淋露不欲食左脅下有血氣結牢不可得而抑苦腰背相引痛月水不利令人不產小腹下陰中如刀刺不得小便時苦寒熱下赤黃病令人無子

青瘕者婦人新產未滿十日起行以浣洗太早陰陽虛玉門四邊皆解散子戶未安骨肉皆痛手臂不舉飲食未復內藏吸吸又當風臥不自隱蔽若居濕席令人苦寒洒洒入腹煩悶沈淖惡血不除結熱不得前後便化生青瘕瘕聚在左右脅藏於背膂上與髀腰下攣兩足腫面目黃大小便難其後月水為之不通利或不復禁狀如崩中此自其過所致令人少子

燥瘕者婦人月水下惡血未盡其人虛憊而已夏月熱行疾若舉重移輕汗出交流氣力未平而卒以急恐以喜致猥咽不泄經脈攣急內結不舒煩滿少氣上達胸膈背膂小腹為急月水與氣俱不通而反以飲清水快心月水橫流衍入他臟不去有熱因生燥瘕燥瘕之聚大如半杯上下腹中苦痛還兩脅下上引心而煩害飲食欲吐胸及腹中不得大息腰背重喜臥血汗足酸疼痛久立而痛小便失時居然自出若失精月水閉塞大便難病如此者其人少子

血瘕病婦人月水新下未滿日數而中止飲食過度五穀氣盛溢入他臟若大飢寒汲汲不足呼吸未調而自勞血下未定左右走腸胃之間留絡不去內有寒熱與月水合會為血瘕之聚令人腰痛不可以俛仰橫骨下有積氣牢如石小腹裏急苦痛背膂疼深達腰腹下攣陰裏若生風冷子門擗月水不時乍來乍不來此病令人無子



脂瘕者婦人月水新來若生未滿三十日以合陰陽絡脈分胞門傷子戶失禁關節散五臟六腑津液流行陰道瞤動百脈關樞四解外不見其形子精與血氣相遇犯禁子精化不足成子則為脂瘕之聚令人支滿裏急痛痹引小腹重腰背如刺狀四肢不舉飲食不甘臥不安席左右走腹中切痛時瘥時甚作者少氣頭眩身體解以苦寒惡風膀胱脹月水乍來乍去不如常大小便血不止如此者令人無子

狐瘕者婦人月水當日數來而反悲哀憂恐以遠行逢暴風疾雨雷電驚恐衣被沈濕疲倦少氣心中恍恍未定四肢懈惰振寒脈氣絕精神遊亡胞氣入於陰裏不去生狐瘕之聚食人臟令人月水閉不通小腹瘀滯胸脅腰背痛陰中腫小便難胞門子戶不受男精五臟氣盛令嗜食欲嘔喜睡多所思如有娠狀四肢不舉有此病者終身無子其瘕有手足成形者殺人也未成者可治

蛇瘕者婦人月水已下

新止適閉未復胞門子戶勞傷陰陽未平復榮衛分行若其中風暴病羸劣飲食未調若已起當風行厥度泥塗用清寒太早若坐濕地名陰陽亂腹中虛且未飲食若遠道之餘汚井之水不潔之食吞蛇鼠之精留絡不去因生蛇瘕之聚上食心肝長大其形若漆狂臍上下還疗左右脅不得氣兩股脛間若漆疾小腹熱小便赤黃膀胱引陰中攣腰目痛難以動作苦寒熱之後月水有多有少有此病者不復生子其手足成形者殺人未成者可治 鼈瘕者婦人月水新至其人劇吐疲勞衣服沈濕不以時去若當風睡兩足踐濕地恍惚覺悟蹠立未安顏色未平復見所好心爲開魂魄感動五內脫消若以入水浣洗沐浴不以時出神不守水精與邪氣俱入至上三焦之中募玉門先閉津液妄行留絡不去因生鼈瘕之聚大如小盤令人小腹切痛痛惡氣走上下腹中苦痛若存若亡持之躍手不利陰裏腰背亦痛不可以息月水喜敗不通面目黃黑脫聲少氣有此病者令人絕子其瘕有手足成形者殺人未成者可治



## 帶下三十六疾候

諸方說三十六疾者是十二癥九痛七害五傷三固謂之三十六疾也十二癥者是所下之物一者如膏二者如青血三者如紫汁四者如赤皮五者如膿痂六者如豆汁七者如葵羹八者如凝血九者如清血血似水十者如米汁十一者如月浣十二者經度不應期也 九痛者一者陰中痛傷二者陰中淋痛三者小便即痛四者寒冷痛五者月水來腹痛六者氣滿並痛七者汁出陰中如蟲嚙痛八者脅下皮痛九者腰痛 七害者一者害食二者害氣三者害冷四者害勞五者害房六者害妊七者害睡 五傷者一者窮孔痛二者中



寒熱痛三者小腹急牢痛四者藏不仁五者子門不正引背痛 三固者一者月水閉塞不通其餘二固者文闕不載而張仲景所說三十六種疾皆由子臟冷熱勞損而挾帶下起於陰內條目混漫與諸方不同但仲景義最玄深非愚淺能解恐其文雖異其義理實同也

## 無子候

婦人無子者其事有三也一者墳墓不祀二者夫婦年命相剋三者夫病婦疹皆使無子其若是墳墓不祀年命相剋此二者非藥能益若夫病婦疹須將餌故得有效也然婦人挾疾無子皆由勞傷血氣冷熱不調而受風寒客於子宮致使胞內生病或月經澁閉或崩血帶下致陰陽之氣不和經血之行乖候故無子也診其右手關後尺脈浮則爲陽陽脈絕無子也又脈微澁中年得此爲絕產也少陰脈如浮緊則絕產惡寒脈尺寸俱微弱則絕嗣不產也其湯熨針石別有正方補益吐納今附於後

養生方云月初出時日入時向月正立不息八通仰頭吸月光精八咽之令人陰氣長婦人吸之陰氣益盛子道通陰氣長益精髓腦少小者婦人至四十九已上還生子斷緒者即有子久行不已即成仙矣



重刊巢氏諸病源候總論卷之三十八

重刊巢氏諸病源候總論卷之三十九

# 婦人雜病諸候三　凡四十論

## 月水不利無子候

月水不利而無子者由風寒邪氣客於經血則令月水否澀血結子臟陰陽之氣不能施化所以無子也

## 月水不通無子候

月水不通而無子者由風寒邪氣客於經血夫血得溫則宣流得寒則凝結故月水不通冷熱血結搏子臟而成病致陰陽之氣不調和月水不通而無子也月水久不通非止令無子血結聚不消則變為血瘕經久盤結成塊亦作血瘕血水相并津液壅澀脾胃衰弱者水氣流溢變為水腫如此難可復治多致斃人

養生方云少時若新產後急帶舉重子陰挺出或傾邪月水不瀉陰中激痛下塞令人無子

## 子臟冷無子候

子臟冷無子者由將攝失宜飲食不節乘風取冷或勞傷過度致風冷之氣乘其經血結於子臟子臟則冷故無子

## 帶下無子候

帶下無子者由勞傷於經血經血受風邪則成帶下帶下之病曰沃與血相兼帶而下也病在子臟胞內受邪故令無子也診其右手關後尺中脉浮為陽陽絕者無子力脉也苦足逆冷帶下故也

## 結積無子候

五臟之氣積名曰積臟積之生皆因飲食不節當風取冷過度其子臟勞傷者積氣結搏於子臟致陰陽血氣不調和故病結積而無子

養生方云月水未絕以合陰陽精氣入內令月水不節內生積聚令絕子不復產乳

## 數失子候

婦人數失子者或由乖陰陽之理或由觸犯禁忌既產之後而數失兒乃非腑臟生病故可以方術防斷之也

## 腹滿少氣候

腹滿少氣者由臟虛而觸風冷風冷搏於血氣故腹滿腹滿則氣壅在內而呼吸不足常如少氣之故故云少氣腹滿也

## 胸脅脹滿候

胸脅脹滿者由勞傷體虛而風冷之氣乘之客於臟腑腸胃之間搏於血氣血氣壅之不宣氣得冷則逆與血飲相搏上搶胸脅所以令胸脅脹滿也

## 客熱候

人血氣有陰陽臟腑有虛實實則生熱虛則受寒互相乘加此人身內陰陽冷熱自相乘也此云客熱者是體虛而將溫過度外熱加之非腑臟自生故云客熱也其狀上焦胸鬲之間虛熱口燥或手足煩熱腸胃之內無實熱也

## 煩滿候

煩滿者由體虛受邪使氣血相搏而氣逆上乘於心胸氣否不宣故令煩滿煩滿者心煩胸間氣滿急也

## 身體卒痛候

身體卒痛者由勞動血氣而體虛受於風冷客其經絡邪氣與正氣交擊於肌肉之間故身體卒痛也

## 左脅痛如刀刺候

左脅偏痛者由經絡偏虛邪故也人之經絡循環於身左右

表裏皆周徧若氣血調和不生虛實邪不能傷偏虛者偏受風邪今此云脅痛者左邊偏受病也但風邪在於經絡與血氣相乘交爭衝擊故痛發如刀刺

痰候

痰者由水飲停積在於胷鬲所成人皆有痰少者不能爲害多則成患但胷鬲飲漬於五臟則變令眼痛亦令目眩頭痛也

嗽候

嗽者肺傷微寒故也寒之傷人先傷肺者肺主氣候皮毛故寒客皮毛先傷肺也其或寒微者則欬嗽也

咽中如炙肉臠候

咽中如炙肉臠者此是胷鬲痰結與氣相搏逆上咽喉之間結聚狀如炙肉之臠也



喉痛候

喉痛者風熱毒客於其間故也十二經脉有循頰喉者五臟在內而經脉循於外臟氣虛則經絡受邪邪氣搏於藏氣則生熱熱乘其脉熱搏咽喉故令喉痛也

癭候

癭病者是氣結所成其狀頸下及皮寬膇膇然憂恚思慮動於腎氣腎氣逆結宕所生又諸山州縣人飲水多者沙搏於氣結頸下亦成癭也

吐血候

吐血者皆由傷損腑臟所爲夫血外行經絡內榮腑臟若傷損經絡臟腑則虛血行失其常理氣逆者吐血又怒則氣逆甚則嘔血然憂思驚怒內傷腑臟氣逆上者皆吐血也

口舌出血候



口舌出血者心脾傷損故也脾氣通於口心氣通於舌而心主血脉血榮於臟腑通於經絡若勞損臟腑傷動經脉隨其所傷之經虛者血則妄行然口舌出血心脾二臟之經傷也

汗血候

汗血者肝心二臟虛故也肝藏血而心主血脉心之液爲汗肝是木心是火母子也血之行內在腑臟外通經絡勞傷肝心其血脉虛者隨液發爲汗而出也

金瘡敗壞候

婦人金瘡未瘥而交會動於血氣故令瘡敗壞

耳聾候

耳聾風冷傷於腎腎氣通於耳勞傷腎氣風冷客之邪與正氣相搏使經氣不通故耳聾也

耳聾風腫候



耳聾風腫者風邪搏於腎氣故也腎氣通於耳邪搏其經血氣壅澀不得宣發故結腫也

眼赤候

眼眥赤者風冷客於眥間與血氣相搏而淚液乘之挾熱者則令眥赤

風眩鼻塞候

風眩而鼻塞者風邪乘腑臟入於腦也五臟六腑之精氣皆上注於目血與氣并屬於腦體虛爲風邪入腦則引目目系急故令頭眩而腑臟皆受氣於肺肺主氣外候在鼻風邪入腑又搏肺氣故頭眩而鼻塞

鼻衄候

鼻衄者由傷動血氣所爲五臟皆稟血氣血氣和調則循環經絡不澀不散若勞傷損動因而生熱氣逆流溢入鼻者則

成鼻衄也

面黑䵟候

面黑䵟者或臟腑有痰飲或皮膚受風邪皆令血氣不調致生黑䵟五臟六腑十二經血皆上於面夫血之行俱榮表裏人或痰飲漬臟或腠理受風致血氣不和或澀或濁不能榮於皮膚故變生黑䵟若皮膚受風水治則瘥腑臟有飲內療方愈也

面黑子候

面黑子者風邪搏血氣變化所生夫人血氣充盛則皮膚潤悅若虛損疵點變生黑子者是風邪變其血氣所生若生而有之者非藥可治也

蛇皮候

蛇皮者由風邪客於腠理也人腠理受於風則閉密使血氣澀濁不能榮潤皮膚斑剝其狀如蛇鱗世呼蛇體也亦謂之蛇皮也



手逆臚候

手逆臚者經脉受風邪血氣否澀也十二經筋脉有起手者其經虛風邪客之使血氣否澀皮臚枯剝逆起謂之逆臚

白禿候

頭瘡有蟲痂白而髮禿落謂之白禿亦是人腹內九蟲內蟯蟲值血與氣虛發動所作也

耳後附骨癰候

附骨癰是風寒搏血脉入深近附於骨也十二經之筋脉有絡耳後完骨者虛則風寒客之寒氣折血血否澀不通深附於骨而成癰也其狀無頭但腫痛

腫滿水氣候

水病由體虛受風濕入皮膚搏津液津液否澀壅滯在內不消而流溢皮膚所以然者腎主水與膀胱合膀胱為津液之府津液不消則水停蓄其外候目下如臥蠶頸邊人迎脉動甚也脾為土主剋水而脾候肌肉腎水停積脾土衰微不能消令水氣流溢浸漬皮膚而腫滿

血分候

血分病者是經血先斷而後成水病以其月水壅澀不通經血分而為水故曰血分婦人月經通流則水血消化若風寒搏於經脉血結不通血水而蓄積成水腫病

卒腫候

夫腫或風冷或水氣或熱毒此卒腫由腠理虛而風冷搏於血氣壅結不宣故卒然而腫其狀但結腫而不熱是也

赤流腫候



赤流腫者由體虛腠理開而風熱之氣客之風熱與血氣相搏挾熱毒其狀腫起色赤隨氣流行移易故云流腫

瘀血候

此或月經否澀不通或產後餘穢未盡因而乘風取涼為風冷所乘血得冷則結成瘀也血瘀在內則時時體熱面黃瘀久不消則變成積聚癥瘕也

傷寒候

此謂人觸冒於寒氣而成病冬時嚴寒攝衛周密者則寒不能傷人若辛苦勞役汗出觸冒寒氣即發成病謂之傷寒也其輕者微欬嗽鼻塞噴嚏小寒噏噏微熱數日而歇重者頭痛體疼惡寒壯熱而膏腴之人肌膚脆弱雖不大觸冒其居處小有失宜則易傷於寒也自有四時節內忽有暴寒傷於人成病者亦名傷寒謂之時行傷寒非觸冒所致言此時通

行此氣故爲時行也

時氣候

此謂四時之間忽有非節之氣傷人而成病也如春時應暖而寒夏時應熱而冷秋時應涼而熱冬時應寒而温言此四時通行此氣一氣之至無問少長病皆相似故名爲時氣也但言其病名風寒所傷則輕狀猶如傷寒小頭痛壯熱也若挾毒厲之氣則重壯熱煩毒或心腹脹滿多死也

瘧候

夫瘧病者由夏傷於暑客在皮膚至秋因勞動血氣腠理虛而風邪乘之動前暑熱正邪相擊陰陽交爭陽盛則熱陰盛則寒陰陽更虛更盛故發寒熱陰陽相離則寒熱俱歇若邪動氣至交爭復發故瘧休作有時其發時節漸晏者此由邪客於風府循膂而下衛氣一日一夜常大會於風府其明



日日下一節故其作日晏其發日早者衛氣之行風府日下一節二十一日下至尾骶二十二日入脊内上注於伏衝之脉其行九日出於缺盆之内其氣既上故其病發更早其間日發者由邪氣内薄五臟横連募原其道遠其氣深其行遲不能日作故間日作蓄積乃發凡病瘧多渴引飲飲不消乃變爲癖大腸虛引飲水入腸胃則變爲利也

重刊巢氏諸病源候總論卷之三十九

重刊巢氏諸病源候總論卷之四十

# 婦人雜病諸候四　凡五十論

霍亂候

陰陽清濁相干謂之氣亂氣亂在腸胃爲霍亂也多因飲食過度冒觸風冷冷氣入於腹内脾氣得冷則不消水穀胃氣得冷則吐逆腸氣得冷則下利其心痛者先吐腹痛者先利心腹俱痛吐利並發其有頭痛壯熱而吐利者由體虛而挾風之氣搏之外與血氣交爭故頭痛發熱也内乘腸胃故霍亂吐利也

嘔吐候

胃氣逆則嘔吐胃爲水穀之海其氣不調而有風冷乘之冷搏於胃氣胃氣逆則嘔吐也



嬖子小兒注車船候

無問男子女人乘車船則心悶亂頭痛吐逆謂之注車注船特由質性自然非關宿挾病也

與鬼交通候

人稟五行秀氣而生承五臟神氣而養若陰陽調和則臟腑強盛風邪鬼魅不能傷之若攝衛失節而血氣虛衰則風邪乘其虛鬼干其正然婦人與鬼交通者臟腑虛神守弱故鬼氣得病之也其狀不欲見人如有對忤獨言笑或時悲泣是脉來遲伏或如鳥啄皆邪物病也又脉來緜緜不知度數而顏色不變此亦病也

夢與鬼交通候

夫臟虛者喜夢婦人夢與鬼交亦由腑臟氣弱神守虛衰故乘虛因夢與鬼交通也

脚氣痺弱候

脚氣之病由人體虛温濕風毒之氣先客於脚從下而上動於氣故名脚氣也江東嶺南土地卑下風濕之氣傷於人初得此病多不即覺或先無他疾而忽得之或因衆病後得之此病初甚微飲食嬉戲氣力如故當熟察之其狀從膝至脚有不仁或若痺或淫淫如蟲行或微腫或酷冷或疼痛或緩縱不隨或有攣急或有至困能飲食或有不能食者或有見飲食而嘔吐若惡聞食臭者或有物如指發於踹腸逆上衝心氣上者或有舉體轉筋者或壯熱頭痛者或心胷衝悸寢處不欲見明或腹內苦痛而兼下者或言語錯亂喜忘誤者或眼濁精神昏憒者此皆其證候也治之緩者便上入腹腹或腫胷脅滿上氣者便死急者不全日緩者二三日也其病既入臟證皆相似但脉有三品若脉浮大而緩宜服續命湯



兩劑若風盛者宜作越婢湯加朮四兩若脉轉駃而緊宜服竹瀝湯若脉微宜服風引湯二三劑其緊駃之脉是三品之最惡脉也脉浮大者病在外沉細者病在内皆當急治之治之緩慢則上氣便死也

脚氣腫滿候

温濕風毒從脚而上故令四肢懈惰緩弱疼痺甚則上攻名脚氣而津液爲風濕所折則津液不澀而蓄積成水内則浸漬臟腑外則流溢皮膚故令腠理脹密水氣積不散故腫也

淋候

淋腎虛而膀胱熱也膀胱與腎爲表裏俱主水行於胞者爲小便也腑臟不調爲邪所乘腎虛則小便數膀胱熱則小便澀其狀小便痛疼澀數淋瀝不宣故謂之淋也

石淋候



淋而出石謂之石淋腎主水水結則化爲石故腎客沙石腎爲熱所乘則成淋腎虛則不能制石故淋而出石細者如麻如豆大者亦有結如皂莢核狀者發則燥痛悶絶石出乃歇

胞轉候

胞轉之病由胞爲熱所迫或忍小便俱令水氣還迫於胞屈辟不得充張外水應入不得入内溲應出不得出内外壅脹不通故爲胞轉其狀小腹急痛不得小便甚者至死張仲景云婦人本肥盛且舉自滿全羸瘦且舉空減胞系了戾亦致胞轉

小便不利候

腎與膀胱爲表裏俱主水水行小腸入胞爲小便熱搏其藏熱氣蘊積水行則澀故小便不利也

小便不通候



水行於小腸入胞爲小便腎與膀胱俱主水此二經爲臟腑若内生大熱熱氣入小腸及胞胞内熱故小便不通令小腹脹滿氣喘息也

大便不通候

三焦五臟不調和冷熱之氣結於腸胃津液竭燥大腸壅澀故大便不通張仲景云婦人經水過多亡津液者亦大便難也

大小便不利候

冷熱不調大小腸有遊氣壅在大小腸不得宣散蓄積結生熱故大小便澀不流利也

大小便不通候

腑臟不和榮衛不調陰陽不相通大小腸否結名曰關格關格故大小便不通自有熱結於大腸則大便不通熱結於小

腸則小便不通令大小便不通若是大小二腸受客熱結聚則大小便不通此止客熱暴結非陰陽不通流故不爲關格而直云大小便不通

遺尿候

腎與膀胱爲表裏而俱主水腎氣通於陰而小便水液之下行者也腎虛冷冷氣入胞胞虛冷不能制小便故遺尿

小便數候

腎與膀胱爲表裏俱主於水腎氣通於陰此二經虛而有熱乘之熱則小便澀虛則小便數熱澀數也

下利候

腸胃虛弱爲風邪冷熱之氣所乘腸虛則泄故變爲利也此下利是水穀利也熱色黃冷色白

滯利候

帶利由冷熱不調大腸虛冷熱氣客於腸間熱氣乘之則變赤冷氣乘之則變白冷熱相交則赤白相雜而連滯不止名爲滯利也其狀白膿如涕而有血雜亦有少血者如白膿涕而有赤脉如魚腦又名魚腦利

血利候

熱乘血入於大腸爲血利也血之隨氣外行經絡內通臟腑皆無滯積若冒觸勞動生於熱熱乘血散滲入大腸腸虛相化故血利也

陰痒候

婦人陰痒是蟲食所爲三蟲九蟲在腸胃之間因臟虛蟲動作食於陰其蟲作勢微則痒重者乃痛

脫肛候

肛門大腸候也大腸虛冷其氣下衝者肛門反出亦有因產



用力努偃氣衝其肛亦令反出也

陰腫候

陰腫者是虛損受風邪所爲胞經虛而有風邪客之風氣乘於陰與血氣相搏令氣血否澀腠理壅閉不得泄越故令陰腫也

陰痛候

陰痛之病由胞絡傷損致臟虛受風邪而三蟲九蟲因虛動作食陰則痛者其狀成瘡其風邪乘風氣衝擊而痛者無瘡但疼痛而已

陰瘡候

陰瘡者由三蟲九蟲動作侵食所爲也諸蟲在人腸胃之間若腑臟調和血氣充實不能爲害若勞傷經絡腸胃虛損則動作侵食於陰輕者或痒或痛重者生瘡也診其少陰之脉滑而數者陰中生瘡也

陰挺出下脫候

胞絡傷損子臟虛冷氣下衝則令陰挺出謂之下脫亦有因產而用力偃氣而陰下脫者診其少陰脉浮動浮則爲虛動則爲悸故令下脫也

陰冷候

胞絡勞傷子臟虛損風冷客之冷乘於陰故令冷也

陰中生息肉候

此由胞絡虛損冷熱不調風邪客之邪氣乘於陰搏於血氣變而生息肉也其狀如鼠乳

㿗候

此或因帶下或舉重或因產時用力損於胞門損於子臟腸下乘而成㿗

痔病候

痔病由勞傷經絡而血流滲之所成也而有五種肛邊生瘡如鼠乳出在外時出膿血者牡痔也肛邊腫生瘡而出血者牝痔也肛邊生瘡痒而復痛者爲血脉痔也肛邊腫核痛發寒熱而出血者腸痔也因便而清血出者血痔也

寸白候

寸白是九蟲内之一蟲也凡九蟲在人腹内居腸胃之間腑臟氣實則蟲不動不爲人害虚則蟲便發動滋長乃至甦人又云飲白酒以桑枝貫牛肉食生栗生魚仍飲乳酪能變生寸白者也

陰臭候

陰臭由子臟有寒寒搏於津液蘊積氣衝於陰故變臭也

尿血候

血性得寒則凝得熱則流散若勞傷經絡其血虚熱滲入胞故尿血也

大便血候

勞傷經脉則生熱熱乘於血血得熱則流散滲入於大腸故大便血也

失精候

腎與膀胱合而腎藏精若勞動膀胱傷損腎氣則表裏俱虚不收制於精故失精也

乳腫候

足陽明之經胃之脉也其直者從缺盆下於乳因勞動則足腠理虚受風邪入於榮衛榮衛否澀血氣不流熱結於乳故令乳腫其結腫不散則成癰

妬乳候



此由新產後兒未能飲之及飲不泄或斷兒乳捻其乳汁不盡皆令乳汁蓄結與血氣相搏即壯熱大渴引飲牢強掣痛手不得近是也初覺便以手助捻去其汁并令傍人助嗍引之不爾成瘡有膿其熱勢盛則成癰

乳癰候

腫結皮薄以澤是癰也足陽明之經脉有從缺盆下於乳者勞傷血氣其脉虚腠理虚寒客於經絡寒搏於血則血澀不通其血又歸之氣積不散故結聚成癰者癰氣不宣與血相搏則生熱熱盛乘於血血化成膿亦有因乳汁蓄結與血相搏蘊積生熱結聚而成乳癰年四十巳還治之多愈年五十巳上愼不當治之多死不治自當終年又懷娠發乳癰腫及體結癰此無害也兼懷胎之癰病起陽明陽明胃之脉也主肌肉不傷藏故無害診其右手關上脉沈則爲陰虚者則病乳癰乳癰久不瘥因變爲瘻

養生方云熱食汗出露乳傷風喜發乳腫名吹乳因喜作癰

發乳潰後候

此謂癰疽發於乳膿潰之後或虚惙或疼痛或渴也凡發乳潰後出膿血多則腑臟虚燥則渴而引飲飲入腸胃腸胃虚則變下利也

乳瘡候

此謂膚腠理虚有風濕之氣乘虚客之與血氣相搏而熱加之則生瘡也

疽發乳候

腫而皮強上如牛領之皮謂之疽也足陽明之脉有從缺盆下於乳者其脉虚則腠理開寒氣客之寒搏於血則血澀不通故結腫而氣又歸之熱氣淳盛故成疽也熱久不散則肉

敗爲膿也

乳結核候

足陽明之經脉有從缺盆下於乳者其經虛風冷乘之冷折於血則結腫夫腫熱則變敗爲膿冷則核不消又重疲勞動氣而生熱亦煅焮其湯熨針石別有正方補養宣導今附於後

養生方云蹲踞以兩手從曲脚內入據地曲脚加其上舉尻其可用行氣愈瘰癧乳痛交兩脚以兩手從曲脚極捖舉十二過愈瘰癧乳痛也

石癰候

石癰之狀微強不甚大不赤微痛熱熱自歇是足陽明之脉有下於乳者其經虛爲風寒氣客之則血澀結成癰腫而寒多熱少者則無大熱但結核如石謂之石癰

發背候

五臟不調則致疽疽者腫結皮強如牛領之皮六腑不和則致癰癰者腫結薄以澤是也腑與臟爲表裏其經脉循行於身俞皆在背腑臟不調和而腠理開受於風寒折於血則結聚成腫深則爲疽淺乃爲癰隨寒所客之處血則否澀不通熱又加之故成癰疽發背也

改訾候

此爲內癰發於脅名爲改訾由邪氣聚在下管與經絡血氣相搏所生也至其變敗狀如癰疽

發乳後渴候

此謂發乳膿潰之後血氣虛竭腑臟焦燥故令渴也渴引飲不止飲入腸胃則變爲下利也

發乳下利候

此謂發乳而腸胃虛受冷則下利也大腸爲金水穀之道胃爲土水穀之海也金土子母而足陽明爲胃之經其脉有從缺盆下於乳者因勞傷其脉虛而受風寒風寒搏血氣血否澀不通故結癰腫腫結皮薄以澤者爲癰而風氣乘虛入胃則水穀糟粕變敗不結聚腸虛則泄爲利金土子母俱虛故發乳而復利也又發乳渴引飲多亦變利也

發乳久不瘥候

此謂發乳癰而有冷氣乘之故癰疽結經久不消不潰而爲冷所客則膿汁出不盡而久不瘥

發乳餘核不消候

此謂發乳之後餘熱未盡而有冷氣乘之故餘核不消復遇熱蘊積爲膿亦有淋瀝不瘥而變爲瘻也

發乳瘻候

此謂因發癰瘡而膿汁未盡其瘡暴瘥則惡汁內食後更發則成瘻者也

重刊巢氏諸病源候總論卷之四十

重刊巢氏諸病源候總論卷之四十一

# ○婦人妊娠病諸候上　凡二十論

## 妊娠候

經云陰搏陽別謂之有子此是氣血和調陽施陰化也診其手少陰脉動甚者任子也少陰心脉也心主血脉又腎名胞門子户尺中腎脉也尺中之脉按之不絶者任娠脉也三部沉浮正等按之無斷絶者有娠也又左手沉實爲男右手浮大爲女左右俱沉實生二男左右俱浮大生二女又尺脉左偏大爲男右偏大爲女左右俱大産二子又左右手尺脉俱浮爲産二男不爾女作男生俱沉爲産二女不爾男作女生又左手尺中脉浮大者男右手尺脉沉細者女又得太陰脉爲男得太陽脉爲女太陰脉沉太陽脉浮欲知男女遣面南行還復呼之左廻首是男右廻首是女又看上圊時夫從後急呼之左廻首是男右廻首是女婦人任娠其夫左邊乳房有核是男右邊乳房有核是女懷娠一月名曰始形飲食精熟酸美受御宜食大麥無食腥辛之物是謂才貞足厥陰養之足厥陰者肝之脉也肝主血一月之時血流澁如不出故足厥陰養之足厥陰穴在足大指歧間白肉際是　任娠二月名曰始膏無食腥辛之物居必靜處男子勿勞百節皆痛是謂始藏也足少陽養之足少陽者膽之脉也主於精二月之時兒精成於胞裏故足少陽養之足少陽穴在足小指間本節後附骨上一寸陷中者是　任娠三月始胎當此之時血不流形像始化未有定儀見物而變欲令見貴盛公主好人端正莊嚴不欲令見傴僂侏儒醜惡形人及猿猴之類無食薑兔無懷刀繩欲得男者操弓矢射雄雞乘肥馬於田野觀虎豹及走犬其欲得女者則著簪珂環佩弄珠璣欲令子美好端正者數視白璧美玉看孔雀食鯉魚欲令兒多智有力則噉牛心食大麥欲令子賢良盛德則端心正坐清虛和一坐無邪席立無偏倚行無邪徑目無邪視耳無邪聽口無邪言心無邪念無妄喜怒無得思慮食無到臠無邪臥無横足思欲果瓜噉味酸葅好芬芳惡見穢臭是謂外象而變者也手心主養之手心主者脉中精神内屬於心能混神故手心主養之手心主穴在掌後横文是診其任娠脉滑疾重以手按之散者胎已三月也　任娠四月之時始受水精以成血脉其食宜稻秔其羹宜魚鴈是謂盛榮以通耳目而行經絡洗浴遠避寒暑是手少陽養之手少陽者三焦之脉也内屬於府四月之時兒六府順成故手少陽養之手少陽穴在手小指間本節後二寸是也診其任娠四月欲知男女



左脉疾爲男右脉疾爲女左右俱疾爲生二子當此之時慎勿瀉之必致産後之殃何謂也是手少陽三焦之脉内屬於三焦静形體和心志節飲食　任娠五月始受火精以成其氣卧必晏起洗浣衣服深其臺室厚其衣裳朝吸天光以避寒殃其食宜稻麥其羹宜牛羊和以茱萸調以五味是謂養氣以定五藏者也一本云宜食魚鱉足太陰養之足太陰脾之脉主四季五月之時兒四支皆成故足太陰養之足太陰穴在足内踝上三寸也診其任娠脉重手按之不散但疾不滑者五月也又其脉數者必向懷脉緊者必胞阻脉遲者必腹滿喘脉浮者必水壞爲腫　任娠六月始受金精以成其筋身欲微勞無得静處出遊於野數觀走犬及視走馬宜食鷙鳥猛獸之肉是謂變腠膂筋以養其爪以牢其背膂足陽明養之足陽明者胃之脉主其口目六月之時兒口目皆成故足

陽明養之足陽明穴在太衝上二寸是也　任娠七月始受木精以成其骨勞躬摇支無使定止動作屈伸居處必燥飲食避寒常宜食稻秔以密腠理是謂養骨牢齒者也手太陰養之手太陰者肺脉主皮毛七月之時兒皮毛已成故手太陰養之手太陰穴在手大指本節後白肉際陷中是診其任娠七月脉實大牢強者生沈細者死懷軀七月而不可知時時衄而轉筋者此爲軀衄時嚏而動者非軀也懷軀七月暴下斗餘水其胎必倚而墮此非時孤漿預下故也　任娠八月始受土精以成膚革和心靜息無使氣極是謂密腠理而光澤顔色手陽明養之手陽明者大腸脉大腸主九竅八月之時兒九竅皆成故手陽明養之手陽明穴在大指本節後宛宛中是診其任娠八月脉實大牢強弦緊者生沈細者死　任娠九月始受石精以成皮毛六府百節莫不畢備飲醴食甘緩帶自持而待之是謂養毛髮多才力足少陰養之足少陰者腎之脉腎主續縷九月之時兒脉續縷皆成故足少陰養之足少陰穴在足内踝後微近下前動脉是也　任娠十月五臟俱備六腑齊通納天地氣於丹田故使關節人神咸備然可預修滑胎方法也



任娠惡阻候

惡阻病者心中憒悶頭眩四支煩疼懈惰不欲執作惡聞食氣欲噉鹹酸果實多睡少起世云惡食又云惡字是也乃至三四月日以上大劇者不能自勝舉也此由婦人元本虚羸血氣不足腎氣又弱兼當風飲冷太過心下有痰水挾之而有娠也經血既閉水漬於藏藏氣不宣通故心煩憒悶氣逆而嘔吐也血脉不通經絡否澁則四支沈重挾風則頭目眩故欲有胎而病惡阻所謂欲有胎者其人月水尚來而顔色皮膚如常但苦沈重憒悶不欲食飲又不知其患所在脉理順時平和即是欲有胎也如此經二月日後便覺不通則結胎也

任娠轉女爲男候

陰陽和調二氣相感陽施陰化是以有娠而三陰所會則多生女但任娠二月名曰始藏精氣成於胞裏至於三月名曰始胎血脉不流象形而變未有定儀見物而化是時男女未分故未滿三月者可服藥方術轉之令生男也

任娠養胎候

任娠之人有宿挾痾疹因而有娠或有娠之時節適乖理致生疾病並令腑臟衰損氣力虚羸令胎不長故須服藥去其疾病益其氣血以扶養胎也

任娠禁忌候



任娠男女未分之時未有定儀見物而化故須端正莊嚴清靜和一無傾視無邪聽兒在胎日月未滿陰陽未備腑臟骨節皆未成足故自初訖于將産飲食居處皆有禁忌

任娠胎間水氣子滿體腫候

胎間水氣子滿體腫者此由脾胃虚弱臟腑之間有停水而挾以任娠故也任娠之人經血壅閉以養於胎若挾有水氣則水血相搏水漬於胎兼傷腑臟脾胃主身之肌肉故氣虚弱肌肉則虚水氣流溢於肌故令體腫水漬於胞則令胎壊然任娠臨將産之月而脚微腫者其産易所以爾者胞藏水血俱多故令易産而水乘於外故微腫但須將産之月耳若初任而腫者是水氣過多兒未成具故壊胎也懷胎脉浮者必腹滿而喘懷娠爲水腫

任娠漏胞候

漏胞者謂任娠數月而經水時下此由衝脉任脉虚不能約制太陽少陰之經血故也衝任之脉為經脉之海皆起於胞内手太陽小腸脉也手少陰心脉也是二經為表裏上為乳汁下為月水有娠之人經水所以斷者壅之以養胎而蓄之為乳汁衝任氣虚則胞内泄漏不能制其經血故月水時下亦名胞阻漏血盡則人斃也

任娠胎動候

胎動不安者多因勞役氣力或觸冒冷熱或飲食不適或居處失宜輕者止轉動不安重者便致傷墮若其母有疾以動胎治母則胎安若其胎有不牢固致動以病母者治胎則母瘥若傷動甚者候其母面赤舌青者兒死母活唇口青口兩邊沫出者母子俱死母面青舌赤口中沫出母死子活

任娠僵仆胎上搶心下血候



此謂行動倒仆或從高墮下傷損胞絡致血下動胎而血傷氣逆者胎隨氣上搶心其死生之候其母舌青者兒死母活唇口無沫兒生唇青沫出者母子俱死唇口赤舌青者母死兒活若下血不住胞燥胎枯則令胎死

任娠胎死腹中候

此或因驚動倒仆或染温疫傷寒邪毒入於胞臟致令胎死其候當胎處冷為胎已死也

任娠腹痛候

腹痛皆由風邪入於腑臟與血氣相擊搏所為任娠之人或宿挾冷疹或新觸風邪疞結而痛其腹痛不已邪正相干血氣相亂致傷損胞絡則令動胎也

任娠心痛候

夫心痛多是風邪痰飲乘心之經絡邪氣搏於正氣交結而痛也若傷心正經而痛者為真心痛心為神統領諸臟不可受邪邪若傷之朝發夕死夕發朝死若傷心支別絡而痛者則乍間乍盛休作有時任娠之人感其病者痛不已氣乘胞絡傷損子臟則令動胎凡胎動則胎轉移不安不安而動於血者則血下也

任娠心腹痛候

任娠心腹痛者或由腹内宿有冷疹或新觸風寒皆因藏虚而致發動邪正相擊而并於氣隨氣下上上衝於心則心痛下攻於腹則腹痛故令心腹痛也任娠而痛之者正邪二氣交擊於内若不時瘥者其痛衝擊胞絡必致動胎甚則傷墮

任娠腰痛候

腎主腰脚因勞損傷動其經虚則風冷乘之故腰痛婦人腎以繫胞任娠而腰痛甚者多墮胎也



任娠腰腹痛候

腎主腰脚其經虚風冷客之則腰痛冷氣乘虚入腹則腹痛故令腰腹相引而痛不止多動胎腰痛甚者則胎墮也

任娠小腹痛候

任娠小腹痛者由胞絡宿有冷而任娠血不通冷血相搏故痛也痛甚亦令動胎也

任娠卒下血候

此謂卒有損動或冷熱不調和致傷於胎故卒痛下血不止者墮胎也

任娠吐血候

吐血皆由腑臟傷所為憂思驚怒皆傷臟腑氣逆故吐血吐血而心悶胷滿未欲止心悶甚者死任娠病之多墮胎也

任娠尿血候

絫血由勞傷經絡而有熱熱乘於血血得熱流溢滲入於胞故絫血也

姙娠數墮胎候

陽施陰化故得有胎榮衛和調則經養周足故胎得安而能成長若血氣虛損者子臟爲風冷所居則血氣不足故不能養胎所以故胎數墮候其任娠而恒腰痛者喜墮胎也

重刊巢氏諸病源候總論卷之四十一



重刊巢氏諸病源候總論卷之四十二

# 婦人任娠病諸候下 凡四十一論

## 任娠傷寒候

冬時嚴寒人體虛而爲寒所傷即成病爲傷寒也輕者嗇嗇惡寒噏噏發熱微欬鼻塞數日乃止重者頭痛體疼增寒壯熱久不歇亦傷胎也

## 任娠傷寒後復候

冬時嚴寒人體虛觸冒之得病名爲傷寒其狀頭痛體疼壯熱瘥後體虛尚未平復或起早或飮食過度病更如初故謂之復也

## 任娠時氣候

四時之間忽有非節之氣如春時應煖而反寒夏時應熱而反冷秋時應凉而反熱冬時應寒而反溫非其節而有其氣一氣之至無人不傷長少雖殊病皆相似者多挾於毒言此時普行此氣故云時氣也任娠遇之重者傷胎也

## 任娠溫病候

冬時嚴寒人有觸冒之寒氣伏藏肌骨未即病至春而發謂之溫也亦壯熱大體與傷寒相似又冬時應寒而反溫溫氣傷人即病亦令壯熱謂之溫病任娠遇此病熱搏於胎皆損胎也

## 任娠熱病候

冬時嚴寒觸冒傷之藏於肌骨夏至乃發壯熱又爲暑病暑病即熱病也此寒氣緼積發即有毒任娠遇之多致墮胎也

## 任娠寒熱候

任娠寒熱病者猶是時氣之病也此病起於血氣虛損風邪

乘之致陰陽并隔陽勝則熱陰勝則寒陰陽相乘二氣交爭故寒熱其任娠而病此病者熱甚則傷胎也

任娠寒瘧候

夫瘧者由夏傷於暑客於皮膚至秋因勞動血氣腠理虛而風邪乘之動前暑熱正邪相擊陰陽交爭陽盛則熱陰盛則寒陰陽更虛更盛故發寒熱陰陽相離寒熱俱歇若邪動氣至交爭則復發故瘧休作有時其發時節漸晏者此由風邪客於風府循膂而下衛氣一日一夜常大會於風府其明日日下一節故其作發日晏其發日早者衛氣之行風府日下一節二十一日下至尾骶二十二日入脊內上注於伏衝之脈其行九日出於缺盆之內其氣既上故其病發更早其間日發者由風邪內薄五藏橫連募原其道遠其氣深其行遲不能日作故間日蓄積乃發任娠而發者寒熱之氣迫傷於胎多致損動也



任娠下利候

春傷於風邪氣留連遇腸胃虛弱風邪因而傷之腸虛則泄故為下利然此水穀利也

任娠滯利候

冷熱不調腸虛者冷熱之氣客於其間熱氣乘之則赤冷氣乘之則白冷熱相交連滯故赤白如魚腦鼻涕相雜為滯利也

任娠胸脇支滿候

任娠經血不通上為乳汁兼以養胎若宿有停飲者則血飲相搏又因冷熱不調動於血飲血飲乘氣逆上搶於胸脇脇脹滿而氣小喘謂之支滿

任娠痰候

水飲停積結聚為痰人皆有之少者不能為害若多則成病妨害飲食乃至嘔吐任娠病之若嘔吐甚者傷胎也

任娠子煩候

臟虛而熱氣乘於心則令心煩停痰積飲在於心胸其衝冷心者亦令煩也若虛熱而煩者但煩熱而已若有痰飲而煩者則嘔吐涎沫任娠之人既血飲停積或虛熱相搏故亦煩以其任娠而煩故謂之子煩也

任娠霍亂候

陰陽清濁相干謂之氣亂氣亂於腸胃之間為霍亂也但飲食過度冒觸風冷使陰陽不和致清濁相干腸胃虛者受之故霍亂也先心痛則先吐先腹痛則先利心腹俱痛吐利並發有頭痛體疼發熱而吐利者亦為霍亂所以然者挾風而有實故也風折血氣皮膚閉密血氣不得宣故令壯熱風邪乘其經脈氣上衝於頭則頭痛風氣入於腸胃腸虛則泄利胃逆則嘔吐故吐利也吐利甚則煩腑藏虛故也又手足逆冷陽氣暴竭謂之四逆也任娠而病之吐利甚者則傷損胎也



任娠中惡候

人有忽然心腹刺痛悶亂欲死謂之中惡言惡邪之氣中傷於人也所以然者人之血氣自養而精神為主若血氣不和則精神衰弱故厲毒鬼氣得中之任娠病之亦致損胎也

任娠腹滿候

任娠腹滿者由腹內宿有寒冷停飲挾以任娠重因觸冷則冷飲發動與氣相干故令腹滿也

任娠欬嗽候

肺感於微寒寒傷於肺則成欬嗽所以然者肺主氣候皮毛

寒之傷人先客皮毛故肺受之又五藏六府俱受氣於肺以四時更王五藏六府亦皆有欬嗽各以其時感於寒而爲欬嗽也秋則肺受之冬則腎受之春則肝受之夏則心受之其諸藏欬嗽不已各傳於府任娠而病之者久不已傷於胎也

任娠胷痺候

胷痺者由寒氣客於藏府上衝胷心愊愊如滿噎塞習習而痺痛胷中慄慄然飲食不下謂之胷痺也而脾胃漸弱乃至斃人任娠而病之非直任婦爲患亦傷損於胎也

任娠咽喉身體著毒腫候

毒腫者是風邪厲毒之氣客人肌肉搏於血氣積聚所成然邪毒傷人無有定處隨經絡虛處而留止之故或著身體或著咽喉但毒之所停血則否澀血氣與邪相搏故成腫也其毒發於身體猶爲小緩若著咽喉最急便腫塞痺痛乃至水漿不通毒入攻心心煩悶任娠者尤宜急救不爾子母俱傷也



任娠中蠱毒候

蠱毒者人有以蛇蝘蜒蜋諸蟲合著一處令其自相殘食餘一箇在者名之爲蠱諸山縣人多作而敬事之因飲食裏以毒斃人又或吐血利血是食人腑臟則死又云有緩急緩者延引日月急者止在旦夕以法術知其主呼之蠱去乃瘥乎人遇之尚死況任娠者故子母俱傷也

任娠飛尸入腹候

飛尸者是五尸中一尸也其遊走皮膚貫穿臟腑每發刺痛變作無常爲飛尸也任娠病之者亦損胎也

任娠患子淋候

淋者腎虛膀胱熱也腎虛不能制水則小便數也膀胱熱則水行澀澀而且數淋瀝不宣任娠之人胞繫於腎腎患虛熱成淋故謂子淋也

任娠大小便不通候

人有府藏氣實而生於熱者隨停積之處成病若熱結大腸大便不通熱結小腸小便不通若大小腸俱爲熱所結故煩滿大小便不通也凡大小便不通則內熱腸胃氣逆令變乾嘔也

任娠大便秘不通候

三焦五藏不調和冷熱否結津液竭燥腸胃否澀蘊積結於腸間則大便不通令腸否滿煩熱甚者變乾嘔所以然者胃內熱氣逆也

任娠大小便不利候

冷熱之氣不調乘於大小腸則謂之爲遊氣壅否而生熱或熱病熱入大小腸並令大小便不利也凡大小便不利則心脇滿食不下而煩燥不安也



任娠小便利候

小便利者腎虛胞冷不能溫制於小便故小便利也

任娠小便數候

腎與膀胱合俱主水腎氣通於陰腎虛而生熱則小便澀虛則小便數虛熱相搏雖數起而不宣快也

任娠小便不利候

腎與膀胱合俱主水水行入胞爲小便臟腑有熱熱入於胞故令小便不利也

任娠小便不通候

小腸有熱熱入於胞內熱結甚者故小便不通則心脇小腸俱滿氣喘急也

任娠驚胎候

驚胎者見懷任月將滿或將產其胎神識已具外有勞傷損動而胎在内驚動也

任娠中風候

四時八方之氣爲風常以冬至之日候之風從其鄉來者長養萬物若不從鄉來者爲虛風賊於人人體虛者則中之五藏六府俞皆在背藏府虛風邪皆從其俞入人中之隨府藏所感而發也心中風但偃臥不得傾側汗出唇赤汗流者可治急灸心俞百壯若唇或青或白或黄或黑此是心壞爲水面目亭亭時悚動者皆不可治五六日而死若肝中風但踞坐不得低頭若繞兩目連額色微有青唇青面黄可治急灸肝俞百壯若大青黑面一黄一白者是肝已傷不可治數日而死若脾中風踞而腹滿身通黄吐鹹汁出者可治急灸脾



俞百壯若手足青者不可治若腎中風踞而腰痛視脇左右未有黄如餅餈大者可治急灸腎俞百壯若齒黄赤鬢髮直面土色者不可治也若肺中風偃卧而胷滿短氣冒悶汗出視目下鼻上下兩邊下行至口色白可治急灸肺俞百壯若色黄爲肺已傷化爲血不可治其人當妄掇空或自拈衣如此數日而死任娠而中風非止任娠爲病甚者損胎也

任娠痓候

體虛受風而傷太陽之經停滯經絡後復遇寒濕相搏發則口噤背強名之爲痓任娠而發者悶冒不識人須臾醒醒復發亦是風傷太陽之經作痓也亦名子癎亦名子冒也

任娠鬼胎候

夫人腑臟調和則血氣充實風邪鬼魅不能干之若榮衛虛損則精神衰弱妖魅鬼精得入於藏狀如懷娠故曰鬼胎也

任娠兩胎一生一死候

陽施陰化精盛有餘者則成兩胎胎之在胞以血氣資養若寒溫節適虛實調和氣血強盛則胎無傷夭若冷熱失宜氣血損弱則胎翳燥不育其兩胎而一死者是血遇於寒挾經養不調故偏夭死也候其胎上冷是胎已死也

任娠胎萎燥候

胎之在胞血氣資養若血氣虛損胞藏冷者胎則翳燥萎伏不長其狀兒在胎都不轉動日月雖滿亦不能生是其候也而胎在内萎燥其胎多死

任娠過年久不產候

過年不產由挾寒冷宿血在胞而有胎則冷血相搏令胎不長産不以時若其胎在胞日月雖多其胎翳小轉動勞羸是挾於病必過時乃産



任娠墮胎後血出不止候

墮胎損經脉損經脉故血不止也瀉血多者便致煩悶乃至死也

任娠墮胎後血不出候

此由宿有風冷因墮胎血冷相搏氣虛逆上者則血結不出也其血逆上搶心則亦煩悶甚者致死

任娠墮胎衣不出候

此由墮胎初下婦人力羸不能更用氣産胞便遇冷冷則血澀故胞衣不出也若胞上掩心煩悶乃至於死也

任娠墮胎後腹痛虛乏候

此由墮胎之時血下遇少後餘血不盡將攝未復而勞傷氣力觸冒風冷風冷搏於血氣故令腹痛勞損血氣不復則虛乏而餘血不盡結搏於内多變成血瘕亦令月水不通也

任娠墮胎後著風候

墮胎後榮衛損傷腠理虛踈未得平復若起早當風取涼即著於風初止羸弱或飲食減少氣力不即平復若風挾冷入腹內搏於血結成刺痛若入腸胃亦下利入經絡或痺或疼痛若入太陽之經則腰背強直成痙或角弓反張或口喎僻或緩弱不隨或一邊攣急各隨所傷處而成病也

任娠欲去胎候

此謂任娠之人羸瘦或挾疾病既不能養胎兼害任婦故去之

重刊巢氏諸病源候總論卷之四十二

重刊巢氏諸病源候總論卷之四十三

## 婦人將產病諸候　凡三論

產法

人處三才之間稟五行之氣陽施陰化故令有子然五行雖復相生而剛柔刑殺互相害剋至於將產則有日遊反支禁忌若犯觸之或横致諸病故產時坐臥產處須順四時五行之氣故謂之產法也

產防運法

防運者諸臨產若觸犯日遊反支諸所禁忌則令血氣不調理而致運也其運之狀心煩悶氣欲絕是也故須預以法術防之

胞衣不出候

有產兒下苦胞衣不落者世謂之息胞由產婦初時用力比產兒出而體已疲頓不能更用氣產胞經停之間外冷乘之則血道否澀故胞久不出彌須急以方藥救治不爾害於兒所以爾者胞系連兒臍胞不出則不得以時斷臍浴洗冷氣傷兒則成病也舊方胞衣久不出恐損兒者依法截臍而以物繫其帶一頭亦有產而看產人不用意慎護而挽牽其胞系斷者其胞上掩心則斃人也縱令不死久則成病也

## 婦人難產病諸候　凡七論

產難候

產難者或先因漏胎去血臟燥或子臟宿挾疹病或觸禁忌或始覺腹痛產時未到便即驚動穢露早下致子道乾澀產婦力疲皆令難也候其產婦舌青者兒死母活脣青口青口

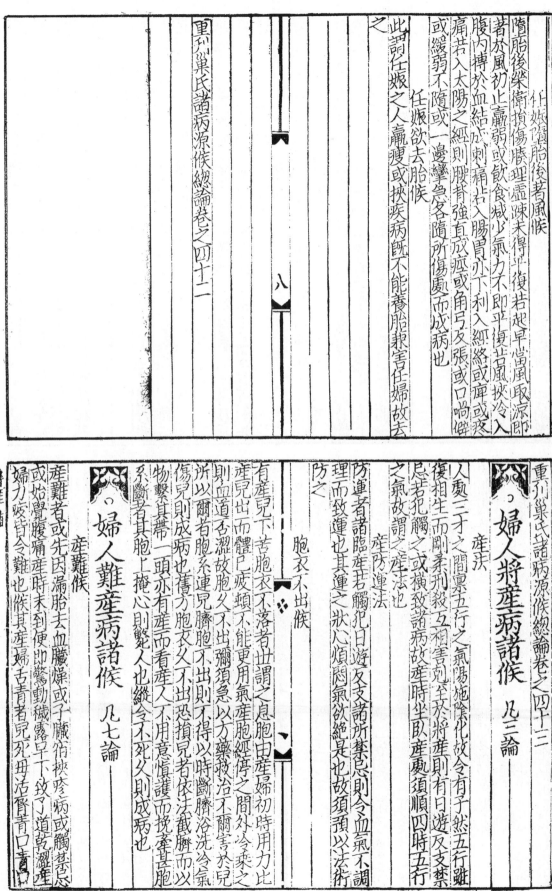

兩邊沫出者子母俱死面青舌赤沫出者母死子活故將產坐臥產處須順四時方面并避五行禁忌若有犯觸多令產難產難腹痛而腰不痛者未產也若腹痛連腰甚者即產所以然者腎候於腰胞繫於腎故也診其尺脉轉急如切繩轉珠者即產也

橫產候

橫產由初覺腹痛產時未至驚動傷早兒轉未竟便用力產之故令橫也或觸犯禁忌所爲將產坐臥產處須順四時方面并避五行禁忌若觸犯多致災禍也

逆產候

逆產者初覺腹痛產時未至驚動傷早兒轉未竟便用力產之則令逆也或觸犯禁忌故產處及坐臥須順四時方面并避五行禁忌若觸犯多致災禍



養生方云任娠大小便勿至非常之去處必逆產殺人也

產子上逼心候

任娠將養得所則氣血調和故兒在胎則安當產亦易若節適失宜則血氣乖理兒在胎則亟動至產育亦難產而子上迫於心者由產難用力胎動氣逆胎上衝迫於心也凡胎上迫心則暴悶絶胎下乃甦甚者至死凡產處及坐臥須順四時方面并避五行禁忌若有觸犯多致災禍也

產子但趍後孔候

產子但趍後孔者亦坐臥未安忽遽強偃氣暴衝擊故兒失其道婦人產有坐有臥若坐產者須正坐傍人扶抱肋腰持捉之勿使傾斜故兒得順其理臥產者亦待臥定背平著席體不傴曲則兒不失其道若坐臥未安身體斜曲兒心轉動忽遽強偃氣暴衝擊則令兒趍後孔或橫或逆皆由產時忽遽或觸犯禁忌坐臥不安審所爲故產坐臥須審正順四時方面避五行禁忌若有觸犯多致災禍也

產已死而子不出候

產婦已死而子不出或觸犯禁忌或產時未到驚動傷早或傍看產人抱腰持捉失理皆令產難而致胎上掩心悶絶故死也候其婦將困之際面青舌赤口沫出者則母死兒活也故產處坐臥須順四時方面避五行禁忌若有觸犯多招災禍也

產難子死腹中候

產難子死腹中者多因驚動過早或觸犯禁忌致令產難產難則穢沃下產時未到穢露已盡而胎枯燥故子死腹中候其產婦舌青黑及胎上冷者子已死也故產處坐臥須順四時方面避五行禁忌若有觸犯多招災禍也



# 婦人產後病諸候上　凡三十論

產後血運悶候

運悶之狀心煩氣欲絶是也亦有去血過多亦有下血極少皆令運若產去血過多血虛氣極如此而運悶者但煩悶而已若下血過少而氣逆者則血隨氣上掩於心亦令運悶則煩悶而心滿急二者爲異亦當候其產婦血下多少則知其產後運與不運也然煩悶不止則斃人凡產時當向坐臥若觸犯禁忌多令運悶故血下或多或少是以產處及坐臥須順四時方面避五行禁忌若有觸犯多招災禍也

產後血露不盡候

凡任娠當風取涼則胞絡有冷至於產時其血下必少或新產而取風涼皆令風冷搏於血致使血不宣消蓄積在內則

有時血露淋瀝下不盡

産後惡露不盡腹痛候

任娠取風冷過度胞絡有冷至産血下則少或新産血露未盡而取風涼皆令風冷搏於血血則壅滯不宣消蓄積在內內有冷氣共相搏擊故令痛也甚者則變成血瘕亦令月水不通也

産後血上搶心痛候

産後氣虛挾宿寒寒搏於血血則凝結不消氣逆上者則血隨上搶衝擊而心痛也凡産餘血不盡得冷則結與氣相搏則痛因重遇於寒血結彌甚變成血瘕亦令月水否澀不通

半産候

半産謂任娠兒骨節腑臟漸具而日月未足便産也多因勞役驚動所致或觸犯禁忌亦然也



産後血瘕痛候

新産後有血氣相擊而痛者謂之瘕痛瘕之言假也謂其痛浮假無定處也此由宿有風冷血氣不治至産血下少故致此病也不急治多成積結妨害月水輕則否澀重則不通

産後風虛腫候

夫産傷血勞氣腠理則虛為風邪所乘邪搏於氣不得宣泄故令虛腫輕浮如吹者是邪搏於氣氣腫也若皮薄如熟李狀則變為水腫也氣腫發汗即愈水腫利小便即瘥

産後腹中痛候

産後臟虛或宿挾風寒或新觸冷與氣相擊搏故腹痛若氣逆上者亦令心痛胸脅痛也久則變成疝瘕

産後心腹痛候

産後氣血俱虛遇風寒乘之與血氣相擊隨氣而上衝於心



或下攻於腹故令心腹痛若久痛不止則變成疝瘕

産後心痛候

産後臟虛遇風冷客之與血氣相搏而氣逆者上攻於心之絡則心痛凡心痛乍間乍甚心之支別絡為邪所傷也若邪傷心之正經為真心痛朝發夕死夕發朝死所以然者心為諸臟之主不受邪邪傷即死也

産後小腹痛候

此由産時惡露下少胞絡之間有餘血者與氣相擊搏令小腹痛也因重遇冷則血結變成血瘕亦月水不利也

産後腰痛候

腎主腰腳而婦人以腎繫胞産則勞傷腎氣損動胞絡虛未平復而風冷客之冷氣乘腰者則令腰痛也若寒冷邪氣連滯腰脊則痛久不已後有娠喜墮胎所以然者胞繫腎腎主腰脊也



産後兩脅腹滿痛候

膀胱宿有停水因産惡露下少血不宣消水血壅否與氣相搏積在膀胱故令脅腹俱滿而氣動與水血相擊則痛也故令兩脅腹滿痛亦令月水不利亦令成血瘕也

産後虛煩短氣候

此由産時勞傷重者血氣虛極則其後未得平和而氣逆乘心故心煩也氣虛不足故短氣也

産後上氣候

肺主氣五臟六腑俱稟氣於肺産則氣血俱傷臟腑皆損其後肺氣未復虛竭逆上故上氣也

産後心虛候

肺主氣心主血脈而血氣通榮腑臟徧循經絡産則血氣傷

損臟腑不足而心統領諸臟其勞傷不足則令驚悸恍惚是心氣虛也

產後虛煩候

產血氣俱傷臟腑虛竭氣在内不宣故令煩也

產後虛熱候

產後腑臟勞傷血虛不復而風邪乘之搏於血氣使氣不宣泄而否澁生熱或支節煩憒或脣乾燥但因虛生熱故謂之虛熱也

產後虛羸候

夫產損動腑臟勞傷氣血輕者節養將攝滿月便得平復重者其日月雖滿氣血猶未調和故虛羸也然產後虛羸將養失所多沉滯勞瘠乍起乍臥風冷多則辟瘦顏色枯黑食飲不消風熱多則腲退虛乏顏色無異於常食亦無味甚傷損

六

者皆著床此勞瘠也

產後風冷虛勞候

產則血氣勞傷腑臟虛弱而風冷客之風冷搏血氣血氣則不能自溫於肌膚使人虛乏疲頓致羸損不平復謂之風冷虛勞若久不瘥風冷乘虛而入腹搏於血則否澁入腸則下利不能飲食或食不消入子臟并胞臟冷亦使無子也

產後汗出不止候

夫汗由陰氣虛而陽氣加之裏虛表實陽氣獨發於外故汗出也血為陰產則傷血是為陰氣虛也氣為陽其氣實者陽加於陰故令汗汗出而陰氣虛弱不復者則汗出不止凡產後皆血虛故多汗因之遇風則變為痙縱不成痙則虛乏短氣身體柴瘦脣口乾燥久變經水斷絕津液竭故也

產後汗血候



肝藏血心主血脈產則勞損肝心傷動血氣血為陰陰虛而陽氣乘之即令汗血此為陰氣大虛血氣傷動故因汗血出乃至斃人

產後虛渴候

夫產水血俱下腑臟血燥津液不足宿挾虛熱者燥竭則甚故令渴

產後餘疾候

產後餘疾由產勞傷腑臟血氣不足日月未滿而起早勞役虛損不復為風邪所乘令氣力疲乏肌肉柴瘦若氣冷入於腸胃腸胃虛冷時變下利若入搏於血則經水否澁冷搏氣血亦令腹痛隨腑臟虛處乘虛傷之變成諸疾以其因產傷損餘勢不復致羸瘠疲頓乍瘥乍甚故謂產後餘疾也

產後中風候

七

產則傷動血氣勞損腑臟其後未平復起早勞動氣虛而風邪乘虛傷之致發病者故曰中風若風邪冷氣初客皮膚經絡疼痺不仁若乏少氣其人筋脈挾寒則攣急喎僻挾濕則弛縱弱若入傷諸臟腑恍惚驚悸隨其所傷腑臟經絡而為諸疾凡中風風先客皮膚後因虛入傷五臟多從諸臟俞入若心中風但得偃臥不得傾側汗出若脣赤汗流者可治急灸心俞百壯脣或青或白或黃或黑此是心壞為水面目亭亭時悚聽皆不可復治五六日而死若肝中風視坐不得眩頭若繞兩目連額上灸微指青脣青面黃可治急灸肝俞百壯若大青黑面一黃一白者是肝已傷不可復治數日而死若脾中風踞而腹滿體通黃吐鹹水出可治急灸脾俞百壯若手足青者不可復治也腎中風踞而腰痛視脅左右未有黃色如餅餈大者可治急灸腎俞百壯若齒黃赤鬢髮

面土色不可復治也肺中風偃臥而胸滿短氣冒悶汗出視目下鼻上下兩邊下行至口色白可治急灸肺俞百壯若色黃為肺已傷化為血而不可復治其人當妄掇空或自拈衣如此數者死

產後中風口噤候

產後中風口噤者是其氣虛而風入於頷頰夾口之筋也手三陽之筋結入於頷產則勞損腑臟傷動筋脈風乘之者其三陽之筋偏虛則風偏搏之筋得風冷則急故令口噤也

產後中風痙候

產後中風痙者因產傷動血脈臟腑虛竭飲食未復未滿日月榮衛虛傷風氣得入五臟傷太陽之經復感寒濕寒搏於筋則發痙其狀口急噤背強直搖頭馬鳴腰為反折須臾十發氣急如絕汗出如雨手拭不及者皆死



產後中柔風候

柔風者四肢不收或緩或急不得俛仰也由陰陽俱虛風邪乘之風入於陽則表緩四肢不收也入於陰則裏急不得俛仰也產則血氣皆損故陰陽俱虛未得平復而風邪乘之故也

產後中風不隨候

產後腑臟傷動經絡虛損日月未滿未得平復而起早勞動風邪乘虛入邪搏於陽經者氣行則違機關緩縱故令不隨也

產後風虛癲狂候

產後血氣俱虛受風邪入并於陰則癲忽發臥地吐涎口喎目急手足繚戾又無所覺知良久乃甦是也邪入并於陽則狂發則言語倒錯或自高賢或罵詈不避尊卑是也產則傷損血氣陰陽俱虛未平復者為風邪所乘邪乘血氣乍并於陽乍并於陰故癲狂也



重刊巢氏諸病源候總論卷之四十三

重刊巢氏諸病源候總論卷之四十四

# ◯婦人産後病諸候下 凡四十一論

## 産後月水不利候

手太陽少陰之經主下為月水太陽小腸之經少陰心之經也心主血脉因産傷動血氣其後虛損未復而為風冷客於經絡冷搏於血則血凝澁故令月水不利也

## 産後月水不調候

夫産傷動血氣虛損未復而風邪冷熱之氣客於經絡乍冷乍熱冷則血結熱則血消故令血或多或少乍在月前乍在月後故為不調也

## 産後月水不通候

夫産傷動血氣其後虛損未平復為風冷所傷血之為性得冷則凝結故風冷傷經血結於胞絡之間故令月水不通也凡血結月水不通則變成血瘕水血相并後遇脾胃衰弱肌肉虛者變水腫也

## 産後帶下候

帶下之病由任脉虛損任脉為經絡之海産後血氣勞損未平復為風冷所乘傷於任脉冷熱相交冷多則白多熱多則赤多也相兼為帶下也

又云帶下有三門一曰胞門二曰龍門三曰玉門産後屬胞門謂因産傷損胞絡故也

## 産後崩中惡露不盡候

産傷於經血其後虛損未平復或勞役損動而血暴崩下遂因淋瀝不斷時來故謂崩中惡露不盡凡崩中若小腹急滿為内有瘀血不可斷之斷之終不斷而加小腹脹滿為難差若無瘀血則可斷易治也

## 産後利候

産後虛損未平復而起早傷於風冷風冷乘虛入於大腸腸虛則泄故令利也産後利若變為血利則難治世謂之産子利也

## 産後利腫候

因産勞傷榮衛脾胃虛弱風冷乘之水穀不結大腸虛則洩成利也利而腫者脾主土候肌肉土性本剋水今脾氣衰微不能剋消於水水氣流溢散在皮膚故令腫也

## 産後虛冷洞利候

産勞傷而血氣虛極風冷乘之入於腸胃腸胃虛而暴得冷腸虛則泄遇冷極虛故變洞利也

## 産後滞利候

産後虛損冷熱之氣客於腸間熱乘血血滲於腸則赤冷搏腸間津液則變白其冷熱相交故赤白相雜連滞不止故謂滞利也

## 産後冷熱利候

産後臟虛而冷熱之氣入於腸胃腸虛則泄故成冷熱利凡利色青與白為冷黄與赤為熱不止熱甚則變生血冷極則生白膿膿血相雜冷熱不調則變滞利也

## 産後客熱利候

産後臟虛而熱氣乘之熱入於腸腸虛則洩故為客熱利色黄是也熱甚則黄赤而有血也

## 産後赤利候

赤利血利也因産後血虛為熱氣所乘熱搏血滲入腸腸虛而洩為血利凡血利皆是多熱熱血不止蘊瘀成膿血利也

產後陰下脫候

產而陰脫者由宿有虛冷因產用力過度其氣下衝則陰下脫也

產後陰道痛腫候

臟氣宿虛因產風邪乘於陰邪與血氣相搏在其腠理故令痛血氣爲邪所壅否故腫也

產後陰道開候

子臟宿虛因產冷氣乘之血氣得冷不能相榮故令開也

產後遺尿候

因產用氣傷於膀胱而冷氣入胞囊胞囊缺漏不禁小便故遺尿多因產難所致

產後淋候

因產虛損而熱氣客胞內虛則起數熱則澀少故成淋也



產後渴利候

渴利者渴而引飲隨飲隨小便而謂之渴利也膀胱與腎爲表裏膀胱爲津液之府婦人以腎繫胞產則血水俱下傷損腎與膀胱之氣津液竭燥故令渴也而腎氣下通於陰腎虛則不能制水故小便數是爲渴利也

產後小便數候

胞內宿有冷因產氣虛而冷發動冷氣入胞虛弱不能制其小便故令數

產後尿血候

夫產傷損血氣血氣則虛而挾於熱搏於血血得熱流散滲於胞故血隨尿出是爲尿血

產後大小便血候

夫產傷動血氣腑臟勞損血傷未復而挾於熱血得熱則妄



行大腸及胞囊虛者則血滲入之故因大小便而血出也

產後大小便不通候

大小腸宿有熱因產則血水俱下津液暴竭本挾於熱大小腸未調和故令大小便澀結不通也

產後大便不通候

腸胃本挾於熱因產又水血俱下津液竭燥腸胃否澀熱結腸胃故大便不通也

產後小便不通候

因產動氣氣衝於胞胞轉屈辟不得小便故也亦有小腸本挾於熱因產水血俱下津液竭燥胞內熱結則小便不通也然胞轉則小腹脹滿氣急絞痛若虛熱津液竭燥者則不甚脹急但不通津液生氣和則小便也

產後小便難候



產則津液空竭血氣皆虛有熱客於胞者熱停積故小便否澀而難出

產後嘔候

胃爲水穀之海水穀之精以爲血氣血氣榮潤腑臟因產則腑臟傷動有血虛而氣獨盛者氣乘腸胃腸胃燥澀其氣則逆故嘔不下食也

產後欬嗽候

肺感微寒則成欬嗽而肺主氣因產氣虛風冷傷於肺故令欬嗽也

產後時氣熱病候

因時之間忽有非節之氣而爲病者謂之時氣產後體虛而非節之熱氣傷之故爲產後時氣熱病也診其脈弦小者足溫則生足寒則死凡熱病脈應浮滑而懸急以爲不順手足

溫而反冷爲四逆必死也

產後傷寒候

觸冒寒氣而爲病謂之傷寒產婦血氣俱虛日月未滿而起早勞動爲寒所傷則嗇嗇惡寒吸吸微熱數日乃歇重者頭及骨節皆痛七八日乃瘥也

產後寒熱候

因產勞傷血氣使陰陽不和互相乘剋陽勝則熱陰勝則寒陰陽相加故發寒熱凡產餘血在内亦令寒熱其腹時刺痛者是也

產後瘧候

夫瘧者由夏傷於暑客在皮膚至秋因勞動血氣腠理虛而風邪乘之動前暑熱正邪相擊陰陽交爭陽盛則熱陰盛則寒陰陽更盛故發寒熱陰陽相離則寒熱俱歇若邪動氣至



交爭復發故瘧休作有時其發時節漸晏者此由邪客於風府邪循膂而下衛氣一日一夜常大會於風府其明日下一節故其作日晏其發早者衛氣之行風府日下一節二十一日至尾骶二十二日入脊内上注於伏衝之脉其行九日出於缺盆之内其氣既上故其病發更早其間日發者由邪氣内薄五臟橫連募原其道遠其氣深其行遲不能日作故間日蓄積乃發產後血氣損傷而宿經傷暑熱今因產虛復遇風邪相折陰陽交爭邪正相干故發作成瘧也

產後積聚候

積者陰氣五臟所生聚者陽氣六腑所成皆由飲食失節冷熱不調致五臟之氣積六腑之氣聚積者痛不離其部聚者其痛無有常處所以然者積爲陰氣陰性沈伏故痛不離其部聚爲陽氣陽性浮動故痛無常處產婦血氣傷損腑臟虛



弱爲風冷所乘搏於臟腑與氣血相結故成積聚也

產後癥候

癥病之候腹内塊按之牢強推之不移動是也產後而有癥者由臟虛餘血不盡爲風冷所乘血則凝結而成癥也

產後癖候

癖病之狀脅下弦急刺痛是也皆由飲食冷熱不調停積不消所成產後臟虛爲風冷搏於停飲結聚故成癖也

產後内極七病候

產後血氣傷竭爲内極七病則舊方所云七害也一者害食二者害氣三者害冷四者害勞五者害房六者害任七者害睡皆產時傷動血氣其後虛極未平復犯此七條而生諸病凡產後氣血内極其人羸瘦萎黃冷則心腹絞痛熱則肢體煩疼經血否澀變爲積聚癥瘕也



產後目瞑候

目不痛不腫但視物不明謂之目瞑肝藏血候應於目產則血虛肝氣不足故目瞑也

產後耳聾候

腎氣通耳而婦人以腎繫胞因產血氣傷損則腎氣虛其經爲風邪所乘故令耳聾也

產後虛熱口生瘡候

產後口生瘡者心藏虛熱心開竅於口而主血脉產則血虛臟有客熱氣上衝胸膈熏發於口故生瘡也

產後身生瘡候

產則血氣傷損腠理虛爲風所乘風邪與血氣相搏臟腑上熱熏發肌膚故生瘡也

產後乳無汁候

婦人手太陽少陰之脉下爲月水上爲乳汁任脉之人月水不通初以養胎既産則水血俱下津液暴竭經血不足者故無乳汁也

## 産後乳汁溢候

婦人手太陽少陰之脉上爲乳汁其産雖血水俱下其經血盛者則津液有餘故乳汁多而溢出也

重刊巣氏諸病源候總論卷之四十四



重刊巣氏諸病源候總論卷之四十五

# 小兒雜病諸候一 凡二十九論

## 養小兒候

經説年六歳已上爲小兒十八已上爲少年二十已上爲少年五十已上爲老年也其六歳已還者經所不載是以乳下嬰兒病難治者皆無所承按故也中古有巫方立小兒顱顖經以占夭壽判疾病死生世所相傳有小兒方焉逮乎晉宋推諸蘇家傳襲有驗流於人間小兒始生肌膚未成不可暖衣暖衣則令筋骨緩弱宜時見風日若都不見風日則令肌膚脆軟便易傷損皆當以故絮著衣莫用新綿也天和暖無風之時令母將抱日中嬉戲數見風日則血凝氣剛肌肉硬密堪耐風寒不致疾病若常藏在幃帳之内重衣温暖譬如陰地之草木不見風日軟脆不任風寒又當薄衣薄衣之法當從秋習之不可以春夏卒減其衣則令中風寒從秋習之以漸稍寒如此則必耐寒冬月但當著兩薄襦一複裳耳非不忍見其寒適當佳耳愛而暖之適所以害也又當消息無令汗出汗出則致虚損便受風寒晝夜寤寐皆當慎之其飲乳食哺不能無痰癖常當節適乳哺若微不進仍當將護之凡不能進乳哺則宜下之如此則終不致寒熱也又小兒始生生氣尚盛無有虚勞微惡則須下之所損不足言及其愈病則致深益若不時下則成大疾疾成則難治矣其冬月下之難將護然有疾者不可不下夏月下之後腹中常當小脹滿故當節哺乳將護之數日間又節哺之當令多少有常劑兒稍大食哺亦當稍增若減少者此是腹中已有小不調也便當微將藥勿復哺之但當與乳之甚者十許日輙若五六日

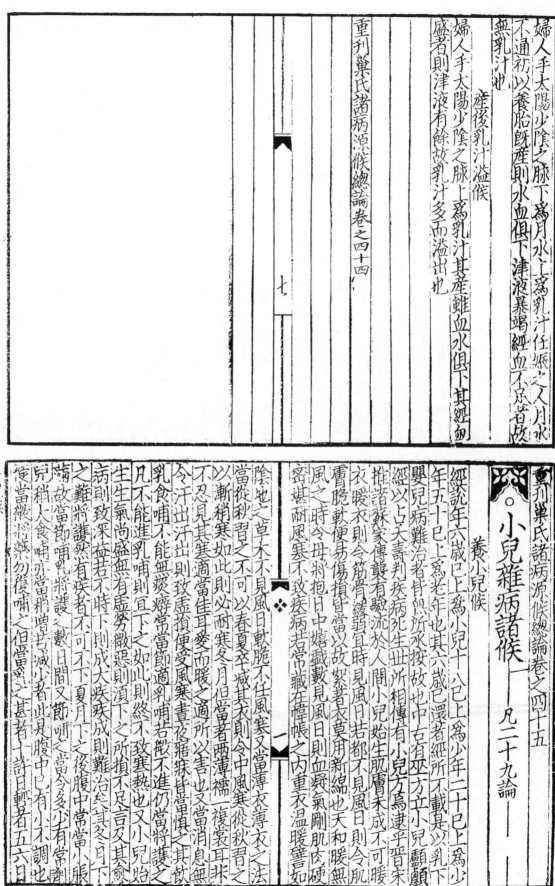

自當如常若都不肯食哺而但飲乳者此是有癖爲疾重要當下之不可不下不下則致寒熱或吐而發癇或致下利此皆病重不早下之所爲也則難治先治其輕時兒不耗損而病速除矣小兒所以少病癇者其母懷娠時時勞役運動骨血則氣強胎養盛故也若侍御多血氣微胎養弱則兒軟脆易傷故多病癇兒皆須著帽項衣取燥菊花爲枕枕之兒母乳兒三時摸兒項風池若壯熱者即須熨使微汗微汗不瘥便灸兩風池及背第三椎第五椎第七椎第九椎兩邊各二壯與風池凡爲十壯一歲兒七壯兒大者以意節度增壯數可至三十壯唯風池特令多七歲已上可百壯小兒常須慎護風池諺云戒養小兒慎護風池風池在頸項筋兩轅之邊有病乃治之疾微慎不欲妄針灸亦不用輒吐下所以然者針灸傷經絡吐下動府藏故也但當以除熱湯浴之除熱散



粉粉之除熱赤膏摩之又以臍中膏塗之令兒在涼處勿禁水洗常以新水洗新生無疾慎不可逆針灸逆針灸則忍痛動則驚喜因成癇河洛間土地多寒兒喜病痙其俗生兒三日喜逆灸以防之又灸頰以防噤有噤者舌下脉急牙車筋急其土地寒皆決舌下去血灸頰以防噤江東地溫無此疾古方既傳有逆針灸之法今人不詳南北之殊便按方用之多害於小兒是以田舍小兒任自然皆得無橫夭又云春夏決定不得下小兒所以爾者小兒府藏之氣軟弱易虛易實下則下焦必益虛上焦生熱熱則增痰痰則成病自非當病不可下也

### 變蒸候

小兒變蒸者以長血氣也變者上氣蒸者體熱變蒸有輕重其輕者體熱而微驚耳冷髖亦冷上唇頭白泡起如死魚目珠子微汗出而近者五日而歇遠者八九日乃歇其重者體壯熱而脉亂或汗或不汗不欲食食輒吐哯無所苦也變蒸之時目白睛微赤黑睛微白亦無所苦蒸畢自明了矣先變五日後蒸五日爲十日之中熱乃除變蒸之時不欲驚動勿令傍邊多人變蒸或早或晚依時如法者少也初變之時或熱甚者違日數不歇審計日數必是變蒸服黑散發汗熱不止者服紫雙丸小瘥便止勿復服之其變蒸之時遇寒加之則寒熱交爭腹痛夭矯啼不止者熨之則愈變蒸與溫壯傷寒相似若非變蒸身熱耳熱髖亦熱此乃爲他病可爲餘治審是變蒸不得爲餘治其變日數從初生至三十二日一變六十四日再變變且蒸九十六日三變變者丹孔出而泄也至一百二十八日四變變且蒸一百六十日五變一百九十二日六變變且蒸二百二十四日七變二百五十六日八變



變且蒸二百八十八日九變三百二十日十變變且蒸積三百二十日小蒸畢後六十四日大蒸後百二十八日復蒸積五百七十六日大小蒸畢也

### 溫壯候

小兒溫壯者由府藏不調內有伏熱或挾宿寒皆搏於胃氣足陽明爲胃之經主身之肌肉其胃不和調則氣行壅澀故藴積體熱名爲溫壯候小兒大便其糞黃而臭此腹內有伏熱宜將服龍鬚湯若糞白而酢臭則挾宿寒不消當服紫雙丸輕者少服藥令默除之甚者小增藥令微利皆當節乳哺數日令胃氣和調若不節乳哺則病易復復則傷其胃氣令腹滿再三利尚可過此則傷小兒矣

### 壯熱候

小兒壯熱者是小兒血氣盛五藏生熱熏發於外故令身體

壯熱大體與溫壯相似而有小異或挾伏熱或挾宿寒挾
伏熱者大便黃而臭挾宿寒者糞白而有酸氣此二者府藏
不調冷熱之氣俱乘腸胃蘊積染漸而發溫溫然熱不甚盛
是溫壯也其壯熱者是血氣盛熏發於外其發無漸壯熱甚
以此爲異若壯熱不歇則變爲驚極重者亦變癇也

驚候

小兒驚者由血氣不和熱實在內心神不定所以發驚甚者
掣縮變成癇又小兒變蒸亦微驚所以然者亦由熱氣所爲
但須微發驚以長血脉不欲大驚大驚乃灸驚脉若五六十
日灸者驚復更甚生百日後灸驚脉乃善耳

欲發癇候

夫小兒未發癇欲發之候或溫壯連滯或搖頭弄舌或睡裏
驚掣數齧齒如此是欲發癇之證也



癇候

癇者小兒病也十歲已上爲癲十歲已下爲癇其發之狀或
口眼相引而目睛上搖或手足掣縱或背脊強直或頸項反
折諸方說癲名證不同大體其發之源皆因三種三種者風
癇驚癇食癇是也風癇者因衣厚汗出而風入爲之驚癇者
因驚怖大啼乃發食癇者因乳哺不節所成然小兒氣血微
弱易爲傷動因此三種變作諸癇凡諸癇正發手足掣縮慎
勿捉持之捉則令曲突不隨也

發癇瘥後身體頭面悉腫滿候

凡癇發之狀或口眼相引或目睛上搖或手足掣縱或背脊
強直或頭項反折或屈指如數皆由以兒當風取涼乳哺失
節之所爲也其癇瘥後而腫滿者是風癇風癇因小兒厚衣
汗出因風取涼而得之初發之狀屈指如數然後掣縮是也

其癇雖瘥氣血尚虛而熱未盡在皮膚與氣相搏致令氣不
宣泄故停并成腫也

發癇瘥後六七歲不能語候

凡癇發之狀口眼相引或目睛上搖或手足瘈瘲或脊背強
直或頭項反折屈指如數皆由以兒當風取涼乳哺失節之
所爲也而癇發瘥後不能語者是風癇風癇因兒衣厚汗出
以兒乘風取涼太過爲風所傷得之其初發之狀屈指如數
然後發瘈瘲是也心之聲爲言開竅於口其癇發雖止風冷
之氣猶滯心之絡脉使心氣不和其聲不發故不能言也

驚癇候

驚癇者起於驚怖大啼精神傷動氣脉不定因驚而發作成
癇也初覺兒欲驚急持抱之驚自止故養小兒常慎驚勿聞
大聲每持抱之間常當安徐勿令怖又雷鳴時常塞兒耳并



作餘細聲以亂之驚癇當按圖灸之摩膏不可大下何者驚
癇心氣不定下之內虛則甚難治凡諸癇正發手足掣縮慎
不可捉持之捉之則令曲突不隨也

風癇候

風癇者由乳養失理血氣不和風邪所中或衣厚汗出腠理
開風因而入初得之時先屈指如數乃發掣縮是也當與猪
心湯又病先身熱瘈瘲驚啼喚而後發癇脉浮者爲陽癇內
在六府外在肌膚猶易治病先身冷不驚瘈不啼喚乃成病
發時脉沉者爲陰癇內在五藏外在骨髓極者難治病發時
身軟時醒者謂之癇身強直反張如尸不時醒者謂之痓診
其心脉滿大癇瘈筋攣肝脉小急亦癇瘈筋攣尺寸脉俱浮
直上直下此爲督脉腰背強直不得俛仰小兒風癇三部脉
緊急癇可治小兒脉多似雀鬪要以三部脉爲主若緊者必

凡癇反諸癇發手足掣縮愼勿持之捉則令曲突不隨也

患癇瘥後更發候

癇發之狀或口眼相引目睛上搖或手足瘈瘲或背脊強直或頸項反折或屈指如數皆由當風取凉乳哺失節之所爲其瘥之後而更發者是餘勢未盡小兒血氣軟弱或因乳食不節或風冷不調或更驚動因而重發如此者多成常疹凡諸癇正發手足掣縮愼勿持之捉則令曲突不隨也

傷寒候

傷寒者冬時嚴寒而人觸冒之寒氣入腠理搏於血氣則發寒熱頭痛體疼謂之傷寒又春時應暖而反寒此非其時有其氣傷人即發病謂之時行傷寒者小兒不能觸冒寒氣而病傷寒者多由大人解脫之時久故令寒氣傷之是以小兒亦病之診其脉來一投而止者便是得病一日假令六投而止者便是得病六日其脉來洪者易治細微者難治也



傷寒解肌發汗候

傷寒是寒氣客於皮膚寒從外搏於血氣腠理閉密冷氣在內不得外泄蘊積故頭痛壯熱體疼所以須解其肌膚令腠理開津液爲汗發泄其氣則熱歇凡傷寒無問長幼男女於春夏宜發汗又脉浮大宜發汗所以然者病在表故也

傷寒挾實壯熱候

傷寒是寒氣客於皮膚搏於血氣腠理閉密氣不宣泄蘊積生熱故頭痛體疼而壯熱其人本藏氣實者則寒氣與實氣相搏而壯熱者謂之挾實實者有二種有冷有熱其熱實糞黃而臭其冷實食不消糞白而酸氣比候知之其內雖有冷熱之殊外皮膚皆壯熱也

傷寒兼驚候

傷寒是寒氣客於皮膚搏於血氣使腠理閉密氣不宣泄蘊積生熱故頭痛體疼而壯熱也其兼驚者是熱乘心心主血脉小兒血氣軟弱心神易動爲熱所乘故發驚驚不止則變驚癇也

傷寒大小便不通候

傷寒是寒氣客於皮膚搏於血氣使腠理閉密不宣泄蘊積生熱故頭痛體疼而壯熱其大便不通是寒搏於氣而生熱熱流入大小腸故澀結不通凡大小便不通則內熱不歇或乾嘔或言語而氣還逆上則心腹脹滿也

傷寒腹滿候

傷寒是寒氣客於皮膚搏於血氣使腠理閉密氣不宣泄蘊積生熱故頭痛體疼而壯熱其腹滿者是熱入腹傳於藏藏氣結聚故令腹滿若挾毒者則腹滿心煩懊悶多死



傷寒咽喉痛候

傷寒是寒氣客於皮膚搏於血氣使腠理閉密氣不宣泄蘊積生熱故頭痛體疼壯熱其咽喉痛者是心胷熱盛氣上衝於咽喉故令痛若挾毒則喉痛結腫水漿不入毒還入心煩悶者死

傷寒嗽候

傷寒是寒氣客於皮膚搏於血氣使腠理閉密氣不宣泄蘊積生熱故頭痛體疼而壯熱其嗽者邪在肺肺候身之皮毛而主氣傷寒邪氣先客皮膚隨氣入肺故令嗽重者有膿血也

傷寒後嗽候

傷寒是寒氣客於皮膚搏於血氣使腠理閉密氣不宣泄蘊積生熱故頭痛壯熱體疼也瘥後而猶嗽者是邪氣猶停在

肺未盡也寒之傷人先客皮毛皮毛肺之候肺主氣寒搏肺氣入五臟六腑故表裏俱熱熱退之後肺尚未和邪猶未盡邪隨氣入肺與肺氣相搏故傷寒後猶病嗽也

傷寒汗出候

傷寒者是寒氣客於皮膚搏於血氣使腠理閉密氣不宣泄蘊積生熱故頭痛體疼壯熱也而汗出者陽虛受邪邪搏於氣故發熱陰氣又虛邪又乘於陰陰陽俱虛不能制其津液所以傷寒而汗出也

傷寒餘熱往來候

傷寒是寒氣客於皮膚搏於血氣腠理閉密氣不宣泄蘊積生熱使頭痛體疼而壯熱也其餘熱往來者是邪氣與正氣交爭正氣勝則邪氣却散故寒熱俱歇若邪氣未盡者時干於正氣正氣爲邪氣所干則壅否還熱故餘熱往來不已也





傷寒已得下後熱不除候

傷寒是寒氣客於皮膚搏於血氣使腠理閉密不得宣泄蘊積生熱故頭痛體疼而壯熱也若四五日後熱歸入裏則宜下之得利後熱猶不除者餘熱未盡故其狀肉常溫溫而熱也

傷寒嘔候

傷寒是寒氣客於皮膚搏於血氣腠理閉密氣不宣泄蘊積生熱故頭痛體疼而壯熱其嘔者是胃氣虛熱乘虛入胃胃得熱則氣逆故嘔也

傷寒熱渴候

傷寒是寒氣客於皮膚搏於血氣腠理閉密氣不宣泄蘊積生熱故頭痛體疼而壯熱其渴者是熱入臟臟得熱則津液竭燥故令渴也

傷寒口內生瘡候

傷寒是寒氣客於皮膚搏於血氣腠理閉密氣不宣泄蘊積生熱故頭痛體疼而壯熱其口生瘡熱毒氣在臟上衝胷鬲氣發於口故生瘡也

傷寒鼻衄候

傷寒是寒氣客於皮膚搏於血氣腠理閉密氣不得宣泄蘊積毒氣故頭痛體疼而壯熱其鼻衄是熱搏於氣而乘於血也肺候身之皮毛口氣開竅於鼻蘊寒先客皮膚搏於氣而成熱熱乘於血血得熱而妄行發從鼻出者名鼻衄也凡候熱病而應衄者其人壯熱頻發汗汗不止或未及發汗而鼻燥喘息鼻氣鳴即衄凡衄小兒止一升數合則熱因之爲歇若一升二升者死

傷寒後下利候



傷寒是寒氣客於皮膚搏於血氣使腠理閉密氣不宣泄蘊積毒氣頭痛體疼而壯熱也其熱歇後而利者是熱從表入裏故也表熱雖得解而裏熱猶停腸胃與水穀相并腸胃虛則泄利其狀利色黃若壯熱不止則變爲血利若重遇冷則冷熱相加則變赤白瀉利也

重刊巢氏諸病源候總論卷之四十六

## ○小兒雜病諸候二　凡三十四論

### 時氣病候

時氣病者是四時之間忽有非節之氣如春時應暖而寒夏時應熱而冷秋時應涼而熱冬時應寒而温其氣傷人爲病亦頭痛壯熱大體與傷寒相似無問長幼其病形證略同言此時通行此氣故名時氣世亦呼爲天行

### 天行病發黄候

四時之間忽有非節之氣傷人謂之天行大體似傷寒亦頭痛壯熱其熱入於脾胃停滯則發黄也脾與胃合俱象土其色黄而候於肌肉熱氣蘊積其色蒸發於外故發黄也

### 時氣腹滿候

時氣之病是四時之間忽有非節之氣傷人其病狀似傷寒亦頭痛壯熱也而腹滿者是熱入腹與臟氣相搏氣否澁在内故令腹滿若毒而滿者毒氣乘心煩懊者死

### 時氣結熱候

時氣之病是四時之間忽有非節之氣傷人其病狀似傷寒亦頭痛壯熱熱入腹内與腑臟之氣相結謂之結熱熱則大小腸否澁大小便難而苦煩熱是也

### 敗時氣病候

時氣之病是四時之間忽有非節之氣傷人其病狀似傷寒亦頭痛壯熱若施治早晚失時投藥不與病相會致令病連滯不巳乍瘥乍劇或寒或熱敗壞之證無常是也

### 時氣病兼瘧候

時氣之病是四時之間忽有非節之氣傷人其病狀似傷寒





亦頭痛壯熱而又兼瘧者是日數未滿本常壯熱而邪不退或乘於陰或乘於陽其乘於陽陽爭則熱其乘於陰陰爭則寒陰陽之氣爲邪所并互相乘加故發寒熱成瘧也

### 時氣病得吐下後猶熱候

時氣之病是四時之間忽有非節之氣傷人其病似傷寒亦頭痛壯熱而得吐下之後壯熱猶不歇者是腸胃宿虛而又吐利則爲重虛其熱乘虛而入裏則表裏俱熱停滯不歇故雖吐下而猶熱也

### 時氣病後不嗜食面青候

時氣之病是四時之間忽有非節之氣傷人客於肌膚與血氣相搏故頭痛壯熱熱歇之後不嗜食而面青者是胃内餘熱未盡氣滿故不嗜食也諸陽之氣俱上榮於面陽虛未復本帶風邪風邪挾冷冷搏於血氣故令面青也



### 時氣病發復候

時氣之病發復者是四時之間忽有非節之氣傷人客於肌膚搏於血氣蘊積則變壯熱頭痛熱退之後氣血未和腑臟熱勢未盡或起早勞動或飲食不節故其病重發謂之復也然發復多重於初病者血氣已虛重傷故也

### 温病候

温病者是冬時嚴寒人有觸冒之寒氣入肌肉當時不即發至春得暖氣而發則頭痛壯熱謂之温病又冬時應寒而反暖其氣傷人即發亦使人頭痛壯熱謂之冬温病凡邪之傷人皆由觸冒所以感之小兒雖不能觸冒其乳母抱持解脫不避風邪冷熱之氣所以感病也

### 温病下利候

温病是冬時嚴寒人有觸冒之寒氣入肌肉當時不即發至

春成病得暖氣而發則頭痛壯熱謂之温病又冬時應寒而反温其氣傷人即發成病使人頭痛壯熱謂之冬温病也其下利者是腸胃宿虚而感於温熱之病熱氣入於腸胃與水穀相搏腸虚則泄故下利也

温病鼻衄候

温病者是冬時嚴寒人有觸冒之寒氣入肌肉當時不即發至春得暖氣而發則頭痛壯熱謂之温病又冬時應寒而反温其氣傷人即發成病謂之冬温病並皆頭痛壯熱其鼻衄者熱乘於氣而入血也肺候身之皮毛主於氣開竅於鼻温病則邪先客皮膚而搏於氣結聚成熱熱乘於血血得熱則流散發從鼻出者為衄也凡候熱病鼻欲衄其數發汗汗不出或初染病已來都不汗而鼻燥喘息鼻氣有聲如此者必衄也小兒衄止至一升數合熱因得歇若至一斗數升則死矣



温病胷結候

温病是冬時嚴寒人有觸冒之寒氣入肌肉當時不即發至春得暖氣而發則頭痛壯熱謂之温病又冬時應寒而反温其氣傷人即發成病謂之冬温病並皆頭痛壯熱凡温熱之病四五日之後熱入裏内熱腹滿者宜下之若熱未入裏而下之早者裏虚氣逆熱結胷上則胷否滿短氣謂之結胷也

患斑毒病候

斑毒之病是熱氣入胃而胃主肌肉其熱挾毒蘊積於胃毒氣熏發於肌肉狀如蚊蚤所嚙赤斑起周匝徧體此病或是傷寒或時氣或温病皆由熱不時歇故熱入胃變成毒乃發斑也凡發赤斑者十生一死黑者十死一生

黄病候



黄病者是熱入脾胃熱氣蘊積與穀氣相搏蒸發於外故皮膚悉黄眼亦黄脾與胃合俱象土候肌肉其色黄故脾胃内熱積蒸發令肌膚黄此或是傷寒或時行或温病皆由熱不時解所以入胃也凡發黄而下利心腹滿者死診其脉沉細者死又有百日半歲小兒非關傷寒温病而身微黄者亦是胃熱慎不可灸也灸之則熱甚此是將息過度所為微薄其衣數與除熱粉散粉之自歇不得妄與湯藥及灸也

黄疸病候

黄疸之病由脾胃氣實而外有温氣乘之變生熱脾與胃合候肌肉俱象土其色黄胃為水穀之海熱搏水穀氣蘊積成黄蒸發於外身疼髆背強大小便澁皮膚面目齒爪皆黄小便如屋塵色著物皆黄是也小便宜利者易治若心腹滿小便澁者多難治也不渴者易治渴者難治脉沉細而腹滿者死也



胎疸候

小兒在胎其母臟氣有熱熏蒸於胎至生下小兒體皆黄謂之胎疸也

瘧病候

瘧病者由夏傷於暑客於皮膚至秋因勞動血氣腠理虚而邪乘之動前暑熱正邪相擊陰陽交爭陽盛則熱陰盛則寒陰陽更盛更虚故發寒熱陰陽相離則寒熱俱歇若邪動氣至交争復發故瘧休作有時其發時節漸晏者此由邪客於風府邪循膂而下衛氣一日一夜常大會於風府其明日日下一節故其作日晏其發早者衛氣之行風府日下一節二十一日下至尾骶二十二日入脊内上注於伏衝之脉其行九日出於缺盆之内其氣之上故其病發更早其間日發者

由邪氣大薄五臟橫連募原其道遠其氣深其行遲不能日作故間日蓄積乃發也小兒未能觸冒於暑而亦病瘧者是乳母抱持解脫不避風者也

瘧後餘熱候

夫風邪所傷是客於皮膚而痰飲漬於臟腑致令血氣不和陰陽交爭若真氣勝則邪氣退邪氣不盡故發瘧也邪氣雖退氣血上虛邪氣干於真氣臟腑壅否熱氣未散故餘熱往來也

患瘧後脅內結硬候

瘧是夏傷於暑熱客於皮膚至秋復爲風邪所折陰陽交爭故發寒熱其病正發寒熱交爭之時熱氣乘藏藏則燥而渴渴而引飲飲停成癖結於脅下故瘧後脅內結硬也

瘧後內熱渴引飲候

瘧病者是夏傷於暑熱客於皮膚至秋復爲風邪所折陰陽交爭故發寒熱成瘧凡瘧發欲解則汗汗則津液減耗又熱乘於藏藏虛燥其瘧瘥之後腑臟未和津液未復故內猶熱渴而引飲也若引飲不止小便澀者則變成癖也

寒熱往來候

風邪外客於皮膚內而痰飲漬於腑臟致令血氣不和陰陽更相乘剋陽勝則熱陰勝則寒陰陽之氣爲邪所乘邪與正相干陰陽交爭時發時止則寒熱往來也

寒熱往來五臟煩滿候

風邪外客於皮膚內而痰飲漬於腑臟致令血氣不和陰陽交爭故寒熱往來而熱乘五臟氣積不泄故寒熱往來而五臟煩滿

寒熱往來腹痛候

瘧病

風邪外客於皮膚內而痰飲漬於腑臟血氣不和則陰陽交爭故寒熱往來而藏虛本挾宿寒邪入於臟與寒相搏而擊於臟氣故寒熱往來而腹痛也

寒熱結實候

外爲風邪客於皮膚內而痰飲漬於腑臟使血氣不和陰陽交爭則發寒熱而臟氣本實復爲寒熱所乘則積氣在內使人胸脅心腹煩熱而滿大便苦難小便亦澀是爲寒熱結實

寒熱往來食不消候

風邪外客於皮膚內有痰飲漬於腑臟使血氣不和陰陽交爭則寒熱往來其脾胃之氣宿挾虛冷表雖寒熱而內冷發動故食不消也

寒熱往來能食不生肌肉候

風邪外客於皮膚內而痰飲漬於腑臟使血氣不和陰陽交爭故發寒熱往來胃氣挾熱熱則消穀穀消則引食陰陽交爭爲血氣不和血氣不和則不能充養身體故寒熱往來雖能食而不生肌肉也

胃中有熱候

小兒血氣俱盛者則腑臟皆實故胃中生熱其狀大便則黃四肢溫壯翕然體熱

熱煩候

小兒臟腑實血氣盛者表裏俱熱則苦煩燥不安皮膚壯熱也

熱渴候

小兒血氣盛者則腑臟生熱熱則臟燥故令渴

中客忤候

小兒中客忤者是小兒神氣軟弱忽有非常之物或未經識

寒熱病

見之人觸之與鬼神氣相忤而發病謂之客忤也亦名中客又名中人其狀吐下青黃白色水穀解離腹痛反倒夭矯面變易五色其狀似癎但眼不上摇耳其脉弦急數者是也若失時不治久則難治若乳母飲酒過度醉及房勞喘後乳者最劇能殺兒也

爲鬼所持候

小兒神氣軟弱精爽微羸而神魂被鬼所持録其狀不覺有餘疾直爾萎黃多大啼喚口氣常臭是也

卒死候

小兒卒死者是三虚而遇賊風故無病倉卒而死也三虚者乘年之衰一也逢月之空二也失時之和三也有人因此三虚復爲賊風所傷使陰氣偏竭於内陽氣阻隔於外而氣壅閉陰陽不通故暴絶而死也若腑臟未竭良久乃蘇亦有兼挾鬼神氣者皆有頃邪退乃生也凡中客忤及中惡卒死而邪氣不盡停滯心腹久乃發動多變成注也

中惡候

小兒中惡者是鬼邪之氣卒中於人也無問大小若陰陽順理榮衛平和神守則強邪不干正若精氣衰弱則鬼毒惡氣中之其狀先無他病卒然心腹刺痛悶亂欲死是也凡中惡腹大而滿脉緊大而浮者死緊細而微者生餘勢不盡停滯臟腑之間更發後變爲注也

重刊巢氏諸病源候總論卷之四十六

重刊巢氏諸病源候總論卷之四十七

## 小兒雜病諸候三　凡四十五論

注候

注之言住也謂其風邪氣留人身内也人無問大小若血氣虚衰則陰陽失守風邪鬼氣因而客之留在肌肉之間連滯腑臟之内或皮膚掣動遊易無常或心腹刺痛或體熱皮腫沈滯至死死又注易傍人故爲注也小兒不能觸冒風邪多因乳母解脱之時不避温涼暑濕或抱持出入早晚其神魂軟弱而爲鬼氣所傷故病也

尸注候

尸注者是五尸之中一尸注也人無問小大腹内皆有尸蟲尸蟲爲性忌惡多接引外邪共爲患害小兒血氣衰弱者精神亦羸故尸注因而爲病其狀沈默不的知病處或寒熱淋瀝涉引歲月遂至於死死又注易傍人故名之爲尸注也

蠱注候

人聚蟲蛇雜類以器皿盛之令相啖食餘一存者即名爲蠱能變化或隨飲食入腹食人五臟小兒有中者病狀與大人老子無異則心腹刺痛懊悶急者即死緩者涉歷歲月漸深羸困食心藏盡利血心藏爛乃至死死又注易傍人故爲蠱注也

陰腫候

足少陰爲腎之經其氣下通於陰小兒有少陰之經虚而受風邪者邪氣衝於陰與血氣相搏結則陰腫也

腹脹候

腹脹是冷氣客於藏故也小兒腑臟嫩弱有風冷邪氣客之

摶於臟氣則令腹脹若脾虛冷移入於胃食則不消若腸虛冷氣乘之則變下利

霍亂候

霍亂者陰陽清濁二氣相干謂之氣亂氣亂於腸胃之間爲霍亂也小兒腸胃嫩弱因解脫逢風冷乳哺不消而變吐利也或乳母觸冒風冷食飲生冷物皆冷氣流入乳令乳變敗兒若飲之亦成霍亂吐利皆是觸犯腑臟使清濁之氣相干故霍亂也挾風而結實者則身發熱頭痛骼疼而復吐利凡小兒霍亂皆須暫斷乳亦以藥與乳母服令血氣調適乳汁溫和故也小兒吐利不止血氣變亂即發驚癇也

吐利候

吐利者由腸虛而胃氣逆故也小兒有解脫而風冷入腸胃腸胃虛則泄利胃氣逆則嘔吐此大體與霍亂相似而小輕不劇悶頓故直云吐利亦不呼爲霍亂也

服湯中毒毒氣吐下候

春夏以湯下小兒其腸胃脆嫩不勝藥勢遂吐下不止藥氣熏臟腑乃煩懊頓之者謂此爲中毒毒氣吐下也

嘔吐逆候

兒啼未定氣息未調乳母忽遽以乳飲之其氣尚逆乳不得下停滯胸鬲則胸滿氣急令兒嘔逆變吐又乳母將息取冷冷氣入乳乳變壞不捻除之仍以飲兒冷乳入腹與胃氣相逆則腹脹痛氣息喘急亦令嘔吐又解脫換易衣裳及洗浴露兒身體不避風冷風冷因客膚腠搏血氣則熱入於胃則腹脹痛而嘔逆吐也凡如此風冷變壞之乳非直令嘔吐腸虛入於胃大腸則爲利也

噦候

小兒噦由哺乳冷冷氣入胃與胃氣相逆冷折胃氣不通則令噦也

吐血候

小兒吐血者是有熱氣盛而血虛熱乘於血血性得熱則流散妄行氣逆即血隨氣上故令吐血也

難乳候

凡小兒初生看産人見兒出急以手料拭兒口無令惡血得入兒口則兒腹內調和無有疾病若料拭不及時則惡血穢露兒咽入腹令心腹否滿短氣兒不能飲乳謂之難乳

又云兒在胎之時母取冷過度冷氣入胞令兒著冷至兒生出則喜腹痛不肯飲乳此則胎寒亦名難乳也

吐哯候

小兒吐哯者由乳哺冷熱不調故也兒乳哺不調則停積胸膈因更飲乳哺前後相觸氣不得宣流故吐哯出診其脉浮者無苦也

百病候

小兒百病者由將養乖節或犯寒溫乳哺失時乍傷飢飽致令血氣不理腸胃不調或欲發驚癇或欲成伏熱小兒氣血脆弱病易動變證候百端若見其微證即便治之使不成衆病故謂之百病也治之若晚其病則成凡諸病至於困者汗出如珠著身不流者死也病如囟陷者其口脣乾目　反口中氣出冷足與頭相柱臥不舉手足四肢垂其臥正直如縛得其掌中冷至十日必死不可治也

頭身喜汗出候

小兒有血氣未實者膚腠則踈若厚衣溫臥腑臟生熱蒸發腠理津液泄越故令頭身喜汗也

將養過溫因睡臥陰陽氣交津液發泄而汗自出也

盜汗候

盜汗者眠睡而汗自出也小兒陰陽之氣嫩弱腠理易開若

痰候

痰者水飲停積胸膈之間結聚痰也小兒飲乳因冷熱不調停積胸膈之間結聚成痰痰多則令兒飲乳不下吐涎沫變結而微壯熱也痰實壯熱不止則發驚癇

胸膈有寒候

三焦不調則寒氣獨留膈上不通則令兒乳哺不得消下噫氣酸臭胸膈否滿甚則氣息喘急

癥瘕癖結候

五臟不和三焦不調有寒冷之氣客之則令乳哺不消化結聚成癥癖也其狀按之不動有形段者癥也推之浮移者瘕



也其弦急牢強或在左或在右癖也皆由冷氣痰水食飲結聚所成故云癥瘕癖結也

否結候

否者塞也小兒胸膈熱實腹內有留飲致令榮衛否塞腑藏之氣不宣通其痛腹內氣結脹滿或時壯熱是也

宿食不消候

小兒宿食不消者脾胃冷故也小兒乳哺飲食取冷過度冷氣積於脾胃脾胃則冷胃為水穀之海脾氣磨而消之胃氣和調則乳哺消化若傷於冷則宿食不消診其三部脈沈者乳不消也

傷飽候

小兒食不可過飽飽則傷脾脾傷不能磨消於食令小兒四肢沈重身體苦熱面黃腹大是也

食不知飽候

小兒有嗜食食已仍不知飽足又不生肌肉其亦腹大其大便數而多泄亦呼為豁治此腸胃不守故也

哺露候

小兒乳哺不調傷於脾胃脾胃衰弱不能飲食血氣減損不榮肌肉而柴辟羸露其腑臟之不宣則吸吸苦熱謂之哺露也

大腹丁奚候

小兒丁奚病者由哺食過度而脾胃尚弱不能磨消故也哺食不消則水穀之精減損無以榮其氣血致肌肉消瘠其病腹大頸小黃瘦是也若久不瘥則變成穀癥傷飽一名哺露一名丁奚三種大體相似輕重立名也

洞泄下利候



春傷於風夏為洞泄小兒有春時解脫衣服為風冷所傷藏在肌肉至夏因飲食居處不調又被風冷入於腸胃先後重沓為風邪所乘則下利也其冷氣盛利甚為洞泄洞泄不止為注下也凡注下不止者多變驚癇所以然者本挾風邪因利藏虛風邪乘之故也亦變眼痛生障下焦偏冷熱結上焦熏於肝故也

利後虛羸候

腸胃虛弱受風冷則下利利斷之後脾胃尚虛穀氣猶少不能榮血氣故虛羸也

赤白滯下候

小兒體本挾熱忽為寒所折氣血不調大腸虛弱者則冷熱俱乘之熱搏血滲腸間其利則赤冷搏腸津液凝其利則白冷熱相交血滯相雜腸虛者泄故為赤白滯下也

赤利候

小兒有挾客熱入於經絡而血得熱則流散滲入大腸腸虛則泄故爲赤利也

熱利候

小兒本挾虛熱而爲風所乘風熱俱入於大腸而利爲熱是水穀利而色黃者爲熱利也

冷利候

小兒腸胃虛或解脫遇冷或飲食傷冷冷氣入於腸胃而利其色白是爲冷利也冷甚則利青也

冷熱利候

小兒先因飲食有冷氣在腸胃之間而復爲熱氣所傷而腸胃宿虛故受於熱冷熱相交而變下利乍黃乍白或水或穀是爲冷熱利也



卒利候

小兒卒利者由腸胃虛暴爲冷熱之氣所傷而爲卒利熱則色黃赤冷則色青白若冷熱相交則變爲赤白滯利也

久利候

春傷於風至夏爲洞泄小兒春時解脫爲風所傷藏在肌肉至夏因爲水穀利經久連滯不瘥也凡水穀利久腸胃虛易爲冷熱得冷則變白膿得熱則變赤血若冷熱相加則赤白相雜利久則變腫滿亦變病䘌亦令嘔噦皆由利久脾胃虛所爲也

重下利候

重下利者此是赤白滯下利而挾熱多者熱結肛門利不時下而久㿉氣謂之重下利也

利如膏血候

此是赤利腸虛極腸間脂與血俱下故謂利如膏血也

蠱毒利候

歲時寒暑不調而有毒厲之氣小兒解脫爲其所傷邪與血氣相搏入於腸胃毒氣蘊積值大腸虛者則變利血其利狀血色蘊瘀如雞鴨肝片隨利下此是毒氣盛熱食於人臟狀如中蠱故謂之蠱毒利也

利兼渴候

此是水穀利津液枯竭腑臟虛燥則引飲若小便快者利斷渴則止若小便澀水不行於小腸滲入腸胃渴亦不止利亦不斷凡如此者皆身體浮腫脾氣弱不能剋水故也亦必眼痛生障小兒上焦本熱今又利下焦虛上焦熱氣轉盛熱氣熏肝故也

被魃候



小兒所以有魃病者婦人懷娠有惡神導其腹中胎妬嫉而制伏他小兒令病也任娠婦人不必悉能制魃人時有此耳魃之爲疾喜微微下寒熱有去來毫毛髮鬡鬇不悅是其證也

驚啼候

小兒驚啼者是於眠睡裏忽然啼而驚覺也由風熱邪氣乘於心則心臟生熱精神不定故卧不安則驚而啼也

夜啼候

小兒夜啼者藏冷故也夜陰氣盛與冷相搏則冷動冷動與藏氣相并或煩或痛故令小兒夜啼也然亦有犯觸禁忌亦令兒夜啼則可法術斷之

軀啼候

小兒在胎則其母將養傷於風冷邪氣入胞傷兒臟腑故兒

生之後邪猶在兒腹內邪動與正氣相搏則腹痛故兒軀張蹙氣而啼

胎寒候

小兒在胎時其母將養取冷過度冷氣入胞傷兒腸胃故兒生之後冷氣猶在腸胃之間其狀兒腸胃冷不能消乳哺或腹脹或時谷利令兒顏色素能時啼者是胎寒故也

腹痛候

小兒腹痛多由冷熱不調冷熱之氣與藏腑相擊故痛也其熱而痛者則面赤或壯熱四肢煩手足心熱是也冷而痛者面色或青或白甚者乃至面黑脣口爪皆青是也

心腹痛候

小兒心腹痛者腸胃宿挾冷又暴為寒氣所加前後冷氣重沓動與藏氣相搏隨氣上下衝擊心腹之間故令心腹痛也

八

重刊巢氏諸病源候總論卷之四十七

重刊巢氏諸病源候總論卷之四十八

# 小兒雜病諸候四　凡四十六論

解顱候

解顱者其狀小兒年大囟應合而不合頭縫開解是也由腎氣不成故也腎主骨髓而腦為髓海腎氣不成則髓腦不足不能結成故頭顱開解也

顖填候

小兒囟填由乳哺不時飢飽不節或熱或寒乘於脾胃致腑臟不調其氣上衝所為也其狀囟張如物填其上汗出毛髮黃而短者是也若寒氣上衝即牢鞕熱氣上衝即柔軟又小兒脅下有積又氣滿而體熱熱氣乘於藏藏氣上衝於腦囟亦致囟填又欬且啼而氣乘藏上衝亦病之啼甚久其氣不定因而乳之亦令囟填所以然者方啼之時陰陽氣逆上衝故也

囟陷候

此謂囟陷下不平也由腸內有熱熱氣熏臟臟熱即渴引飲而小便洩利者即腑臟血氣虛弱不能上充髓腦故囟陷也

重舌候

小兒重舌者心脾熱故也心候於舌而主於血脾之絡脉又出舌下心火脾土二臟母子也有熱即血氣俱盛其狀附舌下近舌根生形如舌而短故謂之重舌

滯頤候

滯頤之病是小兒多涎唾流出漬於頤下此由脾冷液多故也脾之液為涎脾氣冷不能收制其津液故令涎流出滯漬於頤也

中風候

小兒血氣未定肌膚脆弱若將養乖宜寒温失度腠理虚開即為風所中也凡中風皆從背諸臟俞入若心中風但得偃臥不得傾側汗出唇赤若汗流者可治急灸心俞若唇或青或白或黄或黑此是心壞為水面目亭亭時悚動皆不復可治五六日而死若肝中風踞坐不得低頭若繞兩目連額上色微有青唇色青而面黄可治急灸肝俞若大青黑面一黄一白者是肝已傷不可復治數日而死若脾中風踞而腹滿身通黄吐鹹汁出者可治急灸脾俞若手足青者不可復治也若腎中風踞而腰痛視脇左右未有黄色如餅粢大者可治急灸腎俞若齒黄赤鬢髮直面土色不可治也肺中風偃臥而胸滿短氣冒悶汗出視目下鼻上下兩邊下行至口色白可治急灸肺俞若黄為肺已傷化為血不可復治也其人



當要掇空或自拈衣如此數日而死此五臟之中風也其年長成童者灸皆百壯若五六歲已下至於嬰兒灸者以意消息之凡嬰兒若中於風則的成癲癇也

中風四肢拘攣候

小兒肌肉脆弱易傷於風風冷中於膚腠入於經絡風冷搏於筋脉筋脉得冷即急故使四肢拘攣也

中風不隨候

夫風邪中於肢節經於筋脉若風挾寒氣者即拘急攣痛若挾於熱即緩縱不隨

白虎候

按堪輿歷遊年圖有白虎神一云太歲在卯即白虎在寅準此推之知其神所在小兒有居處觸犯此神若使能為病其狀身微熱有時啼喚有時身小冷屈指如數似風癇但手足不



瘈瘲耳

卒失音不能語候

喉嚨者氣之道路喉厭者音聲之門戶有暴寒氣客於喉厭喉厭得寒即不能發聲故卒然失音也不能語者語聲不出非牙關噤也

中風口噤候

小兒中風口噤者是風入頷頰之筋故也手三陽之筋入結頷頰足陽明之筋上夾於口膚腠虛受風冷客於諸陽之筋筋得寒冷則攣急故機關不利而口噤也

中風口喎邪僻候

小兒中風口喎邪僻是風入於頷頰之筋故也足陽明之筋上夾於口手三陽之脉偏急而口喎邪僻也

中風痙候

小兒風痙之病狀如癇而背脊項頸强直是風傷太陽之經小兒解脫之臍瘡未合為風所傷皆令發痙



羸瘦候

夫羸瘦不生肌膚皆為脾胃不和不能飲食故血氣衰弱不能榮於肌膚凡小兒在胎而遇寒冷或生而挾伏熱皆令兒不能飲食故羸瘦也挾熱者即温壯身熱肌肉微黄其挾冷者即時時下利唇口青皅

虚羸候

此謂小兒經諸大病或驚癇或傷寒或温壯而服藥或吐利發汗病瘥之後血氣尚虛脾胃猶弱不能傳化穀氣以榮身體故氣力虛而羸也

嗽候

嗽者由風寒傷於肺也肺主氣候皮毛而俞在於背小兒解

脫風寒傷皮毛故因從肺俞入傷肺肺感微寒即嗽也故小兒生須常暖背夏月亦須生單背襠若背冷得嗽月內不可治百日內嗽者十中一兩瘥耳

欬逆候

欬逆由乳哺無度因挾風冷傷於肺故也肺主氣爲五臟上蓋在胷間小兒啼氣未定因而飲乳乳與氣相逆氣則引乳射於肺故欬而氣逆謂之欬逆也冷乳冷哺傷於肺搏於肺氣亦令欬逆也

病氣候

肺主氣肺氣有餘即喘欬上氣若又爲風冷所加即氣聚於肺令肺脹即胷滿氣急也

腫滿候

小兒腫滿由將養不調腎脾二臟俱虛也腎主水其氣下通



於陰脾主土候肌肉而剋水腎虛不能傳其水液肝虛不能剋制於水故水氣流溢於皮膚故令腫滿其挾水腫者即皮薄如熟李之狀也若皮膚受風風搏而氣致腫者但虛腫如吹此風氣腫也

毒腫候

毒腫是風熱濕氣搏於皮膚使血氣澀不行蘊積成毒其腫赤而熱是也

耳聾候

小兒患耳聾是風入頭腦所爲也手太陽之經入於耳內頭腦有風風邪隨氣入乘其脉與氣相搏風邪停積即令耳聾

耳鳴候

手太陽之經脉入於耳內小兒頭腦有風者風入乘其脉與氣相擊故令耳鳴則邪氣與正氣相擊久即邪氣停滯皆成



聾也

中風掣痛候

小兒耳鳴及風掣痛其風染而皆起於頭腦有風其風入經脉與氣相動而作故令掣痛其風染而漸至與正氣相擊輕者動作幾微故但鳴也其風暴至正氣又盛相擊則其動作疾急故掣痛也若不止則風不散津液壅聚熱氣加之則生黃汁甚者亦有薄膿也

聤耳候

耳宗脉之所聚腎氣之所通小兒腎臟盛而有熱者熱氣上衝於耳津液壅結即生膿汁亦有因沐浴水入耳內而不傾瀝令盡水濕停積搏於血氣蘊結成熱亦令膿汁出皆爲之聤耳久不瘥即變成聾也

目赤痛候

肝氣通於目臟內客熱與胷膈痰飲相搏熏漬於肝肝熱氣衝發於目故令目赤痛也甚則生瞖



眼障瞖候

眼是腑臟之精華肝之外候而肝氣通於眼也小兒腑臟痰熱熏漬於肝衝發於眼初只熱痛熱氣蘊積變生障瞖熱氣輕者止生白瞖結聚小者如黍粟大者如麻豆隨其輕重輕者止生一瞖重者乃至兩三瞖也若不生瞖而生白障者是疾重極偏覆黑睛滿眼悉白則失明也其障亦有輕重輕者黑睛邊微有白膜來侵黑睛漸染散漫若不急治熱勢即重滿目併生白障也

目盲候

眼無障瞖而不見物謂之盲此由小兒臟內有停飲而無熱但有飲水積漬於肝也目是五臟之精華肝之外候也肝氣

通於目爲停飲所漬臟氣不宣和精華不明審故不赤痛亦
無障翳而不見物故名青盲也

雀目候

人有晝而睛明至瞑便不見物謂之雀目言如鳥雀瞑便無
所見也

緣目生瘡候

風邪客於瞼眥之間與血氣相搏挾熱即生瘡浸漬緣目赤
而有汁時瘥時發世云小兒初生之時洗浴兒不淨使穢露
津液浸漬眼瞼瞼眥後遇風邪發即目赤爛生瘡喜難瘥瘥
後還發成疹世人謂之胎赤

鼻衄候

小兒經脈血氣有熱喜令鼻衄夫血之隨氣循行經脈通遊
腑臟若冷熱調和行依其常度無有壅滯亦不流溢也血性



得寒即凝澀結聚得熱即流散妄行小兒熱盛者熱乘於血
血隨氣發溢於鼻者謂之鼻衄凡人血虛受熱即血失其常
度發溢漫行乃至發於七竅謂之大衄也

䘌鼻候

䘌鼻之狀鼻下兩邊赤發時微有瘡而癢是也亦名赤鼻亦
名疳鼻然鼻是肺氣所通肺候皮毛其氣不和風邪客於皮
毛次於血氣夫邪在血氣隨虛處而入停之其停於鼻兩邊
與血氣相搏成瘡者謂之䘌鼻也

齆鼻候

肺主氣而通於鼻而氣爲陽諸陽之氣上榮頭面若氣虛受
風冷風冷客於頭腦即其氣不和冷氣停滯搏於津液膿涕
結聚即鼻不聞香臭謂之齆

鼻塞候



肺氣通於鼻而氣爲陽諸陽之氣上榮頭面其氣不和受風
冷風冷邪氣入於腦停滯鼻間即氣不宣和結聚不通故鼻
塞也

喉痺候

喉痺是風毒之氣客於咽喉之間與血氣相搏而結腫塞飲
粥不下乃成膿血若毒入心心即煩悶懊憹不可堪忍如此
者死

馬痺候

馬痺與喉痺相似亦是風熱毒氣客於咽喉頷頰之間與血
氣相搏結聚腫痛其狀從頷下腫連頰下應喉內痛腫塞水
漿不下甚者膿潰毒若攻心則心煩懊悶至死

齒不生候

齒是骨之所終而爲髓之所養也小兒有禀氣不足者髓即



不能充於齒骨故齒久不生

齒痛風䶌候

手陽明足太陽之脉並入於齒風氣入其經脉與血氣相搏
齒即腫痛膿汁出謂之風䶌

齒根血出候

手陽明足太陽之脉並入於齒小兒風氣入其經脉與血相
搏血氣虛熱即齒根血出也

數歲不能行候

小兒生自變蒸至於能語隨日數血脉骨節備成其臏骨成
即能行骨是髓之所養若禀生血氣不足者即髓不充強故
其骨不即成而數歲不能行也

鶴節候

小兒禀生血氣不足即肌肉不充肢體柴瘦骨節皆露如鶴

之脚節也

頭髮黃候

足少陰爲腎之經其血氣華於髮若血氣不足則不能潤悅於髮故髮黃也

頭髮不生候

足少陰爲腎之經其華在髮小兒有稟性少陰之血氣不足即髮疎薄不生亦有因頭瘡而禿落不生者皆由傷損其血血氣損少不能榮於髮也

惛塞候

人有稟性陰陽不和而心神惛塞者亦有因病而精采闇鈍皆由陰陽之氣不足致神識不分明

落床損瘀候

血之在身隨氣而行常無停積若因墮落損傷即血行失度隨傷損之處即停積若流入腹內亦積聚不散皆成瘀血凡瘀血在內顔色萎黃氣息微喘濇濇小寒噏噏微熱或時損痛也

脣青候

小兒臟氣不和血虛爲冷所乘即口脣青皅亦有臟氣熱脣生瘡而風冷之氣入瘡雖瘥之後血色不復故令脣青

無辜病候

小兒面黃髮直時壯熱飲食不生肌膚積經日月遂致死者謂之無辜言天上有鳥名無辜晝伏夜遊洗浣小兒衣席露之經宿此鳥即飛從上過而取此衣與小兒著并席與小兒臥便令兒著此病

重刊巢氏諸病源候總論卷之四十八





重刊巢氏諸病源候總論卷之四十九

# ○小兒雜病諸候五　凡五十論

丹候

風熱毒氣客於腠理熱毒搏於血氣蒸發於外其皮上熱而赤如丹之塗故謂之丹也若久不瘥即肌肉爛傷

五色丹候

五色丹發而變改無常或青黃白黑赤此由風毒之熱有盛有衰或冷或熱故發爲五色丹也

赤黑丹候

丹病本是毒熱折於血氣蘊蒸色赤而復有冷氣乘之冷熱互交更相積瘀令色赤黑

白丹候

丹初是熱毒挾風熱搏於血積蒸發赤也熱輕而挾風多者則其色微白也

丹火候

丹火之狀發赤如火之燒須臾熛漿起是也

天火丹候

丹發竟身體斑赤如火之燒故謂之天火丹也

伊火丹候

丹發於髋骨青黑色謂之伊火丹也

熛火丹候

丹發於臂背穀道者謂之熛火丹也

胃火丹候

丹發初在臂起正赤若黑謂之胃火丹也

厲火丹候

丹發初從髂下起皆赤能移走謂之厲火丹也

火丹候

火丹之狀往往如傷赤著身而日漸大者謂之火丹也

飛火丹候

丹著兩臂及背膝謂之飛火丹也

遊火丹候

丹發兩臂及背如火炙者謂之遊火丹也

殃火丹候

丹發兩脅及腋下髆上謂之殃火丹也

尿竈火丹候

丹發膝上從兩股起及臍間走入陰頭謂之尿竈火丹也

風火丹候

丹初發肉黑忽腫起謂之風火丹也



暴火丹候

暴火丹之狀帶黑肥色謂之暴火丹也

留火丹候

留火丹之狀發一日一夜便成瘡如棗大正赤色謂之留火丹也

朱田火丹候

丹先發背起徧身一日一夜而成瘡謂之朱田火丹也

鬱火丹候

丹發從背起謂之鬱火丹也

神火丹候

丹發兩髆不過一日便赤黑謂之神火丹也

天竈火丹候

丹發兩髆裹尻間正赤流陰頭赤腫血出謂之天竈火丹也

鬼火丹候

丹發兩臂赤起如李子謂之鬼火丹也

石火丹候

丹發通身自突起如細粟大色青黑謂之石火丹也

野火丹候

丹發赤斑斑如梅子竟背腹謂之野火丹也

茱萸火丹候

丹發初從背起徧身如細纈謂之茱萸火丹也

家火丹候

丹初發著兩腋下兩髆上名之曰家火丹也

廢竈火丹候

丹發從足趺起正赤者謂之廢竈火丹也

螢火丹候



丹發如灼在脅下正赤初從髂起而長上痛是螢火丹也

赤丹候

此謂丹之純赤色者則是熱毒搏血氣所爲也

風瘙隱胗候

小兒因汗解脫衣裳風入腠理與血氣相搏結聚起相連成隱胗風氣止在腠理浮淺其勢微故不腫不痛但成隱胗瘙痒耳

卒腹皮青黑候

小兒因汗腠理則開而爲風冷所乘冷搏於血隨肌肉虛處停之則血氣沈濇不能榮其皮膚而風冷客於腹皮故青黑

藍注候

小兒爲風冷乘其血脉血得冷則結聚成核其皮肉色如藍乃經久不歇世謂之藍注

身有赤處候

小兒因汗爲風邪氣毒所傷與血氣相搏熱氣蒸發於外其肉色赤而壯熱是也

赤遊腫候

小兒有肌肉虛者爲風毒熱氣所乘熱毒搏於血氣則皮膚赤而腫起其風隨氣行遊不定故名赤遊腫也

大便不通候

小兒大便不通者腑臟有熱乘於大腸故也脾胃爲水穀之海水穀之精華化爲血氣其糟粕行於大腸若三焦五臟不調和熱氣歸於大腸熱實故大便燥澀不通也

大小便不利候

小兒大小便不利者腑臟冷熱不調大小腸有遊氣氣壅在大小腸不得宣散故大小便澀不流利也

大小便血候

心主血脈心臟有熱熱乘於血血性得熱流散妄行不依常度其流滲於大小腸者故大小便血也

尿血候

血性得寒則凝澀得熱則流散而心主於血小兒心臟有熱乘於血血滲於小腸故尿血也

痔候

痔有牡痔牝痔脈痔腸痔血痔酒痔皆因勞傷過度損動血氣所生小兒未有虛損而患痔止是大便有血出腸內有結熱故也

小便不通利候

小便不通利者腎與膀胱熱故也此二經爲表裏俱主水水行於小腸入胞爲小便熱氣在其臟腑水氣則澀故小便不通利也

大小便數候

脾與胃合胃爲水穀之海水穀之精化爲血氣以行經脈其糟粕水液行之於大小腸若三焦平和則五臟調適虛實冷熱不偏其脾胃氣弱大小腸偏虛下焦偏冷不能制於水穀者故令大小便數也

諸淋候

小兒諸淋者腎與膀胱熱也膀胱與腎爲表裏俱主水水入小腸下於胞行於陰爲小便也腎氣下通於陰陰水液之道路膀胱津液之府膀胱熱津液內溢而流於澤水道不通水不上不下停積於胞腎氣不通於陰腎熱其氣則澀故令水道不利小便淋瀝故謂爲淋其狀小便出少起數小腹急痛引臍是也又有石淋氣淋熱淋血淋寒淋諸淋形證隨名具說於後章而以一方治之者故謂諸淋也

石淋候

石淋者淋而出石也腎主水水結則化爲石故腎容砂石腎爲熱所乘熱則成淋其狀小便莖中痛尿不能卒出時自痛引小腸膀胱裏急砂石從小便道出甚者水道塞痛令悶絕

氣淋候

氣淋者腎虛膀胱受肺之熱氣氣在膀胱膀胱則脹肺主氣氣爲熱所乘故流入膀胱膀胱與腎爲表裏膀胱熱則氣壅不散小腹氣滿水不宣利故小便澀成淋也其狀膀胱小腹滿尿澀常有餘瀝是也亦曰氣癃診其少陰脈數者男子則氣淋也

熱淋候

熱淋者三焦有熱氣傳於腎與膀胱而熱氣流入於胞而成

淋也

血淋候

血淋者是熱之甚盛者則尿血謂之血淋心主血血之行身通徧經絡循環腑臟其熱甚者血即散失其常經溢滲入胞而成血淋矣

寒淋候

寒淋者其病狀先寒戰然後尿是也小兒取冷過度下焦受之冷氣入胞與正氣交爭寒氣勝則戰寒正氣勝則戰寒解故得小便也

小便數候

小便數者膀胱與腎俱有客熱乘之故也腎與膀胱爲表裏俱主水腎氣下通於陰此二經既受客熱則水行澀故小便不快而起數也

遺尿候

遺尿者此由膀胱有冷不能約於水故也足太陽爲膀胱之經足少陰爲腎之經此二經爲表裏腎主水腎氣下通於陰小便者水液之餘也膀胱爲津液之府既冷氣衰弱不能約水故遺尿也

重刊巢氏諸病源候總論卷之四十

重刊巢氏諸病源候總論卷之五十

◎小兒雜病諸候六　凡五十一論

三蟲候

三蟲者長蟲赤蟲蟯蟲爲三蟲也猶是九蟲之數也長蟲蚘蟲也長一尺動則吐清水而心痛貫心即死赤蟲狀如生肉動則腸鳴蟯蟲至細微形如菜蟲也居胴腸間多則爲痔劇則爲癩因人瘡處以生諸癰疽癬瘻瘑疥齲蟲無所不爲此既九蟲之內三者而今則別立名當以其三種偏發動成病故謂之三蟲也

蚘蟲候

蚘蟲者九蟲內之一蟲也長一尺亦有長五六寸者或因腑臟虛弱而動或因食甘肥而動其動則腹中痛發作腫聚行來上下痛有休止亦攻心痛口喜吐涎及清水貫傷心者則死診其脈腹中痛其脈法當沉弱弦今反脈洪而大則是蚘蟲也

蟯蟲候

蟯蟲者九蟲內之一蟲也形甚細小如今之瘑蟲狀亦因腑臟虛弱而致發甚者則成痔瘻瘑疥也

寸白蟲候

寸白者九蟲內之一蟲也長一寸而色白形小褊因腑臟虛弱而能發動或云飲白酒一云以桑樹枝貫串牛肉炙并食生栗所作或云食生魚後即食乳酪亦令生之其發動則損人精氣腰脚疼弱又云此蟲生長一尺則令人死也

脫肛候

脫肛者肛門脫出也肛門大腸之候小兒患肛門脫出多因

利方腸虛冷兼用軀氣故肛門脫出謂之脫肛也

病㿉候

㿉者陰核氣結腫大也小兒患此者多因啼怒軀氣不止動於陰氣陰氣而擊結聚不散所成也

差㿉候

差㿉者陰核偏腫大亦由啼怒軀氣擊於下所致其偏腫者氣偏乘虛而行故偏結腫也

狐臭候

人有血氣不和腋下有如野狐之氣謂之狐臭而此氣能染易著於人小兒多是乳養之人先有此病染著小兒

四五歲不能語候

人之五臟有五聲心之聲為言小兒四五歲不能言者由在胎之時其母卒有驚怖內動於兒臟邪氣乘其心令心氣不和至四五歲不能言語也



氣癭候

氣癭之狀頸下皮寬內結突起膇膇然亦漸長大氣結所成也小兒啼未止因以乳飲之令氣息喘逆不得消散故結聚成癭也

胷脅滿痛候

看養小兒有失節度而為寒冷所傷寒氣入腹內乘虛停積後因乳哺冷熱不調觸冒宿寒與氣相擊不散在於胷脅之間故令滿痛也

服湯藥中毒候

小兒有疾患服湯藥其腸胃脆嫩不勝藥氣便致煩毒也故謂之中毒

蠼螋毒繞腰痛候



蠼螋蟲長一寸許身有毛如毫毛長五六分腳多而甚細足處屋壁之間云其遊走遇人則尿人影隨所尿著影處人身即應之生瘡世病之者多著腰瘡初生之狀匝匝起初結瘖瘰小者如黍粟大者如麻豆染漸生長闊大繞腰生膿汁成瘡也

疣目候

人有附皮肉生與肉色無異如麥豆大謂之疣子即疣目也亦有三數相聚生者割破裏狀如筋而強亦微有血而小復生此多由風邪客於皮膚血氣變化所生故亦有藥治之瘥者亦有法術治之瘥者而多生於手足也

頭瘡候

腑臟有熱熱氣上衝於頭而復有風濕乘之濕熱相搏折血氣而變生瘡也



頭多蝨生瘡候

蝨者按九蟲論云蟯蟲多所變化亦變為蝨而小兒頭櫛沐不時則蝨生滋長偏多嚙頭遂至生瘡瘡處蝨聚也謂之蝨窠然人體性自有偏多蝨者

白禿候

白禿之候頭上白點斑剝初似癬而上有白皮屑久則生痂瘧成瘡遂至遍頭洗刮除其痂頭皮瘡孔如筯頭大裏有膿汁出不痛而有微癢時其裏有蟲甚細微難見九蟲論亦云是蟯蟲動作而成此瘡乃至自小及長大不瘥頭髮禿落故謂之白禿也

頭面身體諸瘡候

腑臟熱甚熱氣衝發皮膚而外有風濕折之與血氣相搏則生瘡其狀初赤起瘖瘰後乃生膿汁隨瘥隨發或生身體或

出頭面或身體頭面皆有也

惡瘡候

夫人身體生瘡皆是臟熱衝外外有風濕相搏所生而風濕之氣有挾熱毒者其瘡則痛痒腫焮久不瘥故名惡瘡也

熛瘡候

小兒爲風熱毒氣所傷客於皮膚生熛漿而潰成瘡名爲熛瘡也

瘰癧候

小兒身生熱瘡必生瘰癧其狀作結核在皮肉間三兩箇相連累也是風邪搏於血氣焮結所生也

惡核候

惡核者是風熱毒氣與血氣相搏結成核生頸邊又遇風寒所折遂不消不潰名爲惡核也



漆瘡候

人無問男女大小有禀性不耐漆者見漆及新漆器便着漆毒令頭面身體腫起隱胗色赤生瘡痒痛是也

癰瘡候

六腑不和寒氣客於皮膚寒搏於血則壅遏不通稽留於經絡之間結腫頭成癰其狀腫上皮薄而澤是也熱氣乘之熱勝於寒則肉血腐敗化爲膿膿潰之後其瘡不瘥故曰癰瘡

腸癰候

腸癰之狀小腸微強而痛是也由寒熱氣搏於腸間血氣否結所生也

癤候

腫結長一寸至二寸名之爲癤亦如癰熱痛久則膿潰捻膿血盡便瘥亦是風寒之氣客於皮膚血氣壅結所成凡癰癤



捻膿血不盡而瘡口便合其惡汁在裏雖瘥終能更發變成漏也

疽候

五臟不調則生疽亦是寒客於皮膚折於血氣血氣否澀不通結聚所成大體與癰相似所可爲異其上如牛領之皮而硬是也癰則浮淺疽則深也至於變敗膿潰重於癰也傷骨爛筋遂至於死

疽瘡候

此疽瘡者非癰疽也是瘑之類世謂之瘑疽多發於指節脚脛間相對生作細瘡瘑子帀帀而細孔瘡裏有蟲痒痛搔之有黃汁出隨瘥隨發也

瘻候

寒熱邪氣客於經絡使血氣否澀初生作細瘰癧或如梅李



核大或如箭乾或圓或長者至五六分不過一寸或一或兩三相連時發寒熱仍膿血不止謂之漏也皆是五臟六腑之氣不和致血氣不足不受寒熱邪氣然瘻者有鼠瘻螻蛄瘻蚯蚓瘻蠐螬等瘻以其於當病名處說之也

瘑候

瘑者風濕搏於血氣所成多著手足節腕間帀帀然搔之痒痛浸淫生長呼謂之瘑以其瘡有細蟲如瘑蟲故也

疥候

疥瘡多生手足指間染漸生至於身體痒有膿汁按九蟲論云蟯蟲多所變化亦變作疥其瘡裏有細蟲甚難見小兒多因乳養之人病疥而染著小兒也

癬候

癬病由風邪與血氣相搏於皮膚之間不散變生𤺋軫上

如粟粒大作匡郭或邪或圓浸淫長大痒痛搔之有汁名之爲癬小兒面上癬皮如甲錯起乾燥謂之乳癬言兒飲乳乳汁漬污兒面變生此仍以乳汁洗之便瘥

赤疵候

小兒有血氣不和肌肉變生赤色染漸長大無定或如錢大或闊一二寸是也

臍瘡候

臍瘡由初生斷臍洗浴不即拭燥濕氣在臍中因解脫遇風風濕相搏故臍瘡久不瘥也臍瘡不瘥風氣入傷經脉則變爲癇也

蟲胞候

小兒初生頭即患瘡乃至徧身其瘡有蟲故因名蟲胞也

口瘡候

小兒口瘡由血氣盛兼將養過温心有客熱熏上焦令口生瘡也

鵝口候

小兒初生口裏白屑起乃至舌上生瘡如鵝口裏世謂之鵝口此由在胎時受穀氣盛心脾熱氣熏發於口故也

鷰口生瘡候

此由脾胃有客熱熱氣熏發於口兩吻生瘡其瘡白色如燕子之吻故名爲燕口瘡也

口下黄肥瘡候

小兒有涎唾多者其汁流溢浸漬於頤生瘡黄汁出浸淫肥爛挾熱者瘡汁則多也

舌上瘡候

心候於舌若心臟有熱則舌上生瘡也





舌腫候

心候舌脾之絡脉出舌下心脾俱熱氣發於口故舌腫也

噤候

小兒初生口裏忽結聚生於舌上如黍粟大令兒不能取乳名之曰噤此由在胎時熱入兒臟心氣偏受熱故也

凍爛瘡候

小兒冬月爲寒氣傷於肌膚搏於血氣血氣壅澀因即生瘡其瘡亦焮腫而難瘥乃至皮肉爛謂之爲凍爛瘡也

金瘡候

小兒爲金刃所傷謂之金瘡若傷於經脉則血出不止乃至悶頓若傷於諸臟俞募亦不可治自餘腹破腸出頭碎腦露並亦難治其傷於肌肉淺則成瘡終不虚死而金瘡得風則變痙

卒驚瘡候

此由金瘡未瘥忽爲外物所觸及大啼呼謂爲驚瘡也凡瘡驚則更血出也

月食瘡候

小兒耳鼻口間生瘡世謂之月食瘡隨月生死因以爲名也世云小兒見月初生以手指指之則令耳下生瘡故呼爲月食瘡也

耳瘡候

瘡生於小兒兩耳時瘥時發亦有膿汁此是風濕搏於血氣所生世亦呼之爲月食瘡也

浸淫瘡候

小兒五臟有熱熏發皮膚外爲風濕所折濕熱相搏身體其瘡初出甚小後有膿汁浸淫漸大故謂之浸淫瘡也

王灼惡瘡候 五十四

腑臟有熱熱熏皮膚外爲濕氣所乘則變生瘡其熱偏盛者其瘡發勢亦盛初生如麻子須臾王大汁流潰爛如湯火所灼故名王灼瘡

疳濕瘡候

疳濕之病多因久利脾胃虛弱腸胃之間蟲動侵蝕五臟使人心煩懊悶其上蝕者則口鼻齒齗生瘡其下蝕者則肛門傷爛皆難治或因久利或因藏熱嗜眠或好食甘美之食並令蟲動致生此病也

陰腫成瘡候

小兒下焦熱熱氣衝陰陰頭忽腫合不得小便乃至生瘡俗云尿灰火所爲也

重刊巢氏諸病源候總論卷之五十

八